本书受到国家自然科学基金青年科学基金项目（51405215）、辽宁省
自然科学基金（2014020111）、辽宁省自然科学基金 – 辽宁工业大学
联合基金（201602378）、辽宁省高等学校杰出青年学者成长计划
（LJQ2013067）、辽宁省高等学校创新团队项目（LT2013014）、辽宁省
重点实验室基础研究项目（LZ2014031）及辽宁工业大学的立项资助

生物医用多孔金属材料的制备及表面改性

李 强　于景媛　石 萍　齐锦刚　著

北 京
冶金工业出版社
2022

内 容 简 介

本书系统地介绍了生物医用多孔 Ni–Ti 合金、生物医用多孔 Ti、生物医用多孔 Mg 合金以及生物医用多孔 Mg/陶瓷复合材料的制备方法。研究了初始原料粒度、压制压力、升温速率、烧结温度、合金元素以及生物陶瓷种类和含量对上述生物医用多孔金属材料孔隙特性、烧结性能、显微组织、物相组成、力学性能和在模拟体液中耐腐蚀性能的影响。分析了粉末冶金法和热爆反应法制备生物医用多孔金属材料的反应机理，同时采用阳极氧化和微弧氧化的方法对上述生物医用多孔金属材料进行表面改性处理，研究了电解液组成、氧化电流密度、氧化电流施加方式、氧化时间、孔隙特性、合金元素含量对生物医用多孔金属材料表面氧化膜层显微组织、物相组成、膜层厚度以及耐腐蚀性能的影响。研究了微弧氧化和阳极氧化反应机理。

本书适用于材料科学与工程相关专业的大专院校本科生、研究生及工程技术人员使用和参考。

图书在版编目 (CIP) 数据

生物医用多孔金属材料的制备及表面改性 / 李强等著 . —北京：冶金工业出版社，2016.8（2022.1 重印）

ISBN 978-7-5024-7082-1

Ⅰ. ①生… Ⅱ. ①李… Ⅲ. ①生物材料—医用高分子材料—多孔性材料—金属材料—研究 Ⅳ. ①R318.08 ②TG14

中国版本图书馆 CIP 数据核字（2015）第 273058 号

生物医用多孔金属材料的制备及表面改性

出版发行 冶金工业出版社		**电 话** （010）64027926	
地 址 北京市东城区嵩祝院北巷 39 号		**邮 编** 100009	
网 址 www.mip1953.com		**电子信箱** service@ mip1953.com	

责任编辑 卢 敏 夏小雪 美术编辑 彭子赫 版式设计 孙跃红
责任校对 李 娜 责任印制 李玉山
北京建宏印刷有限公司印刷
2016 年 8 月第 1 版，2022 年 1 月第 2 次印刷

710mm×1000mm 1/16；16.5 印张；319 千字；249 页

定价 48.00 元

投稿电话 （010）64027932 投稿信箱 tougao@cnmip.com.cn
营销中心电话 （010）64044283
冶金工业出版社天猫旗舰店 yjgycbs.tmall.com
（本书如有印装质量问题，本社营销中心负责退换）

前　言

　　生物医用材料（Biomedical Materials）是用来对生物体进行诊断、治疗、修复或替换其病损组织、器官或增进其功能的材料。它是研究人工器官和医疗器械的基础，已成为当代材料学科的重要分支，尤其是随着生物技术的蓬勃发展和重大突破，生物医用材料已成为各国科学家竞相进行研究和开发的热点。生物医用材料主要包括生物医用金属材料、生物陶瓷、聚合物、复合材料和动物骨骼衍生物等。

　　与其他生物材料相比，生物医用多孔金属材料由于其独特的多孔结构、较好的机械强度、良好的弹性模量、优异的可加工性能，更适用于硬组织的修复和替代，主要用于骨折内固定板、螺钉、人工关节和牙根种植体等。目前，常用的生物医用多孔金属材料主要包括多孔Ni-Ti合金、多孔Ti和多孔Mg合金等。其中多孔Ni-Ti合金具有独特的形状记忆效应和超弹性，同时较低的弹性模量是其不可比拟的优势，弥补了大多数金属材料柔顺性和力学相容性方面的不足，使得多孔Ni-Ti合金在医用领域的应用得以快速发展。但是多孔Ni-Ti合金的血液相容性和Ni^{2+}离子毒性问题仍需讨论。多孔Ti及其合金具有三维多孔支架结构，三维贯通的孔隙和合适的表面微孔结构为周围骨组织的长入提供了支架，使组织与材料的结合具有一定的强度；同时多孔钛合金在受力变形时，有一个很长的应力平台区域，可以有效地减缓外来应力作用，从而达到减震和抗冲击的效果，这对于多孔钛合金在人体承载部位的实际应用具有重要意义。多孔Mg合金是一种潜在的可降解植入材料，近年来获得了很多的关注。多孔Mg合金在生理环境中能够发生降解，从而在植入人体后不需要二次手术将其取出，这大大地降低了患者的痛苦，其降解产物对于人体来说无明显的毒副作用，同时多孔Mg合金的力学性能与人骨更为接近，避免了一些传统植入材料带来的问题，如应力遮蔽效应。但是多孔Mg合金降解速度快、耐腐蚀性能差也是困扰多孔 Mg 合金发展的一个重要问题。因此，对生物医用多孔金属材料进行表面改性，提高其在生理环境中的耐腐蚀性、生物相容性、抑制有害离子的析出具有非常重要的意义。为了及时总结生物医用多孔金属材料制备以及改性方面的最新研究成果，加强该领域科学工作者的交流与磋商，促进生物医用材料的发展，为高校相关专业提供教材或参考书，作者参考了国内外有关文献，同时主要结合自身 10 余年在生物医用材料领域的科研工作实践编著了这本《生物医用多孔金属材料的制备及表面改性》。

本书第 1 章是生物医用多孔金属材料简介；第 2 章和第 3 章分别介绍了粉末冶金法和热爆法制备生物医用多孔 Ni－Ti 合金；第 4 章介绍了生物医用多孔 Ni－Ti 合金的改性方法；第 5 章利用 BP 神经网络模型对多孔 Ni－Ti 合金的力学性能进行预测；第 6 章介绍了多孔 Ti 的制备和表面改性；第 7 章和第 8 章介绍了多孔 Mg 合金的制备和表面改性；第 9 章介绍了多孔 Mg/陶瓷复合材料的制备。

本书第 1 章由齐锦刚撰写，第 7 章和第 9 章由于景媛撰写，第 8 章由石萍撰写，其余部分由李强撰写，全书由李强统改定稿。在本书的撰写过程中，参考了国内外一些专著文献，特向有关作者致谢，并向在本书编写、出版过程中给予帮助和支持的所有人员表示谢意，尤其是感谢研究生张晓娜、郑二永、张峰峰、曹健铭所做的工作。

本书的出版得到了国家自然科学基金青年科学基金项目（51405215）、辽宁省自然科学基金（2014020111）、辽宁省自然科学基金－辽宁工业大学联合基金（201602378）、辽宁省高等学校杰出青年学者成长计划（LJQ2013067）、辽宁省高等学校创新团队项目（LT2013014）、辽宁省重点实验室基础研究项目（LZ2014031）及辽宁工业大学的立项资助。

由于作者知识有限，书中难免有不足之处，敬请读者批评指正。

著　者

2016 年 7 月于辽宁工业大学

目　　录

1 绪 论

1.1 生物医用多孔材料概述

生物材料（Biomaterials）是和生物系统相作用，用以诊断、治疗、修复或替换机体的组织、器官或增进其功能的材料。从公元前 3500 年人类用象牙修复牙齿到今天组织工程，生物材料的发展已有几千年的历史，而硬组织修复一直是研究的热点之一。

由于创伤、感染、肿瘤、发育异常以及物理因素等原因常常造成人体硬组织的缺损。对于骨缺损的修复，临床使用的修复材料主要有三种来源：第一是自体骨，临床已经证明自体骨是骨缺损修复最好的材料，但是自体骨的取材区域和数量都受到限制，取骨区域有一定的并发症，也给患者带来极大的痛苦；第二是同种异体骨或者异种骨，其具有自体骨的一些优越的组织特点，但存在免疫排斥反应，并且可能传染疾病；第三是人工合成的各种生物材料，这类材料不存在量的限制，制作成本低廉，而且易于加工成各种临床所需的形式，因此受到了广泛深入的研究和应用。

研究认为理想的骨修复材料应该具有以下特性[1]：（1）良好的生物相容性；（2）良好的生物力学相容性；（3）骨传导性和骨诱导性；（4）良好的材料——骨组织界面；（5）可塑性：满意的修复技术应具有组织损伤小、不破坏修复区血供、操作简单、手术并发症少、费用经济、容易被患者接受；（6）良好的生物降解性：材料在完成支撑作用后应能降解，降解速率应与组织细胞生长率相适应，降解时间可人为调控；（7）具有三维多孔结构：合适的孔径、高孔隙度（最好达 90%以上），较高的内比表面积，有利于细胞、血管和神经长入，又有利于营养成分的渗入和代谢产物排出。目前而言，人工多孔骨修复材料尚无法满足上述全部要求。但是，人们通过对应用较好的传统生物材料进行发泡，对得到的多孔材料如多孔金属、多孔陶瓷等进行大量的研究，取得了良好的进展。

多孔生物材料是 20 世纪发展起来的崭新材料体系，是一种由相互贯通或封闭的孔洞构成的具有网络结构的材料，孔洞的边界或表面由支柱或平板构成。其具有规则排列并大小可调的孔道结构，相对密度低、比强度高、孔隙度和表面积大、渗透性和吸附性好等特异的结构性质特点，在大分子生物催化、血液净化、巨大分子、病毒、细胞成分吸附、分离和精制、纳米生物材料组装、生物化学、分子识别、生物传感及药物载体、人工器官、组织工程等生物医学领域具有广泛的应用前景，特别是在医学上，多孔材料的应用将引起更大的兴趣。

1.2　生物医用多孔材料特性

1.2.1　多孔生物材料的一般特性

作为生物医用的生物材料，如组织工程材料和药物缓释、控释材料等，多孔结构是所要求的，甚至是不可或缺的。除了具有生物材料的生物相容性外，还必须具备一些特有性质。多孔材料因其多孔性，相对于连续介质材料而言，具有其独特的结构特异性质，多孔材料因其结构所致的特异性表现一般为：生物性能、选择渗透性、选择吸附性、化学性能的改变、力学性能的改变、光电性能的改变等。具体介绍如下：

(1) 力学性能。应用多孔材料在保证强度和刚度等力学性能的同时降低密度，这样有利于减轻材料降解对机体产生的负担。

(2) 选择渗透性。多孔材料的渗透性是指流体在一定压力下透过多孔体的能力。其大小取决于流体的特征、多孔体的通过率、孔径及分布、孔隙形状和多孔层厚度等因素。利用这种性能可以制成分子筛，比如高效气体分离膜、可重复使用的特殊过滤装置等。

(3) 选择吸附性。由于每种气体或液体分子的直径不同，其运动的自由程不同，所以不同孔径的多孔材料对不同气体或液体的吸附能力就不同。可以利用这种性质制作出用于空气或水净化的高效气体或液体分离膜，这种分离膜甚至还可重复使用。

(4) 化学性能。多孔材料由于密度的变小，一般材料的活性都将增加。基于具有分子识别功能的多孔材料而产生的人造酶，能大大提高催化反应速度。

(5) 生物性能。多孔生物材料孔隙结构的好坏是材料性能的重要评价标准，而孔隙结构的好坏除了孔隙度高低以外，孔径的分布情况和孔与孔之间的内连接情况也是非常重要的，满足不同生物组织生长需要的不同的孔隙度和孔隙直径，多孔有利于各种组织沿孔隙自然长入。骨组织孔隙直径要求在 $200\mu m$ 以下，用作骨填充修补材料的孔隙直径应取在 $100\sim500\mu m$ 范围，这样才最有利于各种软组织沿孔隙自然长入和纵深增长。

(6) 光电性能。多孔材料具有独特的光学性能，利用此性能可制备光敏生物材料。

1.2.2　组织工程学多孔材料的特性

组织工程学是利用生物可降解材料做成三维支架，使生物体的细胞在其表面繁殖增长，形成或长出新的组织或器官，是一种全新的治疗组织缺损模式，也是目前医学研究的热点问题之一。被用于生物医药领域的多孔材料有相当大一部分在组织工程学中发挥作用，此类多孔材料一般均需具备生物活性、生物相容性好的特点。此外，还须满足如下要求：

（1）对细胞有选择性黏附能力。

（2）对细胞能动运动起导向作用。

（3）诱导、调控细胞功能分化。

（4）通过孔隙尺度的设计（<10nm）和药物缓释建立免疫屏障或抑制免疫原性。

（5）降解产物无毒，且可代谢排出。

（6）具有合理的力学性能，其降解速率和细胞生长、组织构成速率相匹配。

（7）便于加工成理想的二维或三维结构，而且移植体内后能保持其原有形状。

作为骨组织工程支架材料，一般均需具备生物活性和生物相容性好，无毒、无排斥反应、不致癌、可降解、有一定的机械强度，同时具有骨诱导性和骨传导性。

1.2.3 药物载体多孔材料的特性

用于传递药物系统载体的多孔材料，要求其首先具有载体材料的一般药剂学性质，如能与药物有效地结合，具有一定的跨膜转运能力，能将药物运送至体内及靶器官，到达靶部位之后，药物载体能够以一定速率释放药物，与药物结合之后不对药物产生不利影响等。用于注射及植入给药系统的药物载体还必须无毒、无刺激性，不致引起免疫反应，无溶血性，可生物降解等。除此之外，多孔材料用于药物载体还必须对药物有一定的特异性吸附能力。多孔材料的多孔性，赋予其很高的比表面积，因而通常可以用作吸附材料。当多孔材料的孔具有特定的形状或者孔内具有功能性单层时，则可以实现高选择性吸附。

1.3 生物医用多孔材料分类

人工合成生物材料按其属性分类可分为金属医用材料、生物陶瓷、生物医用高分子材料和复合材料。常见的分类方式有以下几种：

（1）按材料的属性分类。多孔生物材料几乎涉及材料学科的各个领域，将其按材料的属性分类，可分为以下几大类：

1）多孔生物陶瓷材料。包括天然多孔生物陶瓷材料（如动物骨骼、珊瑚等）和合成多孔生物陶瓷材料（如磷酸钙陶瓷、生物玻璃等）两种。

2）多孔生物高分子材料。包括天然多孔生物高分子材料（如再生纤维、胶原、弹性纤维蛋白、透明质酸钠、甲壳素、软骨素等）和合成多孔生物高分子材料（如硅橡胶、聚氨酯及其嵌段共聚物、涤纶、尼龙、聚丙烯腈、聚烯烃、聚碳酸酯、聚醚、聚砜、聚氯乙烯、聚丙烯酸酯等）两种。

3）多孔生物金属及合金材料。如 316L 不锈钢、钴铬钼合金、钛及钛合金、镁及镁合金等。

4）多孔复合生物材料。以上述三种材料所组成的复合体。

（2）按孔径大小分类。

1）孔径小于 2nm 的微孔材料（Microporous Materials）。

2）孔径为 2～50nm 的中孔材料，即介孔材料（Mesoporous Materials）。

3）孔径大于 50nm 的大孔材料（Macroporous Materials）。

（3）根据孔洞与孔洞之间的连通关系分类。

1）开孔多孔材料。

2）闭孔多孔材料。

3）开孔/闭孔材料。

1.4 生物医用多孔材料应用

1.4.1 多孔生物材料在人工器官中的应用

人的器官在遭受疾病或外伤受到损坏后，往往用人工器官代替。人工器官是指植入人体内，能代替天然器官全部或部分功能的一类医学装置。人工器官是生物材料最重要的应用领域之一。

（1）人工关节与人工骨。硬组织材料是生物医学材料的重要分支。硬组织修复与重建材料是生物材料中发展最早、技术最成熟、研究最深入的领域。人工骨、人工关节及人工种植牙等人体硬组织的替换材料，由于其应用面广、需求量大，已成为研发的热点，是生物材料研究的重要内容之一。

由于骨组织的多孔结构，使其能够适应一定范围的应力变化，同时多孔结构能够使血液流通，保证了骨组织的正常生长。普通金属材料的弹性模量要远高于人体骨的弹性模量，易导致应力屏障现象。多孔金属材料可降低弹性模量，使其与人体骨的弹性模量相匹配。多孔材料在人工关节和人工骨中已逐步得到应用。

（2）人工肺。肺是气体交换的器官。在新陈代谢过程中，肺负责为血液提供氧气，同时排出血液中二氧化碳。气体交换是在肺泡和其周围的毛细血管之间进行的。人工肺要实现肺的功能，必须起到下列作用：一是气体交换作用，通过氧气与血液接触实现气体弥散溶解于血液中，并将血液中的二氧化碳交换出来；二是气体交换的目的在于增加血液中的溶解氧浓度，即增加细胞中的含氧量，而不是增加血液中的气泡，所以人工肺还应具备过滤作用，将血液中的气泡过滤掉。

近年来发展的人工肺主要是膜式人工肺。它按照肺泡气体扩散原理设计，血液和气体由一层高分子薄膜隔开。人工肺中，膜材料是关键所在。要求膜材料既要气体渗透性好，又要强度高。

（3）人工肾。肾脏是人体的主要排泄器官之一，它在调节和维持人体内环境、体液及电解质平衡方面起着极其重要的作用。

人工肾是一种替代肾脏功能的装置。它将患者血液引出体外，利用透析、过滤、吸附、膜分离等原理去除患者体内过剩的含氮化合物、新陈代谢产物或过量药物等，调节水、电解质平衡，然后再将净化过的血液引回体内。人工肾的发展主要依赖于膜技术的发展。

（4）人工皮肤。人工皮肤是一种创面保护性覆盖材料，主要用于受创伤皮肤的治疗。人工皮肤的主要作用有三个：1）防止水分与体液从创面蒸发与流失；2）防止感染；3）使上皮能逐渐成长，促进治愈。

作为人工皮肤要符合下列要求：1）与人体皮肤相近的柔软性，在湿润时也能保持一定的形态和强度；2）与创面有很好的贴附性；3）具有细菌屏障作用；4）能吸收从创面流出的渗出液及有害物质；5）水蒸气和氧气通透率较合适；6）尽可能低的毒性和过敏性。

1.4.2　多孔材料在组织工程学中的应用

组织工程学是利用生物可降解材料做成三维支架，使生物体的细胞在其表面繁殖增长，形成或长出新的组织或器官，是一种全新的治疗骨缺损的模式。应用于组织工程中的生物医用材料一般均要求具备生物活性、生物相容性好、无毒、无排斥反应、不致癌、可降解、有一定的机械强度、可与骨直接结合等特点，且其必须能与骨形成强的活性连接。

具有生物相容性及生物降解性的多孔材料在骨损伤及骨缺损的替换治疗中发挥着越来越重要的作用，羟基磷灰石作为生物可降解材料为骨组织及牙的主要组成部分。

1.4.3　多孔材料在药剂学中的应用

多孔材料在药剂学中的应用主要是作为药物载体，用于装载特定的药物、达到缓慢控制释放，或至一定靶器官的靶向作用，或作为非病毒载体介导基因转染等目标。

用于递药系统载体的多孔材料要求首先具有载体材料的一般药剂学性质，如能与药物有效地结合，具有一定的跨膜转运能力，能将药物转运至体内及靶器官，到达靶部位之后，药物载体能够以一定的速率释放药物，与药物结合之后不对药物产生不利影响等。用于注射及植入的药物载体还必须无毒、无刺激性、不致引起免疫反应、无溶血性、可生物降解等。除此之外，多孔材料用于药物载体还必须对药物有一定的特异性吸附能力。

1.5　生物医用多孔材料的发展趋势

1.5.1　存在的主要问题

近年来对多孔生物材料的研究已经取得了明显的成果，但是，由于多孔生物材料的制备、性质、功能等各方面的研究需要综合化学、物理、医学、生命科学等诸多学科领域，因此对其研究仍然存在一些问题[2]。

（1）多孔生物陶瓷的力学强度较低和多孔生物金属材料的耐腐蚀性较差，难以满足临床条件的需要。

（2）多孔生物复合材料结构间亲和性的改善，除从材料组成角度研究外，在亲和性增强技术方面仍无较大突破。

（3）生物材料的应用越来越需要材料能够按照人们的意愿使用，但是，制备具有特定形状与功能的多孔生物材料仍然具有相当大的难度。

（4）孔径和孔隙度的调节与控制都还较困难，有序多孔生物材料的制备工艺较复杂，难以大规模生产。

1.5.2　多孔生物材料的发展方向

随着医学水平的进步，对医用多孔生物材料也提出了更高的要求，并且指出多孔生物材料研究和发展的方向。主要包括以下几个方面[3]：

（1）发展具有主动诱导、激发人体组织和器官再生修复功能的，能参与人体能量和物质交换的活性多孔生物材料。

（2）制备接近天然人骨形态的、纳米微米相结合的、用于承重的多孔生物复合材料。

（3）研究用于延长药效时间、提高药物稳定性和效率，减少对机体毒副作用的药物传递材料。

随着研究工作的深入，新型多孔生物材料将会不断问世，也会为提高人类的医疗水平和生活质量做出巨大贡献。

1.6　生物医用多孔 Ni – Ti 合金简介

1.6.1　生物医用多孔 Ni – Ti 合金的特性

1994 年，乌克兰科学家 Gjunter 等人首先制备出多孔的 Ni – Ti 形状记忆合金，并用作骨头的替代物[4]，引起各国科学家的浓厚兴趣。目前，越来越多的科学家开始对多孔 Ni – Ti 形状记忆合金进行深入的研究，特别是俄罗斯科学家 Merzhanov 和我国李依依等人在这方面做了大量的工作[5~8]。多孔 Ni – Ti 形状记忆合金不但具有致密 Ni-Ti 合金的优异性能（良好的力学性能、耐腐蚀性能，高的生物相容性，独特的伪弹性及形状和体积记忆效应），还具有质量轻的优点。该种材料的可压缩性与多孔结构有利于新生骨组织的长入，使植入物的固定更可靠，增强合金的生物相容性。另外，孔洞有利于人体体液营养成分的传输，医疗效果更好。多孔 Ni-Ti 形状记忆合金的主要性能有以下几个方面。

1.6.1.1 形状记忆效应

生物医用 Ni-Ti 形状记忆合金的成分接近等原子比，Ni 含量大致在 50.5% ~ 51.5% 之间。其高温相为体心立方氯化铯（CsCl）型 B2 结构，低温相马氏体为单斜的 B19′ 型结构，中间相 R 为菱形结构。当温度变化时，发生 B2↔R↔B19′ 或 B2↔B19′ 转变。合金的形状记忆效应与这种热弹性马氏体相变有关。其表现为：具有一定形状的母相样品由 A_f 以上温度冷却至 M_f 以下完全形成马氏体，在马氏体状态进行变形后，由于 Ni-Ti 合金马氏体变体间的共格界面和自协作特性，合金通过马氏体的重新取向来实现合金的整体变形，并未发生不可回复的滑移变形。如果加热到 A_f 以上，Ni-Ti 合金就会发生逆相变而使样品恢复到母相时的形状。图 1-1 给出了形状记忆合金的原理。将 Ni-Ti 合金的 A_f 温度设计为稍低于人体的温度（37℃），在低温下将加工好的植入物进行变形方便植入人体，由于环境温度超过其 A_f 温度，植入物自动恢复到预定记忆的形状。利用这种特性，Ni-Ti 合金已经广泛地应用于矫形外科和介入性医疗领域。

多孔 Ni-Ti 形状记忆合金还具备独特的"体积形状记忆效应"[9]，在压缩过程中孔隙收缩，材料的体积减小；但在形状记忆恢复过程中，孔隙又有不同程度的"记忆"胀大，并趋向于恢复其压缩前的孔隙形貌。

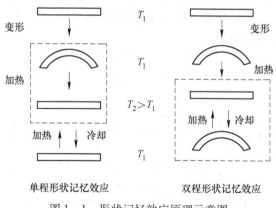

图 1-1 形状记忆效应原理示意图

1.6.1.2 超弹性

温度的升降可以引起热弹性马氏体片的消长，而外加应力的改变同样也可以引起马氏体片的消长。如图 1 - 2 所示，马氏体的应力 - 应变关系与一般的弹性应变不同[10]，呈现明显的非线性。这种由应力诱发的马氏体定向转变称为马氏体伪弹性或超弹性[11]。

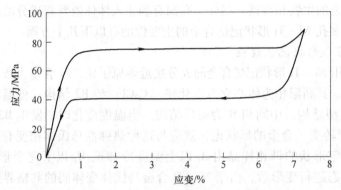

图 1 - 2 Ni - Ti 合金的超弹性应力 - 应变曲线[10]
（拉伸温度高于 A_f）

超弹性的本质[12]如下：Ni - Ti 合金的微观变形机制是孪生，产生热弹性马氏体相变的形状记忆合金，在 A_f 温度以上诱发产生的马氏体相只有在应力作用下才能稳定存在，应力一旦解除，立即发生逆相变，回到母相，在应力作用下发生的宏观变形也随逆相变而完全消失，其应力应变关系呈现明显的非线性。

另外研究表明，多种生物材料（如头发、骨骼、骨胶质等）都有≥2%的可恢复应变[13]。如图 1 - 3 所示，Ni - Ti 形状记忆合金与自然生物材料有着相似的应力 - 应变曲线，这说明其超弹性与自然生物材料更能匹配。Duerig[14]阐述了 Ni - Ti 合金的形状记忆效应和超弹性性能，并从超弹性所具备的一些特殊性能如良好的弹性变形能力、抗扭能力以及在变形时应力恒定等，进一步阐述了 Ni - Ti 合金在不同医学领域的应用。

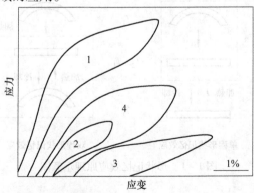

图 1 - 3 自然生物材料及 Ni - Ti 合金的应力 - 应变示意图
1—头发；2—骨；3—胶原质；4—Ni - Ti 合金

　　多孔 Ni－Ti 合金由于孔隙结构的不均匀导致变形不均匀，即使在小的载荷作用下，局部区域的应变也有可能超过 Ni－Ti 合金的可恢复变形的极限，产生塑性变形，导致多孔体在加热到马氏体逆转变温度以上时不能完全恢复，但经过热处理和少量的机械训练后，一般等原子比的 Ni－Ti 合金都能表现出较好的形状记忆效应和超弹性。

1.6.1.3　力学相容性

　　多孔 Ni－Ti 形状记忆合金与普通生物医用材料相比，具有更好的生物力学相容性。表 1－1 为人体骨骼、牙齿、致密金属植入物和多孔 Ni－Ti 合金的力学性能。

　　由表 1－1 可知，传统致密态金属的力学性能和弹性模量都远远高于人体硬组织的力学性能和弹性模量[15～17]。它们的生物力学相容性差，其主要表现为植入物和骨组织间的力学性能和弹性模量的不匹配造成植入物和骨组织界面处的"应力屏蔽"与相对运动。较高力学性能和弹性模量的植入物影响周围组织，因为植入物承担了绝大的外力，而周围的骨组织则发生骨质疏松、骨吸收等问题，而且也影响伤口的愈合。金属材料和骨组织在组成和性质上差异很大，致密态金属植入体内后与骨组织间往往形成纤维组织膜，新生的骨组织只是在其表面，使金属－骨界面不能稳定结合。这是造成植入体松动、脱落、不能定位的主要原因，甚至导致植入失效，需要进行再次手术，给患者增加痛苦[18]。

　　多孔 Ni－Ti 形状记忆合金的力学性能与多孔骨相接近，生物力学相容性好。同时通过控制制备工艺参数，可进一步调整多孔 Ni－Ti 形状记忆合金的力学性能和弹性模量，从而与人体硬组织相匹配，解决"应力屏蔽"的问题。

表 1－1　人体骨骼、牙齿、致密金属植入物和多孔 Ni－Ti 合金的力学性能

材料种类	拉伸强度/MPa	压缩强度/MPa	杨氏模量/GPa
致密骨	124～174	170～193	17～27
多孔骨		1～100	1～2
牙　根	21～53	250～350	11～19
钛合金（Ti6Al4V）	900		120
Co－Cr 合金（F562）	1206		232
不锈钢（316L）	600～1000		210
多孔 Ni－Ti 合金		12.7～77.8	2.1～6.8

1.6.1.4　生物相容性

　　生物医用材料对生物相容性的要求是对人体无毒、无刺激，无致畸、致敏、致突变或致癌作用；生物相容性好，在体内不被排斥，无炎症、无慢性感染，种植体不致引起周围组织产生局部或全身反应[19]。虽然 Ni－Ti 合金中的 Ni 具有致癌性，但是在有氧情况下 Ni－Ti 合金表面会瞬间形成 TiO_2 氧化层，阻碍 Ni 离子的析出。目前提高 Ni－Ti 合金耐磨、耐腐蚀的方法有多种，如激光氮化法制备 TiN 涂层；表面氧化法或离子束增强沉积法制备 TiO_2 氧化膜；电化学沉积法制备 HA 涂层等。大量的体内外测试[20,21]和长期的临床应用[22,23]表明，Ni－Ti 形状记忆合金无细胞毒性，具有良好的生物相容性。另外，多孔 Ni－Ti 形状记忆合金有着与人工骨非常相似的多孔结构（如图 1－4 所示）。因为多孔性对于新生组织长入非常重要，骨的矿化组织中的纤维结缔组织可进入并充满这种材料的间隙而将其固定[24]。通过与非多孔材料的比较，发现有孔材料的孔隙内有组织的长入，长入的组织有纤维细胞、血管组织、红细胞等，在材料表面的孔隙处，结缔组织长入呈乳头状，只要深部的孔隙与表面孔隙相通，组织即可长入材料深部。而其所具有的微孔隙进一步增加了材料的表面积，使其与周围组织的接触面积增大，更有利于组织的长入和结合，使得多孔体材料与周围组织结合更加牢固。邢树忠[25,26]等人将自蔓延合成 Ni－Ti 形状记忆的多孔体材料进行组织植入试验。多孔 Ni－Ti 形状记忆合金埋植在大白鼠体内长达 8 个月，试验结果表明，周围组织未见明显的不良反应，具有较好的生物相容性，与临床上应用的 Ni－Ti 形状记忆合金没有明显差别。毒理学研究[27]表明，多孔 Ni－Ti 记忆合金浸提液经口及静脉全身毒性检测均未见任何毒性反应，表明该材料是无毒的。K. Lam[28]等人在兔子背部肌肉中植入多孔 Ni－Ti 合金，也未产生任何副作用，在植入后的第三周便观察到纤维组织长入孔隙内，而且在植入物周围形成一薄层纤维包裹物，植入物与肌肉在皮层中形成了造骨细胞和坏骨细胞，这充分显示多孔 Ni－Ti 形状记忆合金植入后发生了骨重构，其多孔结构有利于骨生长。

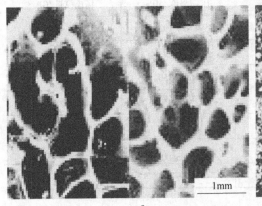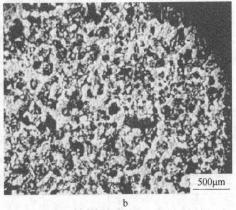

a   b

图 1－4　人体骨骼与多孔 Ni－Ti 形状记忆合金的孔隙形貌照片

a—人体骨骼；b—多孔 Ni－Ti 形状记忆合金

1.6.2 生物医用多孔 Ni – Ti 合金的制备方法

制备多孔 Ni – Ti 形状记忆合金的方法有多种，目前主要采用粉末冶金方法，包括粉末混合烧结法、（预）合金粉烧结法、燃烧合成法、放电等离子烧结和热等静压等。这些方法具有粉末冶金方法的一般特点，克服了传统熔铸方法易产生严重偏析的现象，使合金成分更趋于均匀。同时，可制备出形状复杂、加工困难的元件，减少加工程序，获得最终产品。

1.6.2.1 传统粉末烧结法

传统粉末烧结法（Conventional Powder Sintering，缩写 CPS）是将金属粉末混合体冷/热压型后，在较高的温度下进行长时间的烧结。该方法具有工艺和使用设备简单的优点，同时成品率高、反应过程与产品性能易于控制[29]。

粉末烧结的多孔 Ni – Ti 形状记忆合金具有优良的记忆性能和超弹性能，同时还具有独特的体积形状记忆效应。若采用羟基镍粉，则可进一步提高合金的强度和记忆效应。李丙运[30]研究表明，TiH_2 粉的加入改善了合金的孔隙分布的均匀性，减少了烧结过程尺寸收缩的各向异性，合金的记忆性能有所提高。但这种方法制备的合金的孔隙度和孔隙尺寸较小，孔隙度仅为 20% ~ 40%，孔隙尺寸小于 $100\mu m$。Martynova 等人[31]发现 Ti 粉和 Ni 粉颗粒尺寸越小，则制备的多孔 Ni – Ti 形状记忆合金孔隙度越高，应变恢复率也越高。利用传统粉末烧结法制备的多孔 Ni – Ti 形状记忆合金孔隙尺寸较小、孔隙度较低，合金在孔隙尺寸方面只满足某些结缔组织长入的要求。

Ti – Ni 合金烧结后的物相组成对烧结条件极为敏感[32,33]，如 Ni、Ti 混合粉末在低温烧结时，烧结产物除了具有 TiNi、Ti_2Ni 和 $TiNi_3$ 相外，还有残余未反应的 Ni 单质，提高烧结温度，在有液相存在的情况下，可合成 100% Ti – Ni 金属间化合物。孔的大小与烧结温度、粉末的大小和分布密切相关。在低温烧结时，形成的孔小且相连；在高温有液相存在烧结时，形成的孔大，孔的大小受 Ti 粉粒度的控制，Ti 粉颗粒尺寸越小，形成的孔越小。

1.6.2.2 预合金粉末烧结法[34,35]

预合金化技术可以显著提高粉末冶金产品的力学性能。目前制备（预）合金粉的方法主要有以下三种：氢化研磨制粉法、快速凝固法和机械合金化法。

氢化法制备预合金粉是将合金锭经过"氢化—粉碎—脱氢"工艺制备粉末，所制得的粉末形状不规则，含氧量比原材料增加。同时，在制备过程中粉末不可避免地会被污染。因此，该工艺还有待于进一步完善。一般地，采用氢化法制备预合金粉的成本较高，而采用将熔融合金直接快速凝固的方法制取预合金粉的方法则能缩短制备过程，降低成本，同时获得细晶粒的（预）合金粉，有利于改善最终产品的力学性能。该方法包括通常的雾化工艺以及在此基础上发展的一些新工艺，如旋转电极工艺、真空雾化制粉工艺、电子束旋转圆盘工艺等。通常所制备的预合金粉经过随后的烧结可获得孔隙度高达 57% 的多孔 Ti - Ni 形状记忆合金。

机械合金化法是将 Ti、Ni 元素混合粉末高能球磨，得到非晶态合金，再经过长时间球磨，非晶体产生晶化，得到晶化产物为 TiNi、Ti_2Ni、$TiNi_3$ 等金属间化合物的混合物。之后经过一定的热处理，如成型、烧结可获得多孔 Ni - Ti 形状记忆合金。用这种方法可以在常温下制得非晶粉末，同时可扩大形成非晶的成分范围，制备出用急冷法无法得到的非晶合金。通常，机械合金化粉末的硬度很高，在给定条件下压缩，获得较低的密度。另外，机械合金化过程中容易使粉末氧化和吸附杂质，同时受到球磨罐和磨球的污染。

与元素粉末混合烧结法相比，（预）合金粉的烧结需要更高的烧结温度。这是因为在同样烧结条件下，对于（预）合金粉而言，烧结过程中的驱动力除外部提供的能量外，还包括粉末颗粒表面能的减少、预热过程中储存的热能以及反应生成热等，而对于 Ti、Ni 混合粉末烧结，除了上述驱动力外还包括合金化放热。分析表明，合金化放出的热量比减少的表面能大 4 个数量级，因此 Ti、Ni 混合粉末烧结可在相对较低的温度（如 900℃）下进行，而（预）合金粉的烧结则需要较高的烧结温度（1050℃ 以上）。

预合金粉末压制体在烧结过程中逐渐致密化，而元素粉末混合体在烧结过程中体积往往发生膨胀，孔隙的增加主要因为元素粉末烧结过程中，Ti、Ni 元素相互扩散速度不同而产生 Kirkendall 微孔。另外，当温度达到 942℃ 时，具有共晶成分的过渡液相（Ti - 24.5% Ni，原子分数）生成也会产生孔隙。

1.6.2.3　自蔓延高温合成法

自蔓延高温合成（SHS）是指利用反应物之间高的化学反应热的自加热和自传导作用来合成材料的一种新技术，当反应一旦被点燃便以燃烧波的形式向未反应的区域传播直至反应结束。自蔓延高温合成具有节能、省时、效率高等优点，其产物的纯度高、活性好、界面无污染[36]。

自蔓延高温合成有两种燃烧方式，即热爆模式[37]与燃烧模式[38]。热爆模式是把原料压坯加热到较高的温度自发点火，整个压坯自外向内发生反应；燃烧模式是将原料压坯预热到一定温度后用外部能源点火，使反应由压坯的一端自发蔓延到另一端。自蔓延高温合成的多孔 Ni - Ti 合金均包含 TiNi、Ti_2Ni 相[39]，其中 Ti_2Ni 相在晶界偏聚，随着自蔓延合成起始温度的升高，Ti_2Ni 相减少，材料的强度增高。同时自蔓延合成温度升高，反应物所吸附的气体和挥发出的杂质剧烈膨胀逸出，既净化了产物，又提高了合金的孔隙度和开孔率。采用元素粉末混合烧结法制备的多孔 Ni - Ti 合金的孔隙度及孔隙尺寸较小，而采用自蔓延合成法可制备出高孔隙度、较大孔隙尺寸和高纯度的多孔 Ni – Ti 合金。

据报道，用自蔓延高温合成法制备多孔 Ni – Ti 形状记忆合金的最佳条件为[40]：

（1）通过片层燃烧合成多孔棒或锭的起始温度分别为 227 ~ 527℃ 和 527 ~ 927℃。

（2）通过热爆模式合成合金的起始温度应接近共晶合金的熔点。

（3）惰性气体的压力为（1 ~ 2）× 10^5 Pa。

（4）为减少热量损失，提高绝热燃烧效率，坯件的最小直径为 3cm。

（5）其他参数，如混合料中元素粉末的分布、合金元素的浓度等可以根据产品性能的要求进行调整。

1.6.2.4 放电等离子烧结

放电等离子烧结（Spark Plasma Sintering，缩写 SPS）是近年来发展起来的一种新型烧结方法[41]。该工艺通过同时加热与加压，并在粉末颗粒间通以直流脉冲电流进行烧结。其中，除加热和加压这两个促进烧结的因素外，在 SPS 过程中，颗粒间的有效放电可产生局部高温，可以使表面局部熔化、表面物质剥落；高温等离子的溅射和放电冲击可清除颗粒表面杂质（如去除表面氧化物等）和吸附的气体[42]。同时，电场具有加速扩散过程的作用。因此该工艺具有升温速度快、烧结时间短、组织结构可控等鲜明特点，制得材料组织均匀、颗粒细小、密度高。用这种制备新材料的全新技术可以制备金属材料、陶瓷材料、复合材料等[43]。

Nemat – Nasser 等人[44]将 Ti 粉和 Ni 粉加热至烧结温度 800℃ 后保温 5min 同时施加一恒定的压力 25MPa，制备出平均孔径为 165μm 的多孔 Ni – Ti 形状记忆合金。而 Zhao 等人[45]则通过改变烧结温度和压力制备出孔隙度在 0 ~ 20% 的多孔 Ni – Ti 形状记忆合金。由于放电等离子烧结制备出的多孔 Ni – Ti 形状记忆合金的孔隙度较小，没有明显的各向异性，因此其力学性能比其他方法制备出的多孔 Ni – Ti 形状记忆合金要优异得多。

1.6.2.5 热等静压

热等静压（Hot Isostatic Pressing，缩写 HIP）是 1955 年美国 Battelle Columbus 实验室的 Saller 等人首先提出的。基本原理是：以气体作为压力介质，使材料（粉料或坯体）在加热过程中经受各向均衡的压力，借助高温和高压的共同作用促进材料的致密化[46]，降低烧结温度，改善了晶体结构，消除了材料内部颗粒间的缺陷和孔隙，进而提高了材料的致密度和强度。

该种技术已在硬质合金烧结、钨钼钛等难熔金属及合金的致密化、产品的缺陷修复、大型及异形构件的近净成型、复合材料以及特种材料的生产加工等方面得到了广泛的应用[47]。在 2000 年国际会议上，Vandygriff 等人[48]首先提出利用热等静压技术将混合后的 Ti 粉和 Ni 粉在 960℃ 下制备出孔隙度约为 50% 的多孔 Ni – Ti 形状记忆合金。Yuan 等人[49]将球磨后的粉末压制成型，在 1000℃、150MPa 的压力下保温 6s，最终制备出的多孔 Ni – Ti 形状记忆合金具有 40% 的孔隙度，孔径范围在 50 ~ 200μm，压缩性能高于 200MPa，并具有较好的超弹性。但是，Entchev 等人[50]认为，在热等静压的制备过程中，在某些情况下合金中会出现元素不完全扩散的现象，造成一部分孔洞里存在大量的金属间化合物，甚至是没有反应的 Ti 粉和 Ni 粉，从而影响合金的力学性能和生物相容性。

一般来说，不同方法制备的多孔 Ni – Ti 形状记忆合金的孔隙度有所不同，进而满足不同的医学要求，如承重骨对强度要求高，需要孔隙度较低的合金；而松质骨或医疗器械需要较大的孔隙度。通常用粉末烧结和放电等离子烧结的方法可以制备出孔隙度小于 30% 的多孔 Ni – Ti 形状记忆合金；当需要的孔隙度在 30% ~ 50% 之间时，可以采用热等静压的方法；当需要的孔隙度大于 50% 时，自蔓延高温合成具有很大的优势。

1.6.3 生物医用多孔 Ni – Ti 合金的应用

多孔 Ni – Ti 形状记忆合金具有独特的形状记忆效应和伪弹性、优良的生物相容性和抗腐蚀性，同时其三维连通的网络多孔结构，有利于人体体液营养成分的传输，使植入物的固定更稳定和可靠。因此，其医疗效果较块体植入物好。另外，通过改变其制备工艺可以调整产品的孔隙度和力学性能，达到与人体骨组织或肌肉组织相匹配的目的，进一步提高其生物力学相容性。多孔 Ni – Ti 形状记忆合金在骨、关节和牙等硬组织的修复和替换外科植入物材料，具有广阔的应用前景。

1.6.3.1 用于整形外科方面

用于替代脸部骨架组织缺陷，如额头、上颌的窦壁、腔隔膜、耳朵内声音通道壁和眼髓骨（如图 1 – 5 所示），尤其是用于颌骨修复。颌骨缺损对病人的外形和功能影响很大，上颌骨切除以后，面部塌陷，口腔和鼻腔相通，严重影响外形、语言及饮食功能；下颌骨缺损使下颌骨失去连续性，影响病人的外形、语言、咀嚼和进食[51]。目前用于颌骨修复的代用品有不锈钢、有机玻璃以及生物陶瓷等。不锈钢、有机玻璃的修复效果不理想，而生物陶瓷的强度不够，多孔 Ni – Ti 形状记忆合金的力学性能很好地满足要求，将成为最有希望的颌骨修复和替代材料。

1.6.3.2 用于骨组织缺损的修复和替代

人体骨组织的缺损，如骨髓炎、骨肿瘤、骨囊肿等手术切除引起的较大面积的骨缺损，严重影响了人体骨组织的生理功能。骨缺损的手术治疗，通常采用适

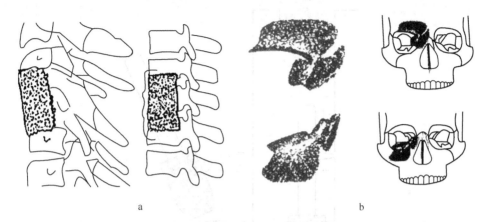

图 1-5　多孔 Ni-Ti 合金用于脊椎椎体和眼髁骨植入体的示意图

a—脊椎椎体；b—眼髁骨

当的骨填充材料来修复缺陷，这是快速恢复病态或创伤性的骨缺损组织生理功能的有效方法。自体骨组织是骨填充的理想材料，但来源很少且需要二次手术；异体骨组织可能存在排异反应和疾病传播等问题[52]；而生物陶瓷材料，则存在强度不足的缺陷。因此，多孔 Ni-Ti 形状记忆合金的出现给骨组织的修复提供了很好的替代材料。多孔 Ni-Ti 合金不但具有一定的强度，而且其多孔性使植入物和骨组织间的结合更加牢固，避免了材料植入后由于纤维组织的包覆而造成的植入松动失效；其独特的形状记忆效应又使植入变得简单，明显减轻了病人的痛苦。

目前，已经研制出用于脊椎椎体间的支撑及脊椎体的更换套件（如图 1-5 所示），可保障脊椎碎片的固定，并促使长出新生骨组织，排除了附属固定的必要性。

1.6.3.3　用于关节替换

关节是人体中多动的部位，尤其需要植入物和人体骨组织的牢固结合。可以用多孔 Ni-Ti 形状记忆合金制成人工颈椎椎间关节、手指、脚趾和膝关节等。这些植入物能促进骨组织与软骨组织及血管的生长，而且材料的伪弹性保障了植入物与肌体组织间的生物力学相容性。

1.6.3.4　用于整形和医疗器械

多孔 Ni-Ti 形状记忆合金还在整形和医疗器械等方面发挥着巨大的作用。可以用来制备低温手术刀和深冷应用器，如图 1-6 所示。利用其孔隙结构可以储存低温介质，低温手术刀大大减小了手术所造成的创伤，缩短了外科手术患者康复的时间。深冷装置则可通过携带液氮对血管瘤、赘生物、瘢痕瘤进行深冷治疗。

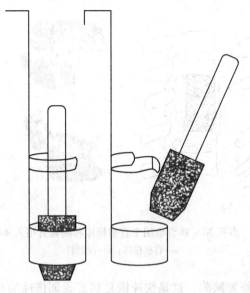

图 1 – 6　低温深冷装置的实例

1.6.4　生物医用多孔 Ni – Ti 合金的研究现状

目前，对多孔 Ni – Ti 形状记忆合金的研究以俄罗斯、乌克兰最为前沿，中国、加拿大、韩国等国家近些年也取得了很大的进步。我国虽然在块体 Ni – Ti 形状记忆合金医学应用方面居世界领先水平，但对多孔材料的研究与应用和国际先进水平有一定差距。

在我国，主要的研究工作集中在多孔 Ni – Ti 形状记忆合金的制备及性能影响这一领域。李丙运分别采用传统粉末烧结和燃烧合成法制备出多孔 Ni – Ti 形状记忆合金，并对所制备的多孔合金的孔隙形貌、孔隙尺寸、相组成、相变行为、力学性能等方面进行了系统的研究[9]。李永华研究了粉末特性对自蔓延过程的影响，并初步探讨了多孔 Ni – Ti 形状记忆合金的燃烧机理[53]。中南大学的袁斌等人利用热等静压的方法制备出多孔 Ni – Ti 形状记忆合金，并对其力学性能和相变特性进行了详细的研究[49]。宋经章等人[54]同样利用燃烧合成法制备出多孔 Ni – Ti 形状记忆合金，并研究了预热温度对所制备的多孔合金的影响。张小明等人[55]则研究了多孔 Ni – Ti 形状记忆合金的 X 射线衍射图谱以及孔隙形貌等。姜海昌也对多孔 Ni – Ti 形状记忆合金的特性及生物相容性进行基础的研究[56]。

从目前的研究现状来说，多孔 Ni – Ti 形状记忆合金中仍存在着如下问题：

（1）多孔 Ni – Ti 形状记忆合金存在大量的孔隙，其孔隙之间的壁较薄，压缩时与无孔的 Ni – Ti 合金相比屈服应力小，孔隙易被压缩。但是多孔合金的压缩变形总是不均匀的，局部区域或连接孔隙壁的变形程度会超出其可恢复变形的极限，变形难以完全恢复。因此，多孔合金难以达到100%的弹性恢复[57]。

（2）由于燃烧合成多孔 Ni – Ti 形状记忆合金的速度非常快，过程参数对合成后多孔 Ni – Ti 形状记忆合金的组织形貌和力学性能的影响较大，造成合成的多孔 Ni – Ti 形状记忆合金形貌随意性较强，力学性能不稳定。同时到现在为止，也没有制备多孔 Ni – Ti 形状记忆合金统一的规范，所有的制备方法一直处于尝试阶段。

（3）对于多孔 Ni – Ti 形状记忆合金的相变性能的研究不深入。对其报道仅仅在于描述其相变特征，而对于相变特征的影响因素的研究不多，同时相变温度与人体温度不匹配的问题也一直未得到解决。

（4）多孔 Ni – Ti 形状记忆合金三维连通的孔隙结构影响其腐蚀性，这也是作为植入材料需要解决的一个重要问题。

（5）含 Ni 合金植入人体后，Ni 对于人体的毒性作用一直引人关注，而多孔 Ni – Ti 形状记忆合金 Ni 释放的研究工作较少[58]。对于多孔 Ni – Ti 形状记忆合金的表面改性以及改性后的生物相容性的实验十分有必要进行。

1.7 生物医用多孔钛合金简介

1.7.1 生物医用多孔钛及其合金的特性

多孔金属因其具有开放多孔状结构、允许新骨细胞组织长入及体液的传输，且其强度及弹性模量可以通过对孔隙度的调整同自然骨匹配，而被认为是较理想的生物医学植入材料，其中又以多孔钛及其合金为代表。多孔钛具有良好的生物相容性，内部存在大量的孔隙有利于周围细胞的内长入和新骨的生长，并加强与骨组织的生物固定。可通过调整孔隙特征包括孔隙度、开孔隙度和孔径等达到与骨匹配的力学性能，消除应力屏蔽效应引起的骨坏死和畸变等问题。与羟基磷灰石和生物玻璃相比，钛的生物活性小。多孔钛及其合金具有多孔三维支架的结构优势，三维贯通的孔隙和合适的表面微孔结构为周围组织提供了支架，使组织与材料的结合具有一定的强度；同时又兼备钛金属优良的化学、力学性能和生物相容性：钛是目前已知的生物亲和性最好的金属材料之一，并在空气中易与氧反应形成致密氧化膜（TiO_2），耐腐蚀性强，植入后组织反应轻微；强度高、密度低，弹性模量与人骨弹性模量接近；生物相容性好，生物界面结合牢固。因此，多孔钛及其合金在临床上得到广泛应用，如多孔钛髋关节用于矫形术、多孔钛种植牙根用于牙缺损的修复、多孔涂层钛合金用于无骨水泥型骨关节病等。

1.7.2 生物医用多孔钛及其合金的制备方法

（1）粉末直接烧结法。制备多孔钛及其合金最简单的工艺就是对钛或钛合金粉末直接进行压制烧结，通过粉末颗粒之间自然形成的孔隙而达到一定的孔隙度。烧结本质上是一种高温处理过程，使粉末相互连接在一起并有少量的变形。根据需要还可添加一些黏结剂。这种方法所制备材料的最终孔隙度与颗粒的连接、颗粒尺寸密切相关，可以通过工艺参数如压坯密度、烧结温度和时间、合金元素种类及其添加量来控制。孔的尺寸和形状是由粉末的尺寸和形状决定的，对于球状粉粒，孔隙度最多达到 50%，并且气孔形状无法控制，在疲劳状态下，有些拉长的孔隙尖端处可能产生应力集中，导致裂纹。N. Nomura[59] 等人应用此方法制备出孔隙度为 33% 的多孔钛，其杨氏模量和强度分别为 25GPa 和 61MPa。加入合金元素后，可使强度显著提高到 205MPa 同时保持杨氏模量在 20GPa 左右。

（2）沉积法。沉积法制备的多孔金属具有很高的孔隙度，最高可达 99%，孔隙为空心支架形结构。此方法已成功制备出多孔金属钛、镍、铬、铜等。Hahn 和 Palich[60] 用等离子喷涂制备了多孔金属钛植入材料。使用氢化钛粉末为原料，喷涂气体为 5% ~15% 的氢气和氮气，氢化钛在高温下分解出钛沉积到型板上，然后进行烧结。制备出的泡沫钛具有梯度变化的孔隙度和孔径，从基体到喷涂表面孔隙度在 0 ~50% 内变化，孔尺寸最大达到 150μm。但孔之间的连接强度较低。

（3）粉浆发泡法。粉末浆料制备多孔金属是以发泡剂的分解实现的。粉浆由金属粉末、发泡剂、活性添加剂（有机物）组成。浆料混合后倒入模子中，并置于高温下。受添加剂和发泡剂的影响，浆料变黏，析出气体并开始膨胀。发泡的浆料通过加热除去有机物，随后烧结，可得到多孔金属。Banhart[61] 等人报道此方法生产出的材料孔隙度可达 95%，但是材料结构强度较低且产品内部易生成裂纹。将开孔多孔聚氨酯泡沫放入含有钛或钛合金粉末的浆料中，待泡沫涂覆一层金属粉末后，进行干燥并加热去除聚合物，最后进行烧结，也可形成多孔钛及其合金。研究表明，75% 孔隙度的泡沫钛在强度保持一定值（24MPa）的条件下，弹性模量为 0.3GPa 左右，可消除钛材与多孔骨骼间的弹性错配，有效地缓解应力遮挡效应。

（4）粉末冶金烧结法。混合粉末烧结法利用传统的粉末冶金（PM）技术将钛粉和可去除的造孔剂混合、压制或挤压成型，然后进行低温热处理去除造孔剂，最后在 1100 ~1400℃ 烧结，使结构更加致密化[62,63]。在制备过程中，要注意两点：一是金属粉末的尺寸要比造孔剂的平均尺寸小，二是金属粉末和造孔剂混合物的压制压力要足够大，使结构具有足够的机械强度，在整个热处理过程中能够保持其几何形状。此方法可生产孔隙度为 25% ~80%，孔尺寸为 200μm ~2.5mm 的多孔金属，值得一提的是，这种方法可以通过控制造孔剂的大小和多少来控制最终的孔尺寸和孔隙度，材料的强度又与相对密度大致成指数关系，因此，可通过孔隙度的变化得到材料预期的强度值。

混合粉末烧结法中常见的造孔剂包括尿素、碳酸氢铵、聚合物和金属镁。造孔剂的选择在此方法中有很重要的作用，不仅可以控制孔隙度和孔尺寸，还影响到后续工艺的操作，尤其是压制和低温热处理工艺。例如，使用聚合物做造孔剂时，由于其强度较低，压制压力一般被限制在100MPa左右，而使用低熔点金属做造孔剂时（如金属镁），压制压力就可以达到500MPa。另外，聚合物一般在200℃以下去除，而金属镁的烧除温度在1000℃左右，因此需要根据不同的工艺及目的选择合适的造孔剂种类。

（5）反应烧结法。金属粉末混合物发生反应烧结时，也会形成多孔结构，如 Ti + Al、Ti + Si 或 Ni + Ti 体系的烧结。这是由于多组元体系中各组分扩散系数的不同造成的。自蔓延高温合成（SHS）是反应烧结的一个研究重点，它利用金属粉末之间发生放热反应来实现，一旦点火，强大的放热反应蔓延到整个混合物中，不需要外加能量。此工艺的优点在于可得到纯度较高的泡沫材料，因为在反应温度下可挥发的杂质都被去除了。Li[38] 等人利用 SHS 制备出了具有各向异性孔结构的多孔形状记忆 Ni – Ti 合金，最终得到孔隙度为54%。G. Yang[64] 等人也用此方法制备出有望用于生物材料的 Ni – Ti 多孔合金，其孔隙度为65%，杨氏模量与多孔骨相近，但强度是骨的6~7倍。

（6）空心球烧结法。目前常用的金属空心球原料是以钛、镍或钢为基体的。通常金属空心球的直径在 0.8~8mm，壁的厚度在 10~100μm，通过烧结黏结到一起而形成多孔结构。金属空心球可以用来制备通孔或闭孔、排列规则或不规则的多孔金属材料，通常孔隙度为 65%~87%，孔尺寸为 0.5~6mm。另外，通过改变起始中空球的密度和密实化程度可以调节开孔和闭孔的比率以及总体相对密度。这种方法制备的多孔金属的孔隙尺寸分布不是随机的，可通过适当地选择空心球来进行调整。这种材料的力学和物理性能可以被准确地加以预测，而真正的"泡沫"金属则做不到这一点。金属空心球可以通过化学合成和电沉积的方法在高分子球的表面涂覆一层金属，然后把高分子球去除，最后通过烧结的方法来形成多孔结构。用该方法制备的典型多孔 Ti – 6Al – 4V 合金，孔隙度为36%，球形空腔内的孔隙度为44%，总体密度为 $0.9g/cm^3$[65]。

（7）纤维烧结法。按一定长度分布、直径分布和长径比范围的金属纤维混合，均匀分布成纤维毡，在还原气氛中烧结制得多孔金属纤维材料。其性能优于用金属粉末制取的多孔材料，具有较高的机械强度、抗腐蚀性能和热稳定性能，孔率可达90%以上，且全部为贯通孔，塑性和冲击性能好，容尘量大，但产品尺寸受限制，成本较高。

为了获得具有与人骨相似的孔隙特征、性能优良的医用多孔钛，选择适当的工艺条件十分重要。其中，纤维冶金法可生产高质量的多孔金属纤维材料，但产品尺寸受限制，成本较高；铸造法可制备多种泡沫金属，缺点是难以控制气泡大小，故难以获得均匀的多孔材料；自蔓延高温合成是近 20 年来发展非常迅速的材料制备新技术，可用来制备金属间化合物和复合材料，但采用自蔓延高温合成工艺只能制备出成分有限的多孔钛合金制品。与上述方法相比，粉末冶金法制备多孔钛的生产工艺简单、成本低、能控制制品的孔隙度和孔径并且能够得到组织结构。

1.7.3 生物医用多孔钛及其合金的应用

正因为钛与钛合金和其他金属相比具有更好的生物相容性和耐腐蚀性，所以钛及其合金在医学中被广泛应用。下面为钛与钛合金在医学中的用途：

（1）钛在矫形外科中的应用。金属已广泛应用于制作矫形外科的主要承重件。钛及钛合金具有很高的耐蚀性和比强度、较低的弹性模量和优越的生物相容性，在临床应用很广。目前，采取模锻、铸造、粉末冶金等工艺制造各种人工关节、接骨板、骨螺钉、骨折固定针、碳－钛组合式人工骨头等，已取得满意效果。Ti6Al4V 具有很高的耐蚀性能、密度小、弹性模量低，被作为人体植入材料大量应用于矫形外科、骨骼置换、各种关节修复及口腔种植等外科手术，现在已成为美国首选的医用合金。

（2）钛在牙科中的应用。钛及钛合金具有其他牙科用材料无法比拟的物理和机械特性。钛的导热性能较 Ni－Cr 合金、Co－Cr 合金及 Au 合金低，仅为金合金的 1/17，因此，牙科钛修复体具有保护牙髓、避免冷热刺激的作用；钛比重小，约为 Ni－Cr 合金的 1/2，钛制假牙轻便舒适。Ti6Al4V 具有超塑性，便于制作义齿基托、假牙床。

（3）钛的其他医学应用。钛及钛合金还广泛用于耳鼻喉科、心血管外科，如：人工钛喉、人工钛镍止鼾器、人工心脏瓣膜、心脏起搏器外壳、颅脑外科用的血管夹等。用于神经外科的钛脑压板、钛网眼板、电子装置和心脏起搏器等装置的包装材料，医用器械，耐腐蚀的医药生产设备等。

1.7.4 生物医用多孔钛合金的研究现状

多孔钛金属材料生物相容性的研究中未见有多孔钛及其合金有致畸作用和有毒有害的报道。多孔钛金属材料具有足够的强度且通过控制材料的孔隙度可使其具有力学相容的特点，而且符合费用低，有长期使用经验，易被患者接受的要求。目前已有将钛材骰关节表面制成多孔形式用于手术，多孔钛种植牙根用于牙缺损修复，多孔钛发泡板在医用氧合器中将氧气均匀充入血液中等。多孔钛材在硬组织修复领域有良好的应用前景。但是多孔钛金属仍有缺点，限制了其在医学领域的进一步应用扩展：（1）耐磨性、耐蚀性较差，纯钛金属较软，不足于抵抗使用过程中产生摩擦磨损，生成的磨屑游离，骨吸收后诱发炎症，产生无菌松动，导致置换失败；（2）与自然骨成分截然不同，虽然它具有良好的生物相容性，植入后，种植体周围无纤维包囊形成，但本身不具备生物活性，不能诱导磷酸盐沉积，种植体与骨组织之间不能形成强有力的化学骨性结合，与骨结合强度低，长期使用会产生松动现象。因此为了获得更优异的钛金属种植体，需对钛金属进行表面改性。

骨组织与多孔金属材料之间的结合靠长入孔中的纤维组织实现。为了在多孔材料和自身骨组织之间形成良好的结合界面，提高愈合速率，人们通过添加骨诱导因子、碱液处理材料表面、阳极氧化法、溶胶－凝胶法、双氧水法、酸－碱两步法以及制作钙磷活性涂层等办法来促进其结合。通过碱液处理多孔钛金属材料后，材料在模拟体液中，钛酸钠水解形成大量的活性基团，有利于钙磷的沉积。表面制作钙磷涂层也加快了成骨速度，但涂层与金属的结合不牢固。这些方法都取得了一定的效果，但仍未能有效地解决这一问题。另外，虽然多孔金属的力学性能能够通过孔隙度等参数进行控制，但是金属大部分仍然用在承力部位，对于非承力部位肿瘤摘除后的充填应用未见有报道。

1.8 生物医用多孔镁合金简介

1.8.1 生物医用多孔镁合金的特性

医用多孔镁及其合金有以下突出优点[66]：

（1）安全性。镁是人体内仅次于钙、钠和钾的常量元素，可以参与人体内一系列新陈代谢过程，促进新骨组织在孔隙内生长。

（2）生物学特性。镁是一种能激活多种酶的重要元素，Mg^{2+}可激活或催化体内300多种酶，完成人体内不同的新陈代谢过程。

（3）可降解性。镁的标准电极电位很低，在含有 Cl^- 的溶液中易生成 Mg^{2+} 被周围肌体组织吸收或通过体液排出体外，因此可以被人体完全降解。

（4）力学相容性。镁的密度与人骨密质骨密度相当，具有较高的比强度和良好的力学相容。

（5）独特的孔隙结构也有助于骨组织的长入和体液的传输。

1.8.2 生物医用多孔镁及镁合金的制备工艺

（1）真空渗流法。真空渗流法制备多孔镁合金最早是由中国南昌航空工业学院研究报道的，目前已申请专利[67]。真空渗流法的原理是把可溶性盐颗粒制成块状，然后将金属熔液渗入到颗粒的缝隙中，等金属凝固后溶去可溶性盐颗粒，从而得到多孔镁（如图1－7所示），一般情况下镁液的浇注温度保持在750℃左右。但由于镁合金比较活泼，在浇铸过程中受设备和环境的限制，此方法制作出来的多孔镁孔隙度不高。

（2）精密铸造法。精密铸造法是由 Yamada 课题组提出[68]，该方法是用聚氨酯泡沫塑料制成基本骨架，然后将液态的耐火材料填入骨架中，耐火材料硬化后，加热气化掉泡沫塑料得海绵状多孔骨架，最后将多孔骨架放入铸型中，浇入镁液并使之渗入多孔骨架，即可获得孔隙度很高的多孔镁，其工艺流程如图 1 - 8 所示，用此方法制备的样品孔隙度一般能达到 90% 以上。

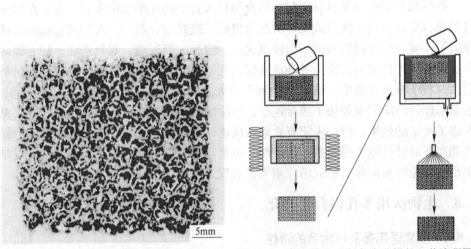

图 1 - 7　多孔镁形貌图　　　　图 1 - 8　精密铸造法制备多孔镁的工艺流程图

（3）定向凝固法。定向凝固法制备多孔镁工艺是在高压氢气或氢气与氩气的混合气氛中进行的，首先将纯金属镁熔化，当镁液中的氢气溶解量达到其饱和度后，将镁液浇入水冷铸型中进行定向凝固。由于氢气在固相和液相中的溶解度差别比较大，在相应的工艺条件下，凝固界面处过饱和的氢气将析出，形成的气泡随固相一起长大，相当于发生了固气共晶转变，最后得到的多孔结构为圆柱形气孔沿凝固方向定向排列，该工艺对制备过程中的各个流程要求较高。所得的多孔结构跟藕根类似，常被称为藕状多孔镁（如图 1 - 9 所示）。该工艺制备多孔镁可以通过改变气体的压力来调节多孔材料的孔隙度。这种工艺首先由日本 M. Tane[69] 研究小组提出，国内清华大学也率先开展了这方面的研究[70]。

（4）粉末冶金法。Wen 等人[71] 以尿素（H_2NCONH_2）为造孔剂采用粉末冶金法制备出了多孔镁。首先，将相应粒度的镁粉和尿素颗粒充分均匀混合，然后将混合好的粉末在一定的压力下压制成生坯块，接下来分两步对生坯进行烧结，首先加热到一定温度并保温一段时间使尿素充分分解，然后加热到较高温度完成镁粉的冶金结合，最终形成多孔材料，图 1 - 10 所示为该方法所制备的多孔镁的微观形貌。此工艺制备的多孔镁孔隙度一般在 60% 以下，孔径也多为微米级。但此工艺制得的多孔镁力学强度较差、孔隙度较低且会有残余物。

以上介绍的真空渗流法、精密铸造法以及定向凝固法制备的多孔镁都是在液态下进行的，镁具有极高的化学活性，在常温下就容易氧化甚至燃烧，因此在液态条件下制备多孔镁对实验设备、外界环境、操作流程、人身安全等方面有很高的要求，制备难度较大。粉末冶金技术是一种相对简便而且实用的制备工艺，更易于实现，但也存在着一些明显的不足之处。因此，发展新的制备工艺或优化传统的制备工艺是非常有必要的。

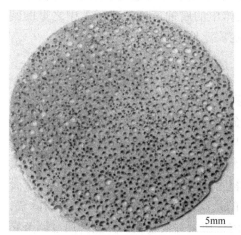
图 1 - 9　藕状多孔镁

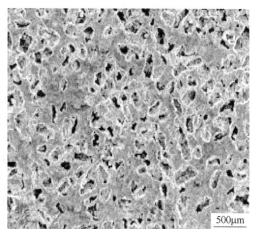
图 1 - 10　多孔镁形貌

1.8.3　生物医用多孔镁及镁合金的应用

众所周知，多孔镁合金与人体骨骼具有相近的弹性模量和屈服强度，因此是一种很好的医用骨组织替代材料。近些年来，人们正在尝试将种子细胞培植在多孔镁合金上，希望能为细胞提供所需的化学和力学信号，使细胞在材料表面吸附，并诱导生长因子的释放，从而促使细胞生长分裂，最终培养出在体外的细胞组织，这是生物镁合金所面临的巨大挑战。但由于多孔镁的优良生物性能，造价低廉，对多孔镁的研究会更加深入、更加完善，多孔镁合金将会逐步替代致密合金和高分子等传统的生物材料，它的发展前景极为广阔。

近年来，越来越多的人将镁合金应用到生物医学领域：Wettl 等人将多孔的 AZ91 植入到兔股骨中，三个月后多孔镁基本已经降解，同时观察到兔的组织没有受到损伤[72]。李龙川等人经过一系列的实验发现镁对人体没有毒害作用[73]。另外，张广道等人将镁合金植入实验动物兔子体内 8 周后发现镁合金在分解过程中没有对兔子的循环系统产生负面作用。Mg^{2+} 和其他离子一样经肾脏排出体外，血液中的镁离子浓度也在正常值范围内波动[74]。

目前制备的多孔镁合金存在一系列的问题，比如孔洞容易变形不易恢复，耐蚀性差，可降解速度快，与骨组织生长不匹配，力学性能差等[75]。尤其是镁电负性高（- 2.36V），化学性质很活泼，因此很容易被氧化，即使在常温下也会和空气反应生成一层氧化层，与铝合金的氧化膜不同的是这层氧化膜比较疏松，耐蚀性很差，不能适用于大多数的腐蚀环境。因此，镁合金耐蚀性差是限制其发展应用的主要因素。镁合金作为生物医用材料，一旦进入人体后就要合理的控制它的降解速度，必须和新组织的生长相适应，否则会对人体产生很大的危害。人体中存在大量的 Cl^-、PO_4^{2-}、H^+、OH^- 等腐蚀性离子，这样复杂的环境会进一步加快镁的腐蚀速度。因此，降低镁在人体中的腐蚀速度便成了重中之重的问题，只有解决了镁的耐蚀性才能使多孔镁更广泛地应用于医学领域。

1.8.4 生物医用多孔镁合金的研究现状

近 30 年来，多孔材料作为医用材料逐渐引起了人们的重视，其中多孔镁及镁合金已成为医用材料的研究热点。镁合金制造的人体骨骼本身可以自发地与人体内液体环境反应生成一层生物相容膜而与周围组织实现柔韧结合。比如用胞状结构镁基材料取代镁合金作为人造骨骼材料，通过优化胞结构和孔隙尺寸分布，可以加速上述与活体介质的反应和生物相容膜的连接，从而使初始的金属人造骨骼最终转化为类似自然骨的状态。更重要的是镁本身在生物体中可以逐渐降解，由新的骨组织长出而逐渐替代原先的植入体，使人骨最终生长完整。通过调节它的孔隙度和孔径使得多孔生物镁与人骨具有相同或相近的弹性模量，这样在植入人体后，人体和植入体可以同时受力，不会因为弹性模量的不同而导致受力不均，使植入体和人体达到理想结合。因此，具有非常广泛的应用前景。但是多孔镁的研究中也存在一些问题。

现有粉末冶金法制备多孔镁基合金材料存在的问题是多孔镁的骨架部分不致密，导致多孔材料强度不高。2006 年美国在粉末冶金的晶粒细化研究上有了突破性进展[65]，美国匹兹堡的坩埚研究公司研制了一种新型具有纳米结构的粉末冶金钛合金，是在预合金化的钛合金中添加了一定量的硼，添加硼可有效地抑制合金在加热时的晶粒长大，合金中生成了稳定的 TiB 弥散相而使其强度提高了 25% ~ 30%。这种晶粒细化的方法为多孔镁的制备提供了新的途径。事实上，多孔镁材料由孔隙部分和骨架部分组成，但这并不意味其骨架部分的结晶可以粗大疏松多孔，拥有细致结晶的骨架仍然是保证其强度的重要因素。镁是最适合通过晶粒细化提高强度的金属，在多晶体镁结构特征中，晶粒细化对其屈服强度与延展性改善具有巨大作用与潜力。目前，细晶的高强度骨架的多孔镁并未得到拉伸或压缩数据的可靠支持。现有实验所制备的多孔材料的骨架部分晶粒尺寸粗大，塑性变形行为和机制尚不十分清楚。因此，具有高质量、细晶骨架的多孔材料制备是有待解决的问题。

镁的化学性质非常活泼，标准电极电位很低，耐腐蚀性差，且其氧化膜疏松多孔，不能有效地保护基体，故镁合金耐蚀性较差，这成为制约其应用与发展的关键问题之一。镁合金腐蚀的直接原因是合金元素和杂质元素的引入导致镁合金中出现第二相。在腐蚀介质中，化学活性很高的镁基体很容易与合金元素和杂质元素形成腐蚀电池，诱发电偶腐蚀。此外，镁合金的自然腐蚀产物、多孔、保护能力差，导致镁合金的腐蚀反应可以持续发展。

笔者认为，未来多孔镁及镁合金作为植入物材料的研究应从以下4个方面开展工作：

（1）合理设计多孔镁及镁合金的微观结构，从而改善性能，使弹性模量更接近于人骨，解决应力屏蔽问题，同时具有一定的强度以满足承力需要。

（2）在多孔镁及镁合金表面制备生物活性涂层、在致密镁合金表面制备多孔结构涂层以及进行生物化学改性，提高植入物的生物相容性，促进骨生长。

（3）根据人体相应部位的CT扫描和X光片结果，进行计算机三维重构，实现植入物材料的个体化设计，以满足不同患者的需求。

（4）开展与医学工作者的跨学科合作研究，进行多孔镁及镁合金植入物在服役环境下的性能评价和生物相容性评价，并建立评价体系。

1.9 生物医用多孔材料的表面改性

1.9.1 等离子喷涂

等离子喷涂技术是以等离子弧为热源，将预喷涂材料由粉末状加热到熔融态，利用高速等离子焰流的引导作用，使熔融态材料高速喷涂在经过预处理的工件表面，经冷却凝固后沉积在工件表面，形成一层均匀致密的涂层。等离子弧不仅可以达到10000℃以上的高温，而且焰流速度极快（1000m/s以上），制得的涂层孔隙度极低，与基体的结合强度明显优于其他常规的火焰喷涂膜层技术。等离子喷涂技术的应用非常广泛，大部分常用的固态粉末材料都可进行等离子喷涂[31]。在镁及镁合金的表面改性研究中，等离子喷涂技术的应用也得到了相应的发展。张忠明等人[77]利用此方法以AZ31为基体在其表面制备$Al_{65}Cu_{23}Fe_{12}$涂层，实验结果表明等离子喷涂$Al_{65}Cu_{23}Fe_{12}$涂层的耐腐蚀性比基体高出很多。

1.9.2 稀土转化膜

稀土转化处理是采用化学浸泡法将预处理金属置于含稀土离子的溶液中浸泡一段时间，或者是通过阴极极化法将金属通电极化。此外，对于有特殊要求的预处理金属，还可以通过用两步或多步工序处理对金属进行转化，从而获得双层或多层结构的转化膜[78]。其中稀土转化膜的工艺流程简单、加工成本低廉且无毒环保，可在较短周期内使镁及镁合金的耐蚀性能得到明显提高，因此逐渐受到人们关注。例如：Rudd等人[79]利用稀土盐溶液将镁和镁合金WE43进行浸泡处理后，在镁合金材料表面制备出了肉眼可见的稀土转化膜，处理后试样在盐溶液中的阳极溶解电流密度与未处理之前相比有明显下降。Brunelli 等人[80] 将镁和 AZ91、AM50 合金置于 $CeCl_3$ 和 H_2O_2 的混合溶液中，对材料表面形成的稀土转化膜进行研究，研究结果表明未经过盐酸预处理的材料表面转化膜的致密度和均匀性都比较差，膜层呈现龟裂泥土状，而经过盐酸预处理后材料表面转化膜层更加致密且厚度增加大，此转化膜在含有 Cl^- 的腐蚀介质中浸泡 5d 之后并未出现点蚀现象，膜层的耐腐蚀性能很好。目前，稀土转化膜工艺的研究正处于起步阶段，对成膜机理的研究还不够成熟，现在针对铝合金开发出的双层稀土转化膜工艺和稀土盐后续封孔工艺的发展，将为镁及镁合金的表面改性研究提供一定的理论基础。

1.9.3　仿生矿化法

仿生矿化法是将镁或镁合金置于接近生理环境温度的模拟人体液中，浸泡一段时间后，镁合金表面将会沉积一层 Ca - P 化合物涂层，此方法模拟了人体环境中 Ca、P 的矿化沉积过程，制备所得的材料涂层更易于满足人体环境对生物植入材料的各方面性能要求。Wang 等人[81] 利用仿生矿化法在镁表面制备得到了 DCPD（二聚环戊二烯）涂层，经过处理后的材料的耐腐蚀性能得到明显的提高。Tan 等人[82] 在改变部分条件的情况下，采用同样的处理方法在 AZ31 表面制备出了 β - TCP（β - 磷酸三钙）涂层，制得的膜层不仅与基体结合紧密，而且显著提高了 AZ31 合金的耐蚀性能，此外，该涂层对生物细胞在其表面的黏附、增殖和分化都有良好的辅助作用。Tomozawa 等人[83,84] 将金属镁置于 Ca - EDTA 和 KH_2PO_4 混合溶液中，并加热进行水热反应，在纯镁表面处制备 Ca - P 涂层，所制的涂层的形貌和晶相随着反应溶液的 pH 值的变化而改变，制得涂层的物相主要由 OCP/HA 或者单一的 HA 构成，OCP/HA 和单一 HA 涂层均可显著提高纯镁在模拟体液中的耐蚀性能，而且单一 HA 涂层对镁基体耐蚀性能的提高效果明显优于 OCP/HA 涂层。Xu 等人[85] 将 Mg - Mn - Zn 合金置于含钙磷盐的溶液中，在一定的温度下制备出具有生物活性的呈多孔网状的 Ca - P 涂层，该涂层主相由 $CaHPO_4 \cdot 2H_2O$ 组成，并含有少量的 Mg^{2+} 和 Zn^{2+}，L929 细胞可以紧密地黏附在涂层上，并且细胞的增殖速度明显高于未经处理的镁合金，说明 Ca - P 涂层对镁合金的生物相容性具有明显的改善作用[85]。

1.9.4　阳极氧化

阳极氧化处理技术是一种应用十分广泛的传统工艺，该方法是将镁合金材料置于相应的电解液中，利用电解作用对材料进行阳极氧化处理，通过阳极氧化处理后，材料表面获得具有双层结构的氧化膜，其中，与基体紧密结合的内层部分为致密层，膜层表面部分为多孔层。20 世纪 50 年代开发的 DOW17 法和 HAE 工艺是传统阳极氧化工艺的典型代表，至今仍得到广泛应用[87,88]。这两种工艺制得的膜层质量较好，但由于所用电解液中含有对环境和人类健康有危害的铬化物，存在着环境污染等问题，因此，无铬阳极氧化技术的研究和开发得到广泛的关注和重视。张永君等人[89]开发出了无铬、无磷、无氟绿色环保型电解液，在 AZ91D 镁合金表面制得了性能优良的阳极氧化膜。此外，其他比较新型的阳极氧化技术也有了快速的发展，例如 Anomag，Tagnite，UBE - 5 法等典型工艺[90]。

1.9.5 微弧氧化

1.9.5.1 微弧氧化技术的特点

微弧氧化技术是在阳极氧化技术的基础上发展起来的，但无论是在工艺上、机理上还是膜层性能上两者都有着很大的差异。微弧氧化技术是将阀金属（Al、Mg、Ti 等）及其合金置于电解质水溶液中，利用电化学反应过程，在阀金属表面产生火花放电，综合热化学、电化学和等离子体化学的作用，在阀金属表面上原位生成陶瓷膜[91]。其中，阀金属是指在金属—氧化物—电解液体系中具有电解阀门作用的金属[92]。

微弧氧化是一项比较新颖的电化学工艺，虽然该技术是从阳极氧化的基础上发展起来的，但该技术具有许多独特之处，微弧氧化膜层也有很多优异的特性。具体特点如下：

（1）工艺更简单，微弧氧化过程速度快，生成的微弧氧化膜厚度高，可以随着电流密度和时间的变化而调整，以满足不同目的和使用需要。

（2）微弧氧化膜与基体结合强度高，同时该氧化膜层具有良好的力学性能和生物相容性。

（3）微弧氧化膜层具有较好的绝缘性、耐腐蚀、耐磨性能和耐热冲击性能。

（4）微弧氧化大多采用碱性电解液，电解液不含重金属元素和有毒物质，同时重复使用率高和抗污染能力强。

1.9.5.2 微弧氧化技术的发展历程

国内对微弧氧化技术的研究起步比较晚，先后有西安理工大学、北京有色金属研究院、哈尔滨环亚微弧技术公司等单位开展了微弧氧化探索与研究。对氧化膜的制备、微弧氧化机理以及氧化膜组织、形貌和应用等方面进行了探讨，并取得了一定的研究成果。在西安理工大学蒋百灵教授[93]的带领下，经过多年实验研究，解决了传统微弧氧化设备耗能大、一次性处理工件面积小等难题。在相同功率条件下，新设备一次性处理面积较之前增加了 5 ~ 8 倍，生产效率提高，成本降低，为微弧氧化产业化发展铺垫了道路。微弧氧化的发展史见表1 - 2。

表 1 - 2　微弧氧化的发展史[93]

时　间	研　究　者	研　究　成　果	应用领域
20 世纪 30 年代初期	Betz 和 A. Gunterschulze	发现高电场下，浸入液体中的金属表面产生火花放电的现象，生成氧化膜	Al 合金的防腐领域
20 世纪 70 年代	德国卡尔马克斯城工业大学和美国伊利偌大学	利用无极性电源在轻金属表面做火花放电沉积膜，称为阳极火花沉积	Ti、Al 等金属耐腐蚀处理
1976 年	俄罗斯科学院无化研究所	利用交流电源，在高压电场下进行表面处理，称为微弧氧化	
20 世纪 90 年代	Yerokhin	在纯铝基体上制备出厚度和硬度分别为 165 ~ 190μm 和 18 ~ 23GPa 的耐磨损膜	Al 金属耐腐蚀处理
	Gnedenkov	在铝合金基体上制备出膜层厚度为 15 ~ 32μm，耐热能力可达到 870℃ 的陶瓷膜	Al 金属表面耐热处理
	H. H. Wu	在铝合金表面上制备出显微硬度大于 4300HV 的陶瓷膜	Al 金属表面耐膜处理
	Chigrinova	铝合金表面上制备出厚度大于 200μm 的耐热保护膜	柴油机的铝合金活塞表面耐热处理
	Apelfeld	在镁和铝合金上制备出具有良好耐腐蚀性能的陶瓷膜	镁和铝合金耐腐蚀处理
	Anicai 和 Shaffei	在铝合金表面制备彩色陶瓷膜	表面装饰
	Rudnev 和 Gordienko	在钛合金表面制备防细菌膜	生物医用
	Vlysside	具有光催化作用陶瓷膜	光催化作用
	Nie	在钛基体上制备了生物陶瓷膜	生物医用
	Fareamarz	制备出气敏功能陶瓷膜	传感器

1.9.5.3　微弧氧化存在的问题和研究方向

微弧氧化技术因其显著的优势已经广受重视，并且国内外学者已取得了不少优异成绩，但同时该工艺仍存在一些不足：

（1）由于微弧氧化过程中包括化学氧化、电化学氧化和等离子体氧化的共同作用，微弧氧化膜的形成过程相当复杂，机理研究不足。目前，国际上已有文献对微弧氧化技术有关的基础理论问题进行探讨，但为数很少。相对于微弧氧化的工艺研究来说，微弧氧化理论的研究目前还停留在起始阶段，远远不能满足指导生产的需要。

（2）由于微弧氧化过程中要使用具有很高电压的电源，而现在使用的电源都存在笨重、成本高、损耗大及控制复杂等缺点。所以，研究高效、节能、环保的优良电源将是微弧氧化技术的研究重点。

　　微弧氧化技术未来的研究方向：

　　（1）通过优化电源的脉冲波形和频率等方法，提高膜层性能。

　　（2）通过研究含有不同无机、有机添加剂组分的电解液形成的陶瓷膜层，确定电解液组分对膜层组成的影响，优化电解液。

参 考 文 献

［1］刘培生，李铁藩，傅超，等. 多孔金属材料的应用 ［J］. 功能材料，2001，32（1）：12～15.

［2］冯颖芳. 钛及钛合金人工关节植入材料 ［J］. 稀有金属快报，2002（6）：15～19.

［3］晓敏. 钛粉末冶金制品在医学中的应用 ［J］. 金属功能材料，2000，9（5）：43～48.

［4］俞耀庭，张兴栋. 生物应用材料 ［M］. 天津：天津大学出版社，2000.

［5］Li B Y，Rong L J，Li Y Y. Stress – strain behavior of NiTi intermetallics systhesized from powder sintering ［J］. Intermetallics，2000，8（5～6）：643～646.

［6］Li B Y，Rong L J，Li Y Y，et al. A recent development in producing porous Ni – Ti shape memory alloys ［J］. Intermetallics，2000，8（8）：881～884.

［7］Li B Y，Rong L J，Li Y Y，et al. An investigation of the synthesis of Ti – 50% Ni alloys through combustion synthesis and conventional powder sintering ［J］. Metallurgy and Materials Transaction A，2000，31（7）：1867～1871.

［8］Li B Y，Rong L J，Li Y Y，et al. Synthesis of porous Ni – Ti SMA by SHS：reaction mechanism and anisotropy in pore structure ［J］. Acta Materialia，2000，48（15）：3895～3904.

［9］李丙运. 多孔 NiTi 形状记忆合金的燃烧合成及显微结构与相关性能研究 ［D］. 沈阳：中国科学院金属研究所，2000.

［10］张倩，郑燕军，杨大智. 镍钛形状记忆合金在医学中的应用及其进展 ［J］. 科技进展，1999，21（4）：212～215.

［11］戚正风. 金属热处理原理 ［M］. 北京：机械工业出版社，1986.

［12］杨大智，吴明雄. 镍钛形状记忆合金在生物医学领域的应用 ［M］. 北京：冶金工业出版社，2003.

［13］李永华，戎利建，李依依. 燃烧合成制备生物医用多孔 NiTi 形状记忆合金 ［J］. 透析与人工器官，2003，14（1）：1～4.

［14］Duerig T，Pelton A，Stöckel D. An overview of nitinol medical applications ［J］. Materials Science and Engineering A，1999，273～275：149～160.

［15］Ratner B D，Hoffman A S，Schoen F J，et al. Biomaterials science：an introduction to materials in medicine ［M］. London，UK：Academic Press，1996.

［16］Suchanek W，Yoshimura M. Processing and properties of hydroxyapatite – based biomaterials for use as hard tissue replacement implants ［J］. Journal of Materials Research，1998（13）：94～117.

［17］Gibson L J. The mechanical behaviour of cancellous bone ［J］. Biomechanics，1985（18）：

317 ~ 328.

[18] Hench L L, Ethridge E C. Biomaterials science: an interfacial approach [M]. London, UK: Academic Press, 1982.

[19] 朱敏. 功能材料 [M]. 北京: 机械工业出版社, 2002.

[20] Yahia L H, Lombardi S, Hagemeister N, et al. Improvement of cyto compatibility and biomechanical compatibility of NiTi shape memory alloys [J]. Journal of Applied Biomechanics, 1995 (10): 19 ~ 24.

[21] Assad M, Yahia L H, Lemieux N, et al. Comparative in vitro bi – compatibility of nickel – titanium, pure nickel, pure titanium, and stainless steel: Genotoxicity and atomic absorption evaluation [J]. Biomedicine Materials Engineering, 1999 (9): 1 ~ 12.

[22] Gjunter V E. Superelastic shape memory implants in maxill of acial surgery, traumatology, orthopaedics and neurosurgery [M]. Tomsk: Tomsk University Publishing House, 1995.

[23] Dambaev G Z, Gjunter V E, Radionchenko A A, et al. Porous per – meable superelastic implants in surgery [M]. Tomsk: Tomsk University Publishing House, 1996.

[24] Austin G T. The use of ceramics as an implant material in the cavity [J]. Military Medicine, 1981, 46 (1): 50 ~ 56.

[25] 邢树忠, 王世栋, 宋晓陵, 等. 自蔓延高温合成镍钛形状记忆合金的生物医学基础研究第二部分: 组织植入实验 [J]. 上海生物医学工程, 1999, 20 (4): 3 ~ 5.

[26] 邢树忠, 唐玲芳. 自蔓延高温合成镍钛形状记忆合金的生物医学基础研究第三部分: 毒理学实验 [J]. 上海生物医学工程, 2000, 21 (1): 3 ~ 7.

[27] 胡飞. 元素粉末烧结法制备医用多孔 Ti – Ni 合金的研究 [D]. 天津: 天津大学, 2002.

[28] Lam K, Eselbrugge H, Schakenraad J, et al. Biodegradable of porous versus non – porous poly (L – Lactic acid) films [J]. Journal of Materials Science: Materials in Medicine, 1994, 5 (2): 101 ~ 106.

[29] Green S M, Grant D M, Kelly N R. Powder metallurgical processing of NiTi shape memory alloys [J]. Powder Metallurgy, 1997, 40 (1): 43 ~ 47.

[30] Li B Y, Rong L J, Li Y Y, et al. Porous NiTi alloy prepared from elemental powder sintering [J]. Journal of Materials Research, 1998 (13): 2847 ~ 2851.

[31] Martynova I, Skorohod V, Solonin S, et al. Shape memory and superelasticity behaviour of porous TiNi material [J]. Journal De Physique Ⅳ, 1991 (C4): 421 ~ 426.

[32] Martynova I F, Skorokhod V V, Solonin S M, et al. Superplastic behavior of powdered titanium nickelide during pressure [J]. Poroshkovaya Metallurgiya, 1985, 24 (2): 102 ~ 105.

[33] Drozdov I A, Kuzyaev V V. Shape memory effect and their applications in new engineering in proceeding of the national conference on superelasticity [C]. Tomsk: Tomsk University Publishing House, 1985.

[34] 赵兴科, 王中, 郑玉峰. Ti – Ni 合金粉末烧结与燃烧合成工艺 [J]. 粉末冶金技术, 2000, 18 (3): 214 ~ 217.

[35] 李丙运, 戎利建, 李依依. 生物医用多孔 Ti – Ni 形状记忆合金的研究进展 [J]. 材料研究学报, 2000, 14 (6): 561 ~ 567.

［36］ Munir Z A, Anselmi – Tamburini U. Self – propagating exothermic reactions: the synthesis of high – temperature materials by combustion ［J］. Materials Science Report, 1989 (3): 277 ~ 365.

［37］ Li T C, Qui Y B, Liu J T, et al. Explosive consolidation of titanium – nickel shape – memory alloy from pure titanium powder and pure nickel powder ［J］. Journal of Materials Science Letters, 1992, 11: 845 ~ 847.

［38］ Li B Y, Rong L J, Li Y Y, et al. Fabrication of cellular NiTi intermetallic compounds ［J］. Journal of Materials Research, 2000, 15 (1): 10 ~ 13.

［39］ Itin V I, Gyunter V E, Shabalovskaya S A, et al. Mechanical properties and shape memory of porous nitinol ［J］. Materials Characterization, 1994, 32 (3): 179 ~ 187.

［40］ Yi H C, Moore J J. Combustion synthesis of TiNi intermetallic compounds: Part 1. Determination of heat of fusion of TiNi and heat capacity of liquid TiNi ［J］. Journal of Materials Science, 1989, 24 (10): 3449 ~ 3455.

［41］ Alvarez M, Sanchez J M. Spark plasma sintering of Ti (C, N) cermets with intermetallic binder phases ［J］. International Journal of Refractory Metals and Hard Materials, 2007, 25 (1): 107 ~ 118.

［42］ Zhang J X, Lu Q M, Liu K G, et al. Synthesis and thermoelectric properties of $CoSb_3$ compounds by spark plasma sintering ［J］. Materials Letters, 2004, 58 (14): 1981 ~ 1984.

［43］ Minamino Y, Koizumi Y, Tsuji N, et al. Microstructures and mechanical properties of bulk nanocrystalline Fe – Al – C alloys made by mechanically alloying with subsequent spark plasma sintering ［J］. Science and Technology of Advanced Materials, 2004, 5 (1 ~ 2): 133 ~ 143.

［44］ Nemat – Nasser S, Yu S, Guo W G, et al. Experimental characterization and micro mechanical modeling of superelastic response of a porous NiTi shape memory alloy ［J］. Journal of the Mechanics and Physics of Solids, 2005, 53 (10): 2310 ~ 2346.

［45］ Zhao Y, Taya M, Kang Y S, et al. Compression behavior of porous NiTi shape memory alloy ［J］. Acta Materialia, 2005, 53 (2): 337 ~ 343.

［46］ 黄培云. 粉末冶金原理 ［M］. 北京: 冶金工业出版社, 2004.

［47］ 詹志洪. 热等静压技术和设备的应用及发展 ［J］. 中国钨业, 2005, 20 (1): 44 ~ 47.

［48］ Lagoudas D C, Vandygriff E L. Processing and characterization of NiTi porous sma by elevated pressure sintering ［J］. Journal of Intelligent Material Systems and Structures, 2002, 13: 837 ~ 850.

［49］ Yuan B, Chung C Y, Zhu M. Microstructures and martensitic transformation bahavior of porous NiTi shape memory alloy prepared by hot isostatic pressing processing ［J］. Materials Science and Engineering A, 2004, 382 (1 ~ 2): 181 ~ 187.

［50］ Entchev P B, Lagoudas D C. Modeling of transformation – induced plasticity and its effect on the behavior of porous shape memory alloys. Part Ⅱ: Porous SMA response ［J］. Mechanics of Materials, 2004, 36 (9): 893 ~ 913.

［51］ 邢树忠, 王世栋, 杨晓曦, 等. 自蔓延高温合成镍钛形状记忆合金的生物医学基础研究第一部分: 多孔体的研制 ［J］. 上海生物医学工程, 1999, 20 (3): 3 ~ 5.

［52］ 牛金龙. 多孔羟基磷灰石生物陶瓷的合成和特性研究进展 ［J］. 生物医学工程学杂志,

2002, 19 (2): 302~305.

[53] Li Y H, Rong L J, Li Y Y. Pore characteristics of porous NiTi alloy fabricated by combustion synthesis [J]. Journal of Alloys and Compounds, 2001, 325 (1~2): 259~262.

[54] 宋经章, 李勃, 储成林, 等. 自蔓延工艺参数对 NiTi 合金多孔体孔洞均匀性的影响 [J]. 材料科学与工艺, 1997, 5 (1): 1~4.

[55] 张小明, 殷为宏, 王学成. SHS 法制备高孔隙度 NiTi 合金 [J]. 稀有金属材料与工程, 2000, 29 (1): 61~63.

[56] Jiang H C, Rong L J. Effect of hydroxyapatite coating on nickel release of the porous Ni – Ti shape memory alloy fabricated by SHS method [J]. Surface and Coating Technology, 2006, 201 (3~4): 1017~1021.

[57] 陆荣林, 孙庆平, 方如华. 多孔 NiTi 形状记忆合金的力学性能 [J]. 力学季刊, 2001, 22 (2): 269~272.

[58] Assad M, Chermyshov A V, Jarzem P, et al. Porous titanium – nickel for intervertebral fusion in a sheep model: Part2: surface analysis and Ni release assessment [J]. Journal of Biomedicine Materials Research, 2003 (64B): 121~129.

[59] Nomura N, Kohama T, Oh I H, et al. Mechanical properties of porous Ti – 15Mo – 5Zr – 3Al compacts prepared by powder sintering [J]. Materials Science and Engineering C, 2005, 25 (3): 330~335.

[60] Hahn H, Palich W. Preliminary evaluation of porous metal surfaced titanium for erthopedicim plants [J]. Biomed Mater Res, 1970, 4 (4): 571~577.

[61] John Banhart. Manufacture, characterization and application of cellular metals and metal foams [J]. Progress in Materials Science, 2001, 46 (6): 559~632.

[62] 许国栋, 王桂生. 钛金属和钛产业的发展 [J]. 稀有金属, 2009, 33 (6): 903~911.

[63] 曲恒磊, 周义刚, 周廉, 等. 近几年新型钛合金的研究进展 [J]. 材料导报, 2005, 19 (2): 94~97.

[64] Yang G, Lu X, Bai Y, et al. The effects of current density on the phase composition and microstructure properties of micro – arc oxidation coating [J]. J. Alloy Comps., 2000, 345: 196~200.

[65] Yerokhin A L, Lyubimov V V, Ashitkov R V. Plasma electrolysis for surface engineering [J]. Ceramics International, 1998, 24: 1~6.

[66] 贺永莲. 纯镁金属材料用于骨组织工程的生物相容性初步研究 [D]. 沈阳: 沈阳药科大学, 2007.

[67] 牛文娟, 白晨光, 邱贵宝, 等. 泡沫钛及其合金制备方法研究进展 [J]. 粉末冶金技术, 2009, 8 (12): 17~20.

[68] 陈晓明, 曾垂省, 李世普, 等. 有机泡沫微球作为成孔剂的热压铸多孔陶瓷的制备方法 [J]. 武汉理工大学学报, 2003, 11 (2): 25~30.

[69] Xie Z K, Tane M, Hyun S K, et al. Vibration – damping capacity of lotus – type porous magnesium [J]. Mater. Sci. Eng, 2006 (A417): 129~133.

[70] 刘源, 李言祥, 张华伟. 藕状多孔金属镁的 Gasar 工艺制备 [J]. 金属学报, 2004

(400)：1121 ~ 1126.

［71］ Wen C E, Mabuchi M, Am ada Y, et al. Processing of biocompatible porous Ti and Mg ［J］.
Sci. Mater, 2001（45）：1147 ~ 1153.

［72］ Li L C, Gao J C, Wang Y. Evaluation of cyto – toxicity and corrosion behavior of alkali – heat
– treated magnesium in simulated body fluid ［J］. Surface and Coatings Technology, 2004,
185（1）：92 ~ 98.

［73］ Thanh L. Nguyen, Mark P. Staiger, George J. Dias, et al. A Novel Manufacturing Route for
Fabrication of Topologically – Ordered Porous Magnesium Scaffolds ［J］. Advanced Engineering
Materials, 2011, 13（9）：872 ~ 881.

［74］ 张广道, 黄晶晶, 杨柯, 等. 动物体内植入镁合金的早期实验研究 ［J］. 金属学报,
2007, 43（11）：1187 ~ 1188.

［75］ 高家诚, 李龙川, 王勇. 镁表面改性及其在模拟体液中的耐蚀行为 ［J］. 中国有色金
属学报, 2004, 14（9）：1508 ~ 1513.

［76］ 蔡珣. 表面工程技术工艺方法 ［M］. 北京：机械工业出版社, 2006.

［77］ 张忠明, 冯亚如, 徐春杰. 等离子喷涂 $Al_{65}Cu_{23}Fe_{12}$ 涂层的组织与性能研究 ［J］. 兵器
材料科学与工程, 2008, 31（1）：23 ~ 26.

［78］ 耿浩然, 腾新营, 王艳, 等. 铸造铝镁合金 ［M］. 北京：化学工业出版社, 2006.

［79］ Rudd A L, Breslin C B, Mansfeld F. The Corrosion Protection Afforded by Rare Earth Conver-
sion Coatings Applied to Magnesium ［J］. Corrosion Science, 2000, 42：275 ~ 288.

［80］ Brunelli K, Dabala M, Calliari I, et al. Effect of HCl Pre – Treatment on Corrosion Resistance
of Cerium – Based Conversion Coatings on Magnesium and Magnesium Alloys ［J］. Corrosion
Science, 2005, 47（4）：989 ~ 1000.

［81］ Wang Y, Wei M, Gao J C. Improve corrosion resistance of magnesium in simulated body fluid
by dicalcium phosphate dehydrate coating ［J］. Materials Science & Engineering C：Biomimet-
ic and Supramolecular Systems, 2009, 29：1311 ~ 1316.

［82］ Tan L L, Wang Q, Geng F, et al. Preparation and characterization of Ca – P coating on AZ31
magnesium alloy ［J］. Transactions of Nonferrous Metals Society of China, 2010, 20：S648 ~
S654.

［83］ Tomozawa M, Hiromoto S. Microstructure of hydroxyapatite and octacalcium phosphate – coat-
ings formed on magnesium by a hydrothermal treatment at various pH values ［J］. Acta Materi-
alia, 2011, 59：355 ~ 363.

［84］ Tomozawa M, Hiromoto S, Harada Y. Microstructure of hydroxyapatite – coated magnesium pre-
pared in aqueous solution ［J］. Surface & Coatings Technology, 2010, 204：3243 ~ 3247.

［85］ Xu L P, Pan F, Yu G N, et al. In vitro and in vivo evaluation of the surface bioactivity of a
calcium phosphate coated magnesium alloy ［J］. Biomaterials, 2009, 30：1512 ~ 1523.

［86］ Junker R, Dimakis A, Thoneick M, et al. Effects of implant surface coatings and composition
on bone integration：A systematic review ［J］. Clinical Oral Implants Research, 2009, 20：
185 ~ 206.

［87］ Froats A, Aune T K, Hawke D, et al. Corrosion of Magnesium and Magnesium Alloys. ASTM

International. Metal Handbook 9th Edition Vol. 13 Corrosion ［M］. USA: ASM International, 1987: 740~754.

［88］ Delong H K. Anodizing and surface Conversion Treatments for Magnesium. In: Lawrence H, Durney J. Electroplating Engineering Handbook 4th Edition ［M］. Wokingham Berkshire: Van Nostrand Reinhold, co. 1984.

［89］ Zhang Yongjun, Yan Chuanwei, Wang Fuhui, et al. Study on the Enviromentally Friendly Anodizing of AZ91D Magnesium Alloy ［J］. Surface and Coating Technology, 2002, 161: 36~43.

［90］ Portinha A, Teixeira V, Cameiro J, et al. Residual Stresses and Elastic Modulus of Thermal Barrier Coatings Graded in Porosity ［J］. Surface and Coatings Technology, 2004, 188/189: 120~128.

［91］ 陈寰贝. 医用多孔钛及钛合金的研究进展 ［J］. 南方金属, 2009, 8 (4): 26~28.

［92］ 杨喜臻. Ti-6Al-4V 表面微弧氧化生物陶瓷层及其生物相容性的研究 ［D］. 长春: 吉林大学, 2009.

［93］ 蒋百灵, 徐胜, 时惠英, 等. 电参数对钛合金微弧氧化生物活性陶瓷层钙磷成分的影响 ［J］. 中国有色金属学报, 2005, 15 (2): 264~269.

2 粉末冶金法制备生物医用 多孔 Ni – Ti 合金

2.1 引言

人类使用的大型承力构件大都是致密的,如钢铁、水泥和玻璃等,但自然界却一直利用多孔材料作为承力构件,如树木、骨头和珊瑚等。从仿生学的角度考虑,这种多孔材料作为承力构件在强度、刚度及重量方面具有最合理的组合。人造多孔材料目前也比较多,它们在缓冲、绝热、包装、消音等方面获得了比较广泛的应用。但除了树木以外,人类很少使用其他多孔材料作为大型承力构件,其主要原因是人类设计、优化制备多孔材料的能力还相当有限。多孔 Ni – Ti 形状记忆合金因其独特的三维孔隙结构、优良的力学性能、良好的耐腐蚀性和生物相容性而广泛应用于骨、关节和牙根种植体等方面。

生产 Ni – Ti 合金的传统方法是熔炼法。熔炼合金时成分难以精确控制,从而增加控制形状记忆合金的相变温度的难度;同时由于钛的熔点高、活性大,易于受到碳、氧、氮等杂质的污染,使其加工性能和使用性能恶化。熔炼法所制备Ni – Ti 合金的收得率只有 30% ~ 40%,生产成本高,在很大程度上限制其推广应用。另外,构成 Ni – Ti 金属间化合物的 Ti、Ni,其密度相差 2 倍,熔点也相差很多。同时,构成金属间化合物的元素中,有许多在熔融状态下与坩埚发生反应,熔炼所得产品在热轧或冷轧等塑性加工方面还有许多困难。因此,人们需要不断开发与完善近净成型烧结的工艺。

为了保证生物医用多孔金属材料的力学相容性和生物相容性,必须使其具有合适的孔隙形貌、孔径尺寸和孔隙度,因此制备方法非常重要。目前生物医用多孔金属材料的制备工艺仍不够完备,其中粉末冶金法因为具有可较好地控制孔隙参数的特性而被广泛应用。粉末冶金法是指将金属或合金粉末装入模具压制成型,然后在低于熔点的温度下烧结成金属制品或金属坯的制造工艺。在产品大量生产时,从价格和质量考虑,粉末冶金比铸件、锻件及切削加工件都有利。粉末冶金产品具有晶粒细、成分均匀、无偏析和铸造缺陷等优点,因而具有比铸件优良的力学性能。粉末冶金的简单制备过程是混粉—压制成型—烧结,通过选择适当的工艺参数,可以获得显微结构和性能优良的产品。本章主要讨论了造孔剂含量、压制压力和烧结温度、保温时间等工艺参数对烧结产物显微组织和性能的影响，以确定最佳的制备工艺。

2.2　实验材料与方法

实验中主要原料为：Ti 粉（<44μm，抚顺铝厂）；Ni 粉（1~2μm，无锡南丸特种材料有限公司）；NH₄HCO₃（<250μm，沈阳市新光化工厂）。

实验过程如下：首先将 Ti 粉和 Ni 粉按 1∶1 等原子比混合后，放入混料桶中混合 4h，然后将不同质量百分比的占位剂（NH₄HCO₃）加入 Ti – Ni 混合粉末中继续混合 1h。然后将混合均匀的粉末放入自行设计的模具中，用液压万能试验机冷压成型，压制压力分别为 60MPa、80MPa、100MPa 和 120MPa。生坯脱模后室温干燥 24h 后真空烧结，烧结温度分别为 920℃、950℃、980℃、1000℃ 下，保温时间分别为 2h、4h、6h、8h。采用阿基米德排水对烧结产物进行孔隙度测定。用日本理学 D/Max – YX – 射线衍射仪对烧结产物进行 XRD 物相分析。采用铜靶，测量入射角 2θ 范围为 20°~90° 的 X 射线衍射峰强度。采用 OLYMPUS GX71 金相数码光学显微镜（LM）观察了未腐蚀试样的孔隙形貌，采用 SSX – 550 扫描电镜（SEM）观察了腐蚀后试样的显微结构，利用能谱（EDS）分析试样测试点的成分。将不同工艺所制备的多孔 Ni – Ti 合金切成 6mm×6mm×6mm 的试样，然后将其表面的杂质和氧化物磨掉，用 CMT5105 型电子万能试验机进行压缩，得到其应力 – 应变曲线，实验的加载/卸载速度为 0.1mm/min。将不同工艺所制备的多孔 Ni – Ti 合金试样用线切割机切成 φ5.0mm 圆柱体，然后将其表面的杂质和氧化物磨掉，利用 131 型差热分析仪进行检测。测试过程从 150℃ 开始降温到 –80℃，再升温至 150℃，升温和降温的速度均为 10℃/min，N₂ 保护，液氮冷却。

2.3　孔隙特性分析

2.3.1　压制压力对孔隙特性的影响

图 2 – 1 所示是 980℃ 烧结 2h 后多孔 Ni – Ti 合金的孔隙形貌照片。在图 2 – 1 中，大孔是由 NH₄HCO₃ 分解所形成的。其中，由于混合不均匀导致部分 NH₄HCO₃ 偏聚，形成一些过大的孔隙。这类大尺寸的孔隙有利于骨组织的长入。小孔的来源主要有以下几个方面[1~3]：（1）原始孔隙，一般占 20%~40%，与压制压力有关；（2）Kirkendall 效应，由于不同元素原子扩散速度不同，原子扩散过程中质量传输不平衡而产生的空位聚集而成的孔；（3）合金化效应，纯 Ni 和纯 Ti 理论混合密度为 6.19g/cm³，而 Ni – Ti 合金的理论密度为 6.44g/cm³，这会导致多孔 Ni – Ti 合金的孔隙度提高 5% 左右；（4）液相毛细力作用，从 Ti – Ni 合金相图可以得知，在超过低共晶温度 942℃ 时，富 Ti 区出现暂态液相，在毛细力的作用下液相会被引入压坯中，从而造成新的孔隙。在上述几种小孔的来源

中，生坯中的原始孔隙对烧结后合金孔隙的影响是主要的。在图 2-1 中可以观察到随着压制压力增加，烧结后试样的孔隙度和平均孔径均降低。大孔的平均孔径由 60MPa 下的 232μm 降到 120MPa 下的 168μm，这是因为随着压制压力的增加，一方面 Ti、Ni 和 NH_4HCO_3 颗粒之间的接触紧密，孔隙变小，另一方面当压力增大到一定值时，尺寸较大的、形状不规则的 NH_4HCO_3 颗粒发生一定的断裂，形成一些小尺寸的 NH_4HCO_3 颗粒，分解后形成小孔，所以烧结后试样的孔径减小。

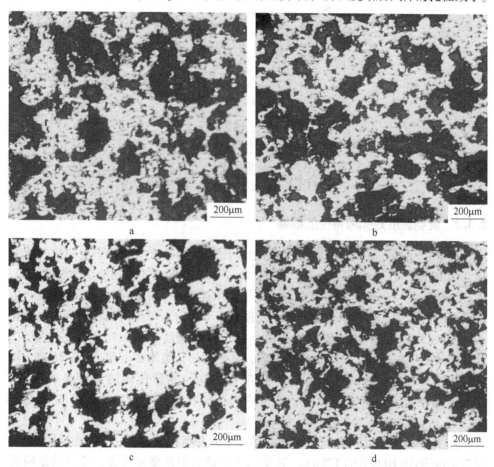

图 2-1　不同压制压力下多孔 Ni-Ti 合金孔隙形貌的光学显微照片

a—60MPa；b—80MPa；c—100MPa；d—120MPa

压制压力对生坯的孔隙有很大影响，随着压制压力的增加生坯的孔隙度下降。这是因为 Ti 粉和 Ni 粉在初始松装时，颗粒间形成许多孔隙，施加一定压力后，粉末在外力的作用下向自己有利的方向发生移动，颗粒之间彼此填充孔隙和重新排列，当压制压力较小时，颗粒之间结合力较差、接触区域较少，生坯孔隙较大；随着压制压力的提高，粉末颗粒的棱角和凸峰处开始变形，颗粒结合紧密、接触面积增加，生坯孔隙降低。生坯的孔隙特性对烧结产物的孔隙特性有很大的影响。在较大压制压力下所得的低孔隙度的生坯，烧结后不发生强烈的收缩，烧结产物的孔隙度也较低。压制压力对多孔 Ni – Ti 合金孔隙度的影响如图2 – 2 所示。

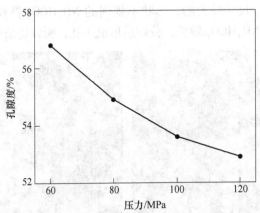

图 2 – 2　压制压力对多孔 Ni – Ti 合金孔隙度的影响

2.3.2　烧结温度对孔隙特性的影响

图 2 – 3 所示是在不同温度下烧结的多孔 Ni – Ti 合金的孔隙形貌照片（压制压力为100MPa，烧结时间为2h）。在图 2 – 3 中，孔壁内的小孔随烧结温度增加，变化比较明显。在较低烧结温度时，原子扩散速度慢，由于 Kirkendall 效应产生的新孔隙的量少，孔壁中孔隙较少，孔径分布不均匀，存在大孔和一些很小的孔（见图 2 – 3a）。随着烧结温度的提高，原子扩散速度加快，产生较多的空位，这些空位的聚集增加了合金内部的孔隙，孔壁中的孔隙增多（见图 2 – 3b 和 c）。当温度高于980℃时，有大量的富 Ti 液相出现，质量传输的速度显著提高，在短时间就可以达到充分扩散，孔壁内的孔隙收缩和聚集，孔隙减少（见图2 – 3d）。

在图 2 – 3 中，大孔的尺寸随着烧结温度的升高有所下降，平均孔径从920℃的204μm 降到1000℃的175μm。这是因为从热力学角度来考虑，反应总是向着系统能量降低的方向进行，对于多孔 Ni – Ti 合金来说，孔隙的收缩会减少合金内部的界面，从而降低了系统的能量，因此烧结温度的提高会使平均孔径变小。

图 2 – 4 所示是烧结温度对试样孔隙度的影响。由图 2 – 4 可知，随着烧结温度增加，试样的孔隙度先增加后下降。这是因为在较高的温度下，Ti 和 Ni 颗粒的扩散充分，形成了很多 Kirkendall 孔，孔隙度上升。当温度高于980℃时，大量的富 Ti 液相出现，扩散反应在短时间内完成，整个体系向自由能降低的方向进行，孔隙收缩，孔隙度降低。

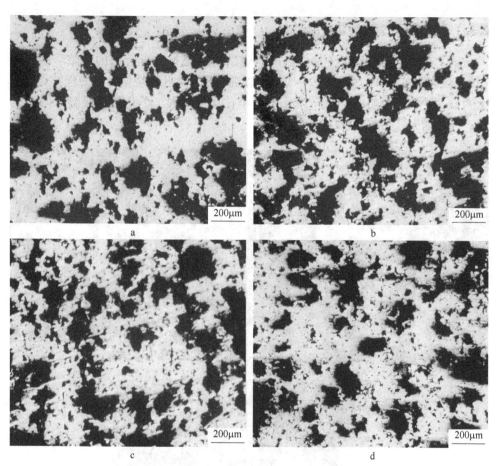

图 2 - 3 不同温度下烧结的多孔 Ni – Ti 合金孔隙形貌的光学显微照片

a—920℃；b—950℃；c—980℃；d—1000℃

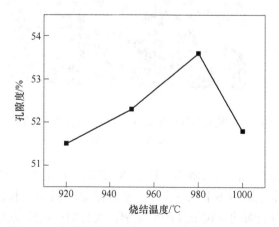

图 2 - 4 烧结温度对多孔 Ni – Ti 合金孔隙度的影响

2.3.3 烧结时间对孔隙特性的影响

图 2 – 5 所示是 980℃不同保温时间烧结的多孔 Ni – Ti 合金的孔隙形貌照片（压制压力为 100MPa）。从图 2 – 5 中可以观察到，大孔随烧结时间的延长变化不太明显，平均孔径略有降低，而孔壁中小孔变化较大。小孔随着保温时间的延长，孔径增大，孔隙分布均匀。

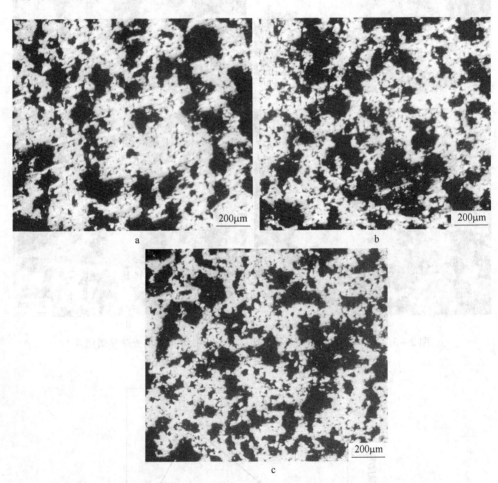

图 2 – 5　980℃不同烧结时间的多孔 Ni – Ti 合金孔隙形貌的光学显微照片
a—2h; b—4h; c—8h

分析其原因如下：在烧结初期，Ti 和 Ni 颗粒的扩散并不充分，此时金属间化合物并没有完全生成（见图 2 – 5a）；随着保温时间的延长，扩散继续进行，不同大小的孔隙内表面的空位浓度产生差别，大孔的空位浓度比小孔的低，因此产生空位梯度，孔隙发生聚集过程，大孔增多（见图 2 – 5c）。

烧结时间对多孔 Ni - Ti 合金孔隙度的影响如图 2 - 6 所示。在图 2 - 6 中，孔隙度随烧结时间的延长先增加后降低，这是因为烧结是一个原子扩散过程，在初始阶段，随着保温时间的延长，Ti 和 Ni 颗粒扩散充分，扩散过程进行的完全，Kirkendall 效应产生的孔隙较多，孔隙度提高，如果进一步延长烧结时间，根据热力学因素，整个系统向自由能减少即系统界面减少的方向进行，合金的孔隙度会降低。

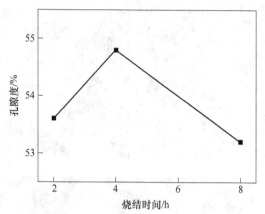

图 2 - 6　烧结时间对多孔 Ni - Ti 合金孔隙度的影响

2.3.4　造孔剂含量与分布对孔隙特性的影响

图 2 - 7 所示是添加不同 NH_4HCO_3 含量的多孔 Ni - Ti 合金的孔隙形貌照片（压制压力为 100MPa，980℃ ×2h）。随着 NH_4HCO_3 含量的增加，NH_4HCO_3 分解后产生的 NH_3、CO_2 和 H_2O 气体较多，坯体内孔隙增加，平均孔径变大，孔的连通性提高。当 NH_4HCO_3 的含量由 4wt% 增加到 12wt% 时，多孔 Ni - Ti 合金孔隙度从 34.3% 增加到 53.6%，平均孔径由不到 100μm 增加到 200μm。研究表明，孔径尺寸为 15 ~ 40μm，允许纤维组织长入；孔径为 40 ~ 100μm，允许非矿物类骨组织长入；孔径大于 100μm，允许血管组织长入，要想保持组织的生存能力和健康，孔径必须大于 100 ~ 150μm，大孔径不仅能增加接触面积，增加抗移动能力，而且为长入植入体内的连接组织提供血液供应。因此，在 Ti 和 Ni 的混合粉末中加入适量的 NH_4HCO_3 可以制备出满足生物学要求的多孔合金。

当多孔 Ni - Ti 合金的孔隙度很高时，其力学性能会相应降低很多，有时甚至不能满足生物医用的需求。为了使多孔 Ni - Ti 合金既具有高的孔隙度又具有优良的力学性能，可以制备具有梯度结构的多孔材料。试样的外部孔隙度较高，有利于骨组织的长入和体液的传输，试样内部孔隙度较低，有利于获得高的力学性能。在本文，通过调整造孔剂的分布可以制备梯度多孔 Ni - Ti 合金。图 2 - 8

所示是梯度多孔 Ni – Ti 合金的孔隙形貌微观照片。由图 2 – 8 可知，试样外部的孔隙度较高，平均孔径大，而内部的孔隙度较低，平均孔径较小。两者的平均孔隙度分别为 42.8% 和 47.1%。

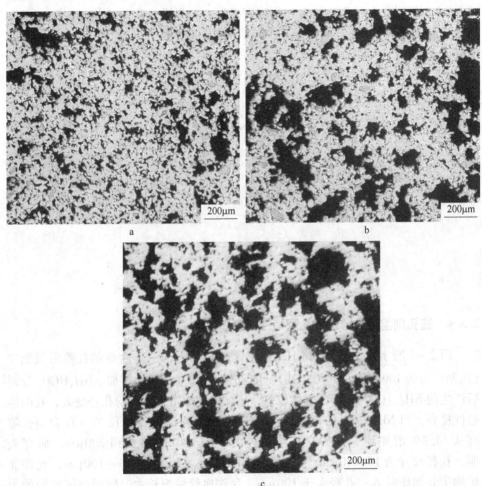

图 2 – 7　不同 NH₄HCO₃ 含量的多孔 Ni – Ti 合金的孔隙形貌光学显微照片

a—4wt%；b—8wt%；c—12wt%

2.4　物相分析

2.4.1　烧结温度对物相组成的影响

采用日本理学公司 D/Max – 3A X 射线衍射仪（XRD）对烧结后的多孔 Ni – Ti合金进行物相分析。图 2 – 9 所示是不同烧结温度的多孔 Ni – Ti 合金的 XRD 谱图。

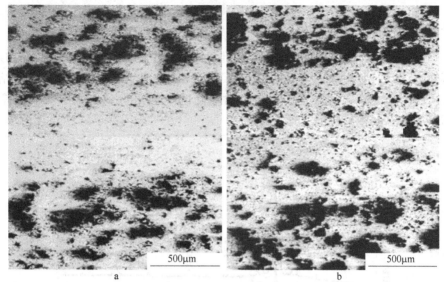

图 2 - 8　梯度多孔 Ni - Ti 合金孔隙形貌的光学显微照片

a—12wt% - 0wt% - 12wt%；b—12wt% - 6wt% - 12wt%

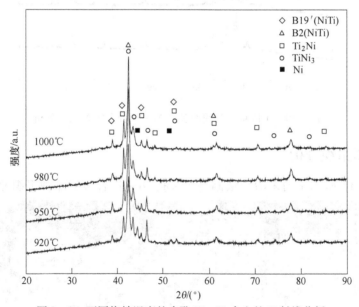

图 2 - 9　不同烧结温度的多孔 Ni - Ti 合金的 X 射线分析

从图 2 - 9 中可以看出，多孔 Ni - Ti 合金在不同温度下烧结的最终产物主要有 TiNi、Ti$_2$Ni 和 TiNi$_3$ 三种金属间化合物。在较低温度烧结时（如 920℃），由于原子的扩散速率较低，扩散反应不充分，产物中除了含有 Ti$_2$Ni、TiNi$_3$、TiNi 相外，还有较多的单质 Ni。随着烧结温度的增加，原子的扩散能力大大加强，扩散反应充分进行，反应产物中 TiNi 含量增加，单质 Ni 和 TiNi$_3$ 相含量降低。

2.4.2 烧结时间对物相组成的影响

图 2 – 10 所示是不同烧结时间的多孔 Ni – Ti 合金的 XRD 谱图。在烧结初期，反应不充分，产物中除了 Ti_2Ni、TiNi 和 $TiNi_3$ 相外，还含有单质 Ni。随着烧结时间的增加，Ti – Ni 含量增加，单质 Ni 含量降低，烧结 8h 的合金中基本没有 Ni 单质的存在，扩散反应已经充分进行。

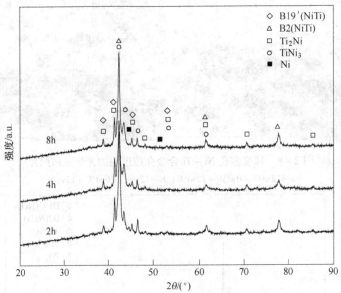

图 2 – 10   不同烧结时间的多孔 Ni – Ti 合金的 X 射线分析

2.5 显微组织分析

图 2 – 11 所示是粉末冶金法制备的多孔 Ni – Ti 合金的显微组织照片。从图

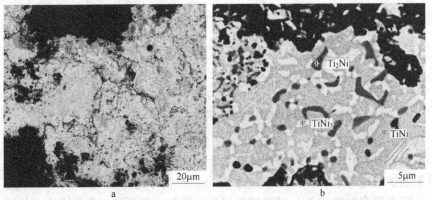

图 2 – 11   980℃ 烧结 8h 的多孔 Ni – Ti 合金显微组织（SEM）

a—低倍；b—高倍

2‐11a 和图 2‐11b 中可以看出经 980℃烧结 8h 后试样中存在三种不同颜色的区域：深灰、浅灰和微白，这意味烧结后的试样中存在三种不同的相。在这三个不同颜色的区域分别取点进行能谱分析，如图 2‐12 所示。结合能谱和试样 XRD 检测结果可知，深灰色是 Ti_2Ni 相，浅灰色是 TiNi 相，微白色是 $TiNi_3$ 相。

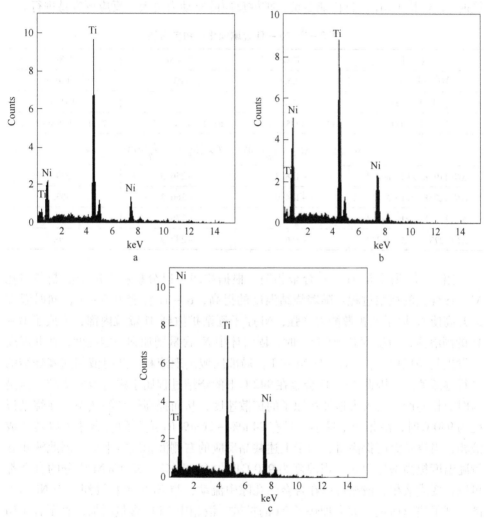

图 2‐12　980℃烧结 8h 的多孔 Ni‐Ti 合金的 EDS 分析

a—Ti_2Ni；b—TiNi；c—$TiNi_3$

2.6　粉末冶金法制备多孔 Ni‐Ti 合金的烧结机理

在粉末冶金法制备多孔 Ni‐Ti 合金的过程中，主要发生如下反应：

$$Ti + Ni \longrightarrow TiNi + 67kJ/mol \qquad (2-1)$$

$$2Ti + Ni \longrightarrow Ti_2Ni + 83kJ/mol \qquad (2-2)$$

$$Ti + 3Ni \longrightarrow TiNi_3 + 140kJ/mol \qquad (2-3)$$

表 2 – 1 是 TiNi、Ti$_2$Ni 和 TiNi$_3$ 三种金属间化合物在不同温度的吉布斯自由能。由表 2 – 1 可知，在本文实验条件下，这三种化合物的形成都是自发的过程，同时 Ti$_2$Ni 和 TiNi$_3$ 的自由能更负，扩散反应的驱动力更大，反应更容易进行。

表 2 – 1　Ni – Ti 金属间化合物自由能

项　目	TiNi	Ti$_2$Ni	TiNi$_3$
$\Delta H_f^{\ominus}/kJ \cdot mol^{-1}$	– 66.6	– 83.7	– 140.3
$S_f^{\ominus}/J \cdot K \cdot mol^{-1}$	53.2	83.6	104.6
$C_p/J \cdot K \cdot mol^{-1}$	$39.1 + 39.5 \times 10^{-3}T$	$61.2 + 49.6 \times 10^{-3}T$	$73.1 + 98.5 \times 10^{-3}T$
$\Delta G(T) = (\Delta H_f^{\ominus} + \int_{273}^{T} C_p dT) - T \times (S_f^{\ominus} + \int_{273}^{T} \frac{C_p}{T} dT)$			
$\Delta G(1193K)/kJ \cdot mol^{-1}$	– 168.3	– 256.3	– 339.4
$\Delta G(1223K)/kJ \cdot mol^{-1}$	– 174.9	– 266.2	– 353.1
$\Delta G(1253K)/kJ \cdot mol^{-1}$	– 181.7	– 276.2	– 366.9
$\Delta G(1273K)/kJ \cdot mol^{-1}$	– 186.2	– 282.9	– 376.3

图 2 – 13 所示是 Ti – Ni 合金相图。根据相图可以分析粉末冶金法制备多孔 Ni – Ti 合金的烧结过程：随着烧结温度的提高，α – Ti 转变为 β – Ti，同时温度的升高使 Ni 原子的扩散能力增强，Ni 原子逐渐扩散到 Ti 颗粒内部，形成了 β – Ti 的固溶体，当温度升到 942℃时，固溶体中 Ni 含量增加到一定程度，在此温度下发生共晶反应：β – Ti + Ti$_2$Ni ⇌ L，局部区域出现液相，此时液相随着烧结的进行逐渐消失，因此 Ni – Ti 合金在 942℃下的烧结过程属于瞬时液相烧结。但是瞬时液相的产生会大大地加快原子的扩散速度，从而提高烧结的效率。在烧结温度为 950℃时，液相产生量小，只有 24at% ~26at% Ni 成分的合金才可以转变成液相，当烧结温度提高时，由于上述共晶反应的右侧液相线很平缓，因此液相含量随温度提高增加很快，当温度为 980℃时，含 23at% ~32at% Ni 成分的合金都可以转变成液相，液相可以在合金的孔隙中流动，与 Ni 的颗粒浸润，为 Ni 的扩散提高了快速通道，大大加快了 Ni 的扩散，液相中 Ni 的含量增加，直至有 TiNi 相的析出。当温度为 1000℃时，除了液相区变宽，并且由于烧结温度高于 Ti$_2$Ni 相的熔点，因此从液相中可以直接析出 TiNi 相，简化扩散步骤，使扩散可以很快充分进行，1000℃烧结 2h 的多孔 Ni – Ti 合金中已经没有单质 Ni 的存在。另一方面，Ti 也向 Ni 粉颗粒进行扩散，形成 Ni 的固溶体，Ti 含量增加到一定程度，会在固溶体中析出 TiNi$_3$ 相，随着 Ti 的进一步扩散，可以从 TiNi$_3$ 相中析出 TiNi。因为 Ti$_2$Ni 和 TiNi$_3$ 相的自由能比 TiNi 相更负，因此在烧结过程中，Ti$_2$Ni 和 TiNi$_3$

相一旦形成，仅仅通过改变烧结条件全部消除 Ti₂Ni、TiNi₃ 是非常困难的。在多孔 Ni‒Ti 合金中具有形状记忆效应的是 TiNi 相，其他相的存在会使形状记忆效应和超弹性受到影响，形状回复率下降。

应该说明的是，粉末冶金的烧结过程并不是一个单纯的扩散过程，而是一个反应扩散的过程——原子扩散和相变反应两步组成。在这个过程中，扩散过程是控制步骤，由于扩散过程发生相变，因此扩散一般是在多相系统中进行的，因此实际过程非常复杂。

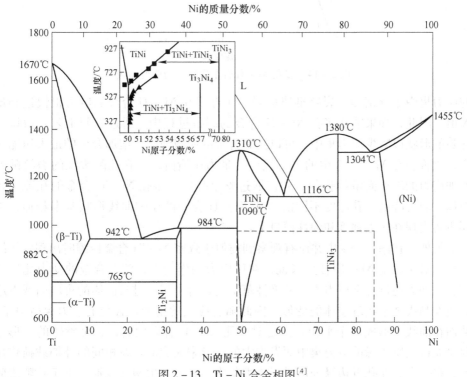

图 2‒13 Ti‒Ni 合金相图[4]

2.7 压缩性能分析

2.7.1 多孔 Ni‒Ti 合金的压缩应力‒应变曲线

图 2‒14 所示是在 980℃烧结 8h 的多孔 Ni‒Ti 合金的压缩应力应变曲线，其压缩强度极限和弹性模量分别为 228MPa 和 4.8GPa。从曲线特性看，多孔 Ni‒Ti 合金的变形大致分为三个阶段：Ⅰ 为弹性阶段，孔壁发生弹性压缩或弯曲变形，应变随应力呈线性增大。Ⅱ 为屈服阶段，应力随着应变的增加而增大，偏离线性关系，孔壁边缘发生塑性变形，在孔壁边缘形成应力集中的部分开始出现微裂纹，并随着外加应力的增加，裂纹向孔壁心部逐步扩展。在屈服阶段孔壁边缘

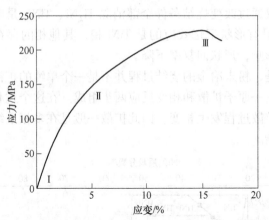

图 2 – 14   多孔 Ni – Ti 合金压缩应力应变曲线

的应力集中十分剧烈。裂纹迅速扩展，使得多孔 Ni – Ti 合金的应力很快达到最大值。因此，如果能在多孔 Ni – Ti 合金的制备过程中，通过控制工艺参数调整孔隙的形状以减少应力集中，可以提高合金的屈服强度，增加合金的最大压缩应变，改善多孔 Ni – Ti 合金的力学性能。Ⅲ为压溃阶段，在孔隙边缘的裂纹随着外加应力的增加而继续扩展，并扩展过整个孔壁，多孔 Ni – Ti 合金的孔隙开始坍塌，应力降低。孔隙度不同的多孔 Ni – Ti 合金的压缩曲线形状基本相似，不同主要表现在压缩强度和弹性模量上。

另外，在图 2 – 14 中并没有观察到类似于致密 Ni – Ti 合金压缩时出现的压缩平台。对于致密 Ni – Ti 合金来说，在压应力的作用下，整个合金的受力比较均匀，当外力超过合金应力本身的弹性范围内，合金将通过马氏体的再取向或者应力诱发马氏体来实现整体的变形。因此随着应变的增加，合金的应力保持恒定，从而在曲线上形成一个平台。但是对多孔 Ni – Ti 合金而言，合金整体的变形主要是通过孔壁边缘的应力集中而发生大的变形来完成的。在相同的外加载荷作用下，多孔合金在孔壁边缘处形成了应力集中，继而发生塑性变形。由于孔隙之间的协调作用，使得孔壁心部的应变比较小。在多孔 Ni – Ti 合金发生了孔隙坍塌，甚至断裂时，孔壁心部的大部分区域还远没达到塑性变形阶段，还在弹性范围内，外加应力没有大到马氏体的临界滑移应力，所以没有马氏体的再取向发生，因此在多孔 Ni – Ti 合金的压缩曲线上也就没有屈服平台的出现[5]。

2.7.2   压制压力对多孔 Ni – Ti 合金压缩性能的影响

图 2 – 15 和图 2 – 16 反映了压制压力对多孔 Ni – Ti 合金压缩强度和弹性模量的影响。随着压制压力的增加，试样的压缩强度和弹性模量均增加。这是因为压制压力高时，生坯的孔隙度降低，烧结后试样的孔隙度也相应降低。一般情况下，随着孔隙度的降低，材料受力时承担载荷的有效面积增加，单位面积承担

的载荷减小；另外，孔隙的减小还降低了材料内部的缺陷，这些缺陷包括孔隙分布的不均匀，孔隙壁的弯曲扭折以及裂纹等，因此材料的力学性能有所提高。

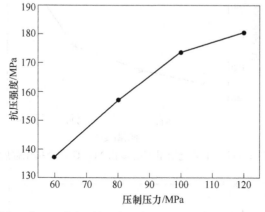

图 2 - 15　不同压制压力的多孔 Ni - Ti 合金抗压强度

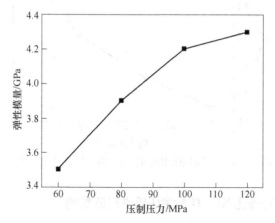

图 2 - 16　不同压制压力的多孔 Ni - Ti 合金弹性模量

2.7.3　烧结温度对多孔 Ni - Ti 合金压缩性能的影响

图 2 - 17 和图 2 - 18 反映了烧结温度对多孔 Ni - Ti 合金压缩强度和弹性模量的影响。随着烧结温度的增加，压缩强度和弹性模量增加。多孔 Ni - Ti 合金的压缩强度和弹性模量除了和孔隙度有关外，还受合金的相组合影响。由前面的物相分析结果可知，在 980℃ 之前，颗粒之间的扩散反应进行缓慢，在较低温度时，扩散反应进行的不充分，反应产物中还有尚未反应的初始粉末，反应产物中，TiNi 相较少，而 Ti_2Ni 和 $TiNi_3$ 等杂相较多，这些都会导致材料力学性能的降低。

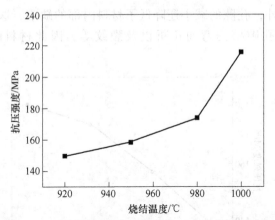

图 2 – 17   不同烧结温度的多孔 Ni – Ti 合金抗压强度

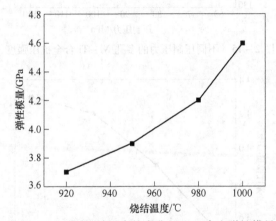

图 2 – 18   不同烧结温度的多孔 Ni – Ti 合金弹性模量

2.7.4 烧结时间对多孔 Ni – Ti 合金压缩性能的影响

图 2 – 19 和图 2 – 20 反映了烧结时间对多孔 Ni – Ti 合金压缩强度和弹性模量的影响。随着烧结时间的延长，压缩强度和弹性模量同时增加。这是因为长时间的烧结，使 Ti 和 Ni 颗粒充分扩散，扩散反应彻底，反应产物成分均匀，没有未反应初始颗粒，因此烧结产物的力学性能良好。

2.7.5 孔隙分布对多孔 Ni – Ti 合金压缩性能的影响

图 2 – 21 所示是具有梯度孔隙分布（质量分数：12% – 0% – 12%）的多孔 Ni – Ti 合金的压缩应力 – 应变曲线。由图 2 – 21 可知，孔隙梯度分布和孔隙均匀分布的压缩曲线的形状相一致，只是在压缩强度和弹性模量上有所差别。当多孔 Ni – Ti 合金由均匀多孔结构 12wt% – 12wt% – 12wt%，转变为梯度多孔结构

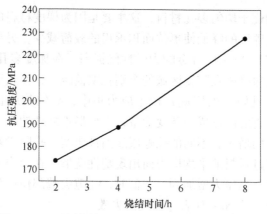

图 2 - 19　不同烧结时间的多孔 Ni - Ti 合金抗压强度

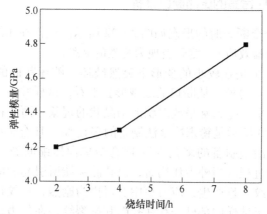

图 2 - 20　不同烧结时间的多孔 Ni - Ti 合金弹性模量

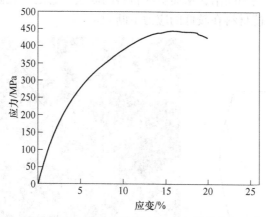

图 2 - 21　具有梯度孔隙的多孔 Ni - Ti 合金压缩应力 - 应变曲线

12wt% - 6wt% - 12wt% 和 12wt% - 0wt% - 12wt% 时，其压缩强度由 228MPa 增加到 321MPa 和 446MPa，弹性模量由 4.8GPa 增加到 5.6GPa 和 6.8GPa。梯度多

孔材料的力学性能优于均匀多孔材料，这主要是因为梯度材料的平均孔隙度低于均匀多孔材料，孔隙度的降低使单位面积承担的载荷减少，另外由孔隙所带来的缺陷降低，所以多孔 Ni - Ti 合金的力学性能提高。在梯度多孔 Ni - Ti 合金的压缩过程中，首先是边缘高孔隙度区域的个别孔壁被压垮，使其所在层面上的其余胞壁（包括心部低孔隙度的区域）产生应力集中，导致整层孔隙被压垮，这样沿着与加载方向垂直的面形成一条变形带，而变形带之外的下一层孔壁仍处于弹性阶段，随着压力的增大，不同的孔隙层逐渐被压实。孔隙尖端部位产生了应力集中，由于受力超过材料的平均应力而出现塑性变形，在应力 - 应变曲线上表现为曲线的斜率下降。当压力增加到一定值时，孔隙尖端部位产生微裂纹，裂纹扩展、合并导致梯度多孔 Ni - Ti 合金被压溃失效。

2.7.6　多孔 Ni - Ti 合金的压缩断口分析

多孔 Ni - Ti 合金断裂时的形态如图 2 - 22 所示。试样在压缩开裂前先出现表面粗糙或起皱（桔瓣效应），然后表现为突然的断裂。

多孔 Ni - Ti 合金是在较小的变形下突然破坏，破坏断面的法线与轴线大致成 45° ~ 55° 的倾角。另外，从断口的宏观形貌来看，试样并不表现为一般脆性材料断裂时出现的齐平光亮，常呈放射状或结晶状的现象，而是在局部存在类似韧窝的现象。图 2 - 23 所示是粉末冶金法制备的多孔 Ni - Ti 合金的压缩断口形貌照片。事实上，粉末冶金制备的多孔 Ni - Ti 合金单向压缩断裂可认为是裂纹的形成，扩展和断裂的过程。当外力作用时，沿孔隙尖端所引起的应力集中可能形成微裂纹，这种微裂纹一旦产生，应力集中变得更为剧烈，裂纹迅速扩展，引起材料断裂；或者是由于试样内部已经存在孔隙和微裂纹，在外力作用下，已有的微裂纹和孔隙迅速扩展和联结，从而引起材料的断裂。总之，孔隙和裂纹是引起应力集中的断裂源，使材料在较低的应力下断裂。

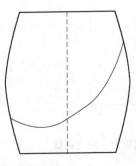

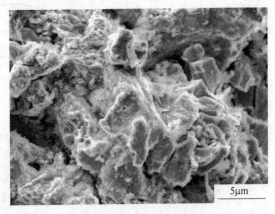

5μm

图 2 - 22　多孔 Ni - Ti 合金　　　　图 2 - 23　粉末冶金法制备的多孔
　　　　的断裂行为　　　　　　　　Ni - Ti 合金的断口形貌（SEM）

2.8　多孔 Ni－Ti 合金的形状记忆效应和超弹性分析

利用压缩实验测试合金的形状记忆效应和超弹性。压缩试样的尺寸为 6mm ×
6mm×6mm，压缩方向选择生坯成型的压制方向（轴向）。压缩实验在 CMT5105
型电子万能试验机进行，实验所得的应力回复曲线如图 2－24 所示。其中 ε_t 为
总的预应变；ε_e 为卸载时的恢复；ε_E 为弹性恢复；ε_{SU} 为超弹性恢复；ε_u 为卸载
后的应变；ε_r 为可逆应变量；ε_R 为加热到 A_f 以上发生形变恢复后的残余应变。
合金的加热温度为 200℃。ε_t、ε_e、ε_u 可以从曲线中直接读出，ε_R 用千分尺测量
试样在形变前和加热至 A_f 后的差值获得。可逆应变 $\varepsilon_r = \varepsilon_u - \varepsilon_R$，超弹性应变恢
复率 $\eta = \varepsilon_e / \varepsilon_t$，形状记忆恢复率 $\eta = \varepsilon_r / \varepsilon_u$。

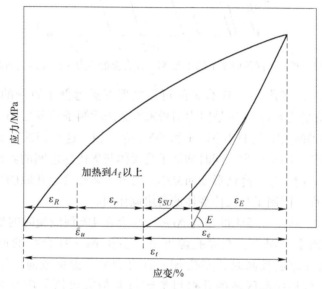

图 2－24　多孔 Ni－Ti 合金的应力－应变曲线

图 2－25 所示是多孔 Ni－Ti 合金在不同预应变下的应力－应变回复曲线
（100MPa，980℃，8h）。在图 2－25 中，当预应变为 2% 时，多孔 Ni－Ti 合金的
变形可以完全回复，随着预应变的增加，多孔 Ni－Ti 合金局部区域变形超过
Ni－Ti 合金最大可恢复变形，所以形变回复率下降。

多孔 Ni－Ti 合金的应变回复行为是由其独特的孔隙结构和超弹性共同作用
的。多孔 Ni－Ti 合金受到外力作用时，母相（奥氏体）会经过应力诱发（由应
力所提供的驱动力）而发生相变，形成应力诱发马氏体（SIM），这些马氏体变
体之间具有自协调效应，受到外力作用时重新取向，即马氏体界面和内孪晶界面
会迁移，有利于长大的变体吞并相互邻近的变体而继续长大，直至所有变体都形
成可带来最大形变的对应变体为止，这样形成的马氏体变体是不稳定的，当应力

去除，马氏体变体会消失，形状回复。另外，在多孔合金中存在的部分孔隙也会参与变形。受到外力时，如果单个孔隙发生很小的弹性变形，那么多个孔隙变形的叠加就很可观，在卸载时变形的孔隙会发生回复。

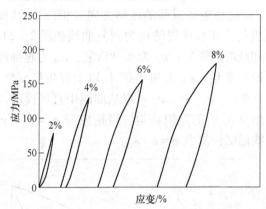

图 2 – 25　不同预应变下的多孔 Ni – Ti 合金的应力 – 应变回复曲线

通常情况下，多孔 Ni – Ti 合金的可回复形变远远低于致密的 Ni – Ti 合金（最大可回复应变为 8%）。这是因为用粉末冶金法所制备的多孔 Ni – Ti 合金除了具有超弹性的 TiNi 相，还具有 Ti_2Ni 和 $TiNi_3$ 等杂相，这些相的存在会使变形中产生的马氏体变体的量减少，同时增加了马氏体与奥氏体之间的界面，影响到马氏体变体的自协调效应，降低形变回复率。另外，多孔合金孔隙的存在也增加了合金内部的界面，限制了马氏体变体的自协调作用。

将孔隙度在 51% ~ 55% 的多孔 Ni – Ti 合金在 4% 预应变时的形变回复率列于图 2 – 26。通常情况下，在高孔隙度下，多孔 Ni – Ti 合金的形变回复率降低。这是因为孔隙度较高时，多孔 Ni – Ti 合金的孔隙壁较薄。压缩时孔隙易被压缩，多孔材料局部区域的孔壁可能超过其最大可恢复应变 8% 而导致塑性变形的发生，使形变难以回复。但是从图 2 – 26 可以看出，多孔 Ni – Ti 合金的形变回复率还受到组织成分的影响，如果合金中具有超弹性的 TiNi 相较少，而 Ti_2Ni 和 $TiNi_3$ 等杂相较多时，即使合金的孔隙度相对较低时，其形变回复率也会降低。例如孔隙度为 52.3% 时，因其烧结温度较低（950℃ 烧结 2h），Ti 和 Ni 颗粒的扩散反应不完全，合金中杂相也较多，所以其形变回复率较低。

同致密 Ni – Ti 形状记忆合金一样，发生了塑性变形的多孔 Ni – Ti 合金在加热到 M_s 点上时，会发生形状恢复。但由于孔隙的存在，多孔 Ni – Ti 合金的形状恢复性能较致密 Ni – Ti 合金差。将不同孔隙度的多孔 Ni – Ti 合金进行压缩变形后，加热至 200℃ 保温 30min 后测定其形状恢复率。图 2 – 27 所示是不同孔隙度（51% ~ 55%）的多孔 Ni – Ti 合金在 4% 预应变时的形状恢复率。

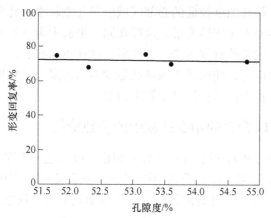

图 2 – 26　多孔 Ni – Ti 合金的形变回复率与孔隙度的关系（4% 预应变）

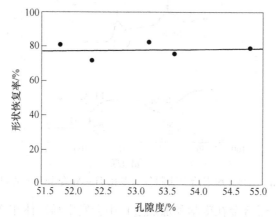

图 2 – 27　多孔 Ni – Ti 合金的形状恢复率与孔隙度的关系（4% 预应变）

　　事实上，孔隙对于多孔 Ni – Ti 合金的形状恢复存在着相对的两个作用：一方面较多的孔隙使合金易发生不可恢复的塑性变形，同时使合金内具有形状恢复功能的马氏体含量降低，不利于形状恢复；另一方面孔隙的存在，使相同名义应变时多孔合金的基体材料的真实应变相对较小，因而发生的塑性变形也较小，这对于形状恢复是有利的[6]。在本文研究中，孔隙度对多孔 Ni – Ti 合金形状恢复率的影响没有统一的规律。

　　孔隙分布对多孔 Ni – Ti 合金的形变回复率和形状恢复率也有一定的影响。当多孔 Ni – Ti 合金的孔隙由均匀分布 12wt% – 12wt% – 12wt%，转变为梯度分布 12wt% – 6wt% – 12wt% 和 12wt% – 0wt% – 12wt% 时，其形变回复率由 75.6% 增加到 76.7% 和 78.2%，形状恢复率由 82.5% 增加到 83.1% 和 84.2%。梯度多孔材料由于边缘区域和心部区域的孔隙分布不同，在承受外加载荷时的不同区域的变形不同，孔隙度较高的边缘部分由于孔隙较多，孔壁较薄，容易达到屈服强度而发生塑性变形；而孔隙度较低的心部区域由于孔隙较少，孔壁相对较厚，而未达到屈服强度不容易发生塑性变形。这样在同一平面中未达到屈服强度的孔胞阻止已经达到屈服强度的孔胞发生进一步变形，试样边缘和心部区域的孔隙之间产生了附加的拉、压应力，使试样不像高孔隙度的均匀多孔材料那样容易发生不可回复的变形，当载荷去除后变形易于发生回复。

2.9　多孔 Ni – Ti 合金的相变过程中的差热分析

本文通过差热分析对多孔 Ni – Ti 合金的相变过程进行研究。图 2 – 28 所示是 980℃烧结 8h 的多孔 Ni – Ti 合金的 DSC 曲线。从图 2 – 28 中可以看到粉末冶金法制备的多孔 Ni – Ti 合金在升降温过程中出现明显的双峰现象。

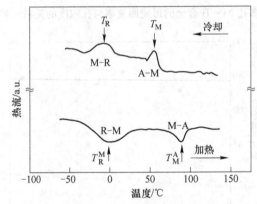

图 2 – 28　粉末冶金法制备的多孔 Ti – Ni 合金 DSC 曲线

Ni – Ti 形状记忆合金在冷却和加热过程中会发生马氏体相变、R 相变以及其逆相变。在 DSC 曲线中区分 R 相变、马氏体相变的依据是：R 相变热滞小（2 ~ 4K），而马氏体相变热滞大（20 ~ 100K）[7]。因为用粉末冶金法烧结形成的 TiNi 相的单个晶粒内部存在成分的微小差别，由于 Ni – Ti 合金相变点受到成分的影响很大，0.1at%Ni 的偏差就会使相变温度不一致，从而使 DSC 曲线峰值宽化。在本文用 DSC 曲线的峰值温度 T（此时相变速度最大、测量误差最小）表示相变温度[8]。T_M 是 A – M 相变温度，T_R 是 M – R 相变的温度，T_M^A 是 M – A 相变的温度，T_R^M 是 R – M 相变的温度。

在图 2 – 28 所示的降温过程中，多孔 Ni – Ti 合金发生了 A – M 和 M – R 的两步相变，其中 $T_M = 55.6℃$，$T_R = -6.5℃$；在多孔 Ni – Ti 合金的升温过程中发生了 R – M 和 M – A 的两步相变，其中 $T_R^M = -2.8℃$，$T_M^A = 88.9℃$（$T_R - T_R^M = 3.7K$，符合 R 相变条件；$T_M - T_M^A = 33.3K$，符合 M 相变条件）。

通常认为一般形状记忆合金的 R 相变是一种预马氏体相变，一定发生在马氏体相变之前。实际上，C. M. Wayman[9] 在 1986 年的国际马氏体会议上曾经提出，

R 相变和 M 相变是属于竞争的关系。虽然两种相变的晶体结构相互联系，但是两者互不相同，而且相互独立存在，所以 R 相变已经被确认为独立的相变。Iwasaki[10] 在 Ni – Ti 合金的低温退火过程中同样观察到这种现象。

本文中当多孔 Ni – Ti 形状记忆合金在 980℃烧结 8h 后随炉冷却时，其降温速度比较缓慢，尤其是当炉温降低到 500℃以下时，降温更加缓慢，需要较长的时间才能降低到室温。这相当于一个低温退火的过程。多孔 Ni – Ti 合金在退火过程中，富 Ni 的 TiNi 相中会有部分的 Ti_3Ni_4 相析出，该相是影响合金相变和记忆效应最主要的第二相。片状 Ti_3Ni_4 相析出使 R 相变出现，即 R 相变和马氏体相变分离，并且会使马氏体强烈的发生择优取向，马氏体多为板条状。而弥散的 Ti_3Ni_4 相会使基体中 Ni 的含量降低，从而提高 M_s，并且会使相变区间变宽。

参 考 文 献

[1] 陈睿博. 医用多孔钛及其合金的制备 [J]. 科技创新导报, 2010, 2 (10): 38 ~ 39.
[2] 刘培生, 李铁藩, 傅超, 等. 多孔金属材料的应用 [J]. 功能材料, 2001, 32 (1): 12 ~ 15.
[3] 刘培生, 黄林国. 多孔金属材料制备方法 [J]. 功能材料, 2002, 33 (1): 5 ~ 11.
[4] 李永华. 多孔 NiTi 形状记忆合金的燃烧合成及其性能研究 [D]. 沈阳: 中国科学院金属研究所, 2002.
[5] 姜海昌, 杜华, 谢惠民, 等. 扫描云纹干涉法研究多孔 NiTi 形状记忆合金的微观形变特性 [J]. 现代科学仪器, 2006 (4): 100 ~ 101.
[6] Gibson L J. The mechanical behaviour of cancellous bone [J]. Journal of Biomechanics, 1985, 18 (5): 317 ~ 328.
[7] 李亚玲. DSC 在 Ti – Ni 形状记忆合金相转变中的应用 [J]. 金属学报, 2006, 42 (11): 1153 ~ 1157.
[8] 贺志荣, 宫崎修一. Ni 含量对 TiNi 形状记忆合金相变行为的影响 [J]. 金属学报, 1996, 32 (4): 351 ~ 355.
[9] Wayman C W. The phenomenological theory of martensite crystallography: Interrelationships [J]. Metallurgical and Materials Transactions A, 1994, 25 (9): 1787 ~ 1795.
[10] Iwasaki K, Hasiguti R R. Effect of preannealing on the temperature spectra of internal friction and shear modulus of Ti – 51Ni [J]. Transaction of Japan Institute of Metals, 1987 (28): 263 ~ 267.

3 热爆法制备生物医用多孔 Ni–Ti 合金

3.1 引言

多孔 Ni–Ti 形状记忆合金常用的制备方法除了前面所提到粉末冶金法，还有自蔓延高温合成法。该种方法是利用反应物之间高的化学反应热的自加热和自传导作用来完成的，反应一旦进行，就能自发完成。通常情况下，燃烧合成反应顺利进行需要满足以下三个基本的要素：

（1）合成元素间发生的化学反应为放热反应，有时需要外加热源。

（2）通过燃烧波的自维持反应能得到满足成分和使用性能需要的产物。

（3）通过改变热的释放和传输速度可以控制反应的速度、温度、转化率和产物的成分和结构。

多孔 Ni–Ti 合金的制备完全符合上述条件。因此，通过燃烧合成的方法可以制备性能优良的多孔 Ni–Ti 合金。与粉末冶金方法比，燃烧合成有如下的优点：（1）制备时间短，通常需要数秒至数分钟，因此节能、省时、生产效率高；（2）燃烧合成产物的孔隙度较粉末冶金产物的孔隙度高，更有利于骨组织的长入和体液的传输，使植入物的固定可靠自然；（3）燃烧合成产物的质量好，因为反应时的燃烧温度很高，有液相出现，化学反应进行得更充分，同时一些低熔点的杂质会挥发掉，产物纯净。

燃烧合成包括点燃和热爆两种模式。点燃模式是利用外部热源点火，在生坯的一端引发燃烧波，燃烧波会沿着生坯自发地蔓延到另一端，瞬间完成合成反应，产物通常是多孔材料。热爆是将生坯整体快速加热到一定温度，发生类似"爆炸"现象的热爆反应，反应在瞬间完成，产物也是多孔体。点燃和热爆两种模式都可以制备多孔 Ni–Ti 形状记忆合金。

目前，关于燃烧合成法制备多孔 Ni–Ti 合金的报道很多。其中，中国科学院金属研究所已经对点燃法制备多孔 Ni–Ti 形状记忆合金进行了深入系统地研究，并成功制备出孔隙度较高、性能较好的多孔 Ni–Ti 合金。但是对热爆法制备多孔 Ni–Ti 合金的研究较少，本章将对热爆法的制备过程进行详尽的描述，分析升温速率、颗粒尺寸、生坯密度等关键参数对热爆反应过程和产物孔隙形貌的影响，研究热爆法制备多孔 Ni–Ti 合金的边界条件、反应机理，并对合成产物的显微组织和性能进行分析。

3.2　实验材料与方法

本实验选用抚顺铝厂生产的 Ti 粉，其粒度有三种，分别为：<15μm、<44μm、<75μm；Ni 粉选用中日合资无锡南丸特种材料有限公司生产的，粒度为 1~2μm。

实验过程如下：将不同粒度的 Ti 粉和 Ni 粉按等原子比均匀混合后，在室温下干压成型，通过调整压制压力使生坯的密度在45%~60%之间变化，生坯干燥后在通有高纯氩气的管式炉内以一定的升温速率（9℃/min、12℃/min、15℃/min、18℃/min）升到950℃，热爆反应结束后将试样从炉腔中取出空冷到室温。

为了研究不同工艺参数对热爆反应过程的影响，利用台式自动记录仪记录热爆反应曲线。将生坯放入自制的简易的模具中，通过模具使试样的一端与热电偶（Pt – Pt13% Rh）紧密连接，然后将模具和热电偶一起封在陶瓷管内，并在管内通以氩气作为保护气氛。热电偶和自动记录仪相连接记录不同工艺条件下热爆反应的温度 – 时间变化曲线。图 3 – 1 所示是热爆装置的示意图。

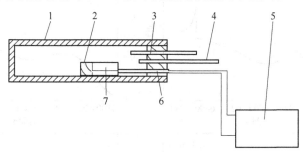

图 3 – 1　热爆装置示意图

1—保护管；2—模具；3—进气管；4—出气管；5—T – t 记录仪；6—热电偶；7—试样

为了研究热爆反应机理，将生坯在氩气保护气氛下于不同反应温度淬火，通过对反应产物的 XRD 和 SEM 分析确定热爆反应机理。采用阿基米德排水对烧结产物进行孔隙度测定。用日本理学 D/Max – YX – 射线衍射仪对烧结产物进行 XRD 物相分析。采用铜靶，测量入射角 2θ 范围为 20°~90° 的 X 射线衍射峰强度。采用 OLYMPUS GX71 金相数码光学显微镜（LM）观察了未腐蚀试样的孔隙形貌，采用 SSX – 550 扫描电镜（SEM）观察了腐蚀后试样的显微结构，利用能谱（EDS）分析试样测试点的成分。将不同工艺所制备的多孔 Ni – Ti 合金切成 6mm×6mm×6mm 的试样，然后将其表面的杂质和氧化物磨掉，用 CMT5105 型电子万能试验机进行压缩，得到其应力 – 应变曲线，实验的加载/卸载速度为 0.1mm/min。将不同工艺所制备的多孔 Ni – Ti 合金试样用线切割机切成 φ5.0mm 圆柱体，然后将其表面的杂质和氧化物磨掉，利用 131 型差热分析仪进行检测。

测试过程从 150℃开始降温到 – 80℃，再升温至 150℃，升温和降温的速度均为 10℃/min，N_2 保护，液氮冷却。

3.3　热爆反应曲线分析

3.3.1　升温速率对热爆反应曲线的影响

图 3 – 2 所示是不同升温速率下的热爆反应曲线。当升温速率在 9 ~ 18℃/min 之间变化时，热爆反应曲线都记录了两个放热峰值。第一个放热峰在 850℃左右，是低温放热峰。第二放热峰在 950℃左右，是高温放热峰。第一放热峰表示的是热爆反应前 Ti 和 Ni 颗粒之间的固 – 固扩散反应，扩散反应放出的热量较少，所以热爆的峰值较低。第二放热峰表示 Ti 和 Ni 颗粒之间的热爆反应，它是由 β – Ti(Ni) 和 Ti_2Ni 共晶液相引发的，热爆反应剧烈，放热峰值较高。

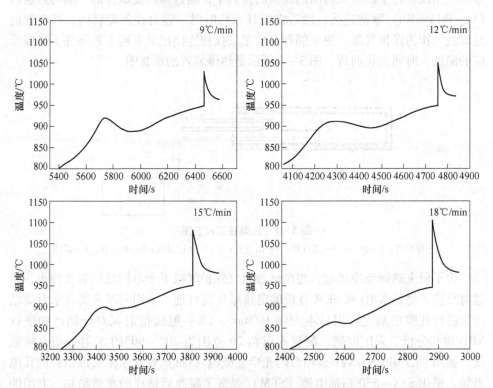

图 3 – 2　不同升温速率的热爆反应曲线

由图 3 – 2 可知，随着升温速率的增加，第一放热峰降低，第二放热峰增加。这是因为在高的升温速率下，试样可以在短时间内达到热爆的起始温度，热爆反应前扩散反应进行时间短，扩散反应不充分，反应放出的热量少，第一热爆峰值降低。另外，在高的升温速率下，试样在短时间内吸收大量的能量，使 Ti 和 Ni

颗粒的扩散能力急速增加,反应速率加快,反应剧烈,放热较多,因此热爆峰值较高。

3.3.2 Ti 粉颗粒尺寸对热爆反应曲线的影响

图3-3所示是不同颗粒尺寸的 Ti 粉的热爆反应曲线。在图3-3中,随着 Ti 颗粒尺寸的减小,热爆峰值提高。这是因为小颗粒尺寸的 Ti 粉拥有较大的表面积,表面能大,活性高,反应的速率较快,反应剧烈释放的能量较多,所以第一、第二热爆峰值均较高。

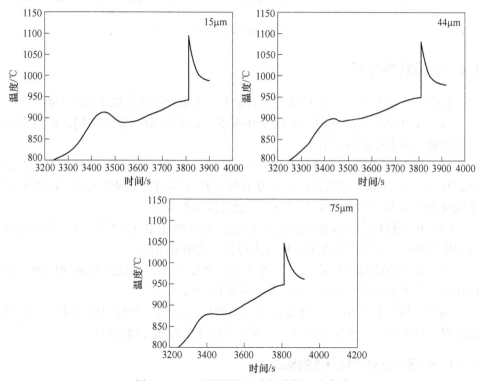

图3-3 Ti 不同颗粒尺寸的热爆反应曲线

3.3.3 生坯密度对热爆反应曲线的影响

图3-4所示是不同生坯密度的热爆反应曲线。在生坯密度较高的试样中,Ti 和 Ni 的颗粒接触紧密,颗粒间扩散反应易于进行,反应生成的 Ti_2Ni 相较多,因此第一热爆峰值相对较高。同时,由扩散反应形成的 Ti_2Ni 相在942℃生成较多的共晶液相,热爆反应放出大量的热。但是较高生坯密度,增加了压坯的热传导性,使热爆反应产生的热量容易散失,因此热电偶所测量的试样温度反而较低。

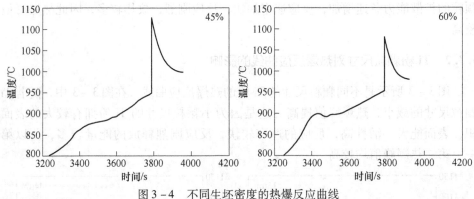

图 3 – 4　不同生坯密度的热爆反应曲线

3.4　孔隙特性分析

热爆法制备多孔 Ni – Ti 形状记忆合金的孔隙来源主要有以下几个方面[1,2]：

（1）生坯中原始的孔隙。不同生坯密度的试样初始孔隙度不同，而热爆反应产物的孔隙主要来源于生坯孔隙。

（2）Kirkendall 效应造成的孔隙。在 1173K，Ni 和 Ti 的相互扩散速率相差悬殊，Ni 原子在 Ti 原子中的扩散速率为 Ti 原子在 Ni 原子中的 4000 倍，造成 Ni 原子迅速地向 Ti 原子扩散而留下空位，导致孔隙的形成。

（3）由于燃烧合成反应是高温的过程，造成生坯中气体的挥发，从而在反应中形成开孔；如果生坯中的气体压力过低，会形成闭孔。

（4）由于燃烧温度较高，燃烧波阵面的宽度较小，造成沿着轴向的极大的热梯度，使液相流沿着轴向延伸，导致孔隙的形成。

热爆法制备多孔 Ni – Ti 合金是个复杂的反应过程，影响的因素主要有：升温速率、粉末特性、生坯密度等，下面就从这几个方面分别进行探讨。

3.4.1　升温速率对孔隙特性的影响

热爆反应的燃烧温度会随着升温速率升高而增大，从而影响产物的孔隙特性。图 3 – 5 所示是不同升温速率下热爆产物的显微组织照片（Ti 粉颗粒尺寸为 44μm，生坯密度为 60%）。在图 3 – 5 中，黑色区域为孔洞。由图 3 – 5 可知，随着升温速率的提高，热爆产物的孔隙度增加，平均孔径变大。这是因为在高的升温速率下，热爆反应剧烈，反应释放的热量较多，热爆峰值较高（如图 3 – 2 所示）。高的放热量一方面使 Ti 和 Ni 颗粒的扩散速率加快，形成更多的 kirkendall 孔；另一方面生成更多的液相，液相的凝固导致孔隙的生成，同时液相加速了质量和热量的转移，使小孔更容易融合成大孔。孔隙度和孔径的变化规律见表 3 – 1。

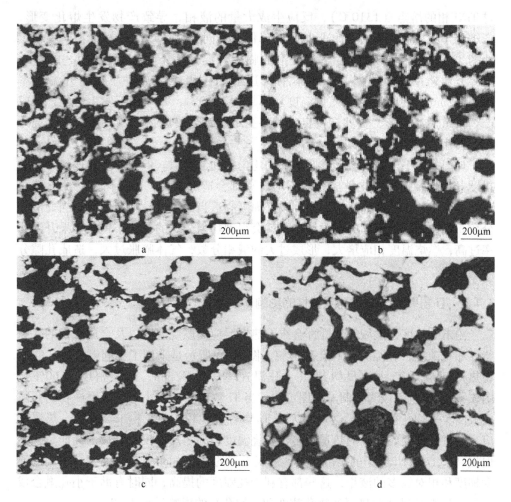

图 3 - 5　不同升温速率下热爆产物的显微组织（背散射）

a—9℃/min；b—12℃/min；c—15℃/min；d—18℃/min

表 3 - 1　不同升温速率下热爆产物的孔隙特征

升温速率/℃·min⁻¹	孔隙度/%	平均孔径/μm
9	43.2	181
12	45.0	219
15	47.5	252
18	49.8	290

值得注意的是，当升温速率超过一定值时，热爆反应剧烈放热，燃烧温度超

过 TiNi 相的熔点（1310℃），反应生成大量的液相，导致产物发生熔化变形，产物趋于致密化，孔隙度和平均孔径降低，不同于上述规律。对于不同颗粒尺寸的 Ti 粉，热爆产物发生熔化变形的临界升温速率不同。Ti 颗粒尺寸越小，临界升温速率越低。但是，在本书所选取的各组工艺条件下，当升温速率 ≤25℃/min，热爆反应的燃烧温度均不超过1200℃，TiNi 相不发生熔化，反应产物没有明显变形，仍然保持良好的多孔结构，热爆产物孔隙特性的变化规律仍然适用。

理想条件下，孔洞会形成圆球形的均匀排列的孔隙。但实际上，任何外界的扰动（如热量损失或化学成分的不均匀）都会造成分支，形成树枝状的孔隙分布。如果工艺参数选择适当，燃烧波阵面吸收适当的热量，则会形成适当的液相分数，气体膨胀和流体的阻力适当，就会得到均匀分布的孔隙结构。如果升温速率过高，燃烧温度相应增大，形成过大的液相分数，气体膨胀过大，造成孔隙分布不均匀。

3.4.2　Ti 粉颗粒尺寸对孔隙特性的影响

粉末的粒度、形貌等特性都会影响热爆反应的燃烧温度以及合成产物的孔隙特性如孔隙度、孔隙大小和孔隙形貌。图 3 - 6 所示是采用了不同颗粒尺寸的 Ti 粉热爆反应后产物的显微组织（升温速率为 9℃/min，生坯密度为 60%）。图 3 - 6 中黑色区域为孔洞。由图可知，当 Ti 颗粒尺寸较小时，热爆产物的孔隙度较高、平均孔径较大。这是因为当 Ti 颗粒尺寸较小时，粉末活性大，热爆反应容易进行，反应放出的热量较多，燃烧温度较高。热爆反应释放的高能量，不但提高了 Ti 和 Ni 原子的扩散能力，形成更多的 kirkendall 孔，而且形成了高的温度梯度和相对较多的液相，这些都有利于孔隙度的提高，同时有助于小孔融合成大孔，Ti 颗粒尺寸对热爆产物孔隙度和平均孔径的影响见表 3 - 2。

表 3 - 2　不同粒度 Ti 粉合成的热爆产物的孔隙特征

Ti 颗粒尺寸/μm	孔隙度/%	平均孔径/μm
15	44.7	214
44	43.2	181
75	42.1	168

3.4.3　压制压力对孔隙特性的影响

在热爆法制备多孔 Ni - Ti 形状记忆合金过程中，生坯孔隙度对热爆反应也有较大的影响。如果生坯孔隙度过高，反应物间的接触面积过小，反应进行不充

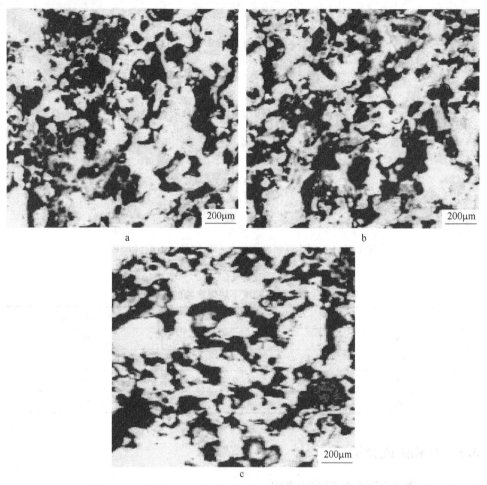

图 3 - 6　不同粒度 Ti 粉合成的热爆产物的显微组织（BSE）

a—15μm；b—44μm；c—75μm

分或难以持续进行；如果孔隙度过低，生坯的导热性能提高，热量损失增大，反应也难以持续。本书中，当生坯密度在 45% ~ 60% 之间，热爆反应能自发地完成。

图 3 - 7 所示是不同生坯密度下热爆产物的显微组织（升温速率为 15℃/min，Ti 粉颗粒尺寸为 44μm）。图 3 - 7 中，黑色区域为孔洞。初始生坯密度为 45%时，热爆产物的孔隙度较高，平均孔径也较大。这是因为热爆反应产物的孔隙主要来源于初始生坯，当初始生坯密度较低时，生坯中的孔隙度较高，相应的热爆产物的孔隙度也较高。另外，根据热爆曲线（如图 3 - 4 所示）的分析结果可知，在较低生坯密度时，燃烧温度高，反应生成的液相相对较多，液相的出现有助于小孔融合成大孔，因此平均孔径增加。生坯密度对热爆产物孔隙特性的影响见表 3 - 3。

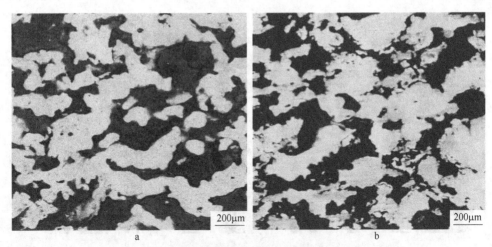

图 3-7　不同生坯密度下热爆产物的显微组织（BSE）

a—45%；b—60%

表 3-3　不同生坯密度下热爆产物的孔隙特征

生坯密度/%	孔隙度/%	平均孔径/μm
45	59.8	315
50	55.3	287
55	51.2	269
60	47.5	252

3.5　物相组成分析

3.5.1　升温速率对物相组成的影响

图 3-8 所示是不同升温速率下热爆产物的 XRD 分析结果。如图所示，热爆产物除了 B2（NiTi）和 B19′（NiTi）相，还有少量的 Ti_2Ni、$TiNi_3$ 相。X 射线衍射图谱中的 Ti_2Ni 和 Ti_4Ni_2O 的峰值相接近，往往容易混淆。如果有 Ti_4Ni_2O 相存在，那么试样的相变温度较低，因为大量富钛相的存在使基体出现富镍化，降低相变温度。由后面的相变分析可知，热爆产物的相变温度比较高，所以该峰是 Ti_2Ni 相而非 Ti_4Ni_2O 相。另外，在衍射图谱中没有单质 Ti 和 Ni 的峰出现，这表明粉末的燃烧完全，没有尚未反应的剩余粉末。

虽然合金设计成分为等原子比的 Ni/Ti，但是热爆产物除了我们希望得到的 TiNi 相外，还有其他的杂相。这是因为即使加热过程中试样的升温速率比较高，但是热爆反应之前，Ti 和 Ni 颗粒仍会发生一定程度的扩散反应，生成 Ti_2Ni 和 $TiNi_3$ 相。由于在相同温度下，$TiNi_3$ 和 Ti_2Ni 相的吉布斯自由能比 TiNi 相低（见

表2-1），因此 TiNi$_3$ 和 Ti$_2$Ni 相一旦形成就非常稳定，即使改变升温速率也难以消除这种富 Ti 或富 Ni 相。

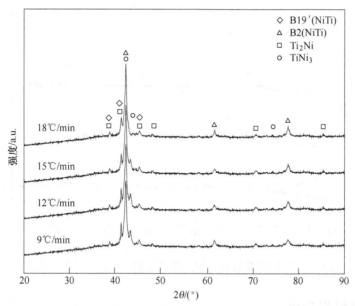

图3-8 不同升温速率下热爆制备的多孔 Ni-Ti 合金的 X 射线分析

另外，热爆反应产物相组成受升温速率影响较大。在较高的升温速率，热爆反应产物中 TiNi 相增多，Ti$_2$Ni、TiNi$_3$ 相减少。这是因为在高的升温速率下，热爆反应之前的扩散反应较少，同时热爆反应剧烈，反应释放的热量较多，反应过程中有液相生成，液相的出现加快了物质和能量的传输，使 Ti 和 Ni 颗粒之间的反应更充分，容易获得等原子比的 NiTi 相。

3.5.2 Ti 粉颗粒尺寸对物相组成的影响

图3-9 所示是不同颗粒尺寸的 Ti 粉在9℃/mim 升温速率下热爆反应合成的多孔 Ni-Ti 合金的 XRD 分析结果。由图可知，当 Ti 颗粒尺寸较小时，热爆合成的多孔 Ni-Ti 形状记忆合金中的富 Ti 和富 Ni 相相对含量较少。这主要是由于较小颗粒尺寸的 Ti 粉粉末活性较大，在热爆反应中的燃烧温度较高，反应过程有液相生成，热爆反应彻底，反应产物均匀，因此热爆产物中 TiNi 相较多。

对比热爆法和传统粉末冶金制备的多孔 Ni-Ti 形状记忆合金 XRD 分析结果发现，两种方法合成的产物中都存在 TiNi、Ti$_2$Ni 和 TiNi$_3$ 相。但是传统粉末冶金烧结的多孔 Ni-Ti 形状记忆合金的物相组成受烧结温度和保温时间影响较大，当烧结温度较低或保温时间较短时，烧结反应不完全，反应产物中有单质 Ni 的存在，而在本书不同工艺条件下，热爆反应产物通常都是 Ti-Ni 金属间化合物。

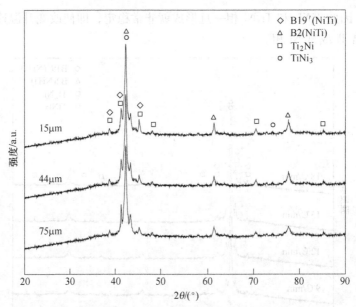

图 3 – 9　不同 Ti 颗粒尺寸的热爆多孔 Ni – Ti 合金的 X 射线分析

3.6　显微组织分析

图 3 – 10 所示是热爆反应合成的多孔 Ni – Ti 合金的显微组织照片，从图 3 – 10a 和图 3 – 10b 中可以看出热爆产物中主要存在两种不同颜色的区域：深灰、浅灰，这代表两种不同的相。图 3 – 11 是图 3 – 10b 中两点的能谱分析。结合能谱和试样 XRD 检测结果可知，深灰色是 Ti_2Ni 相，浅灰色是 TiNi 相，在热爆产物中 $TiNi_3$ 相含量比较少，所以在电镜照片中没有发现。

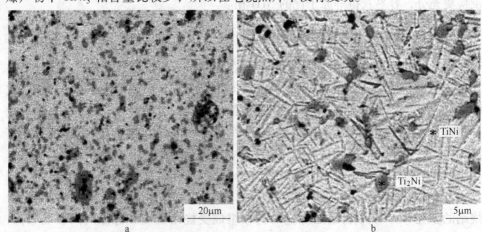

图 3 – 10　热爆合成的多孔 Ni – Ti 合金的显微组织（背散射）

a—低倍；b—高倍

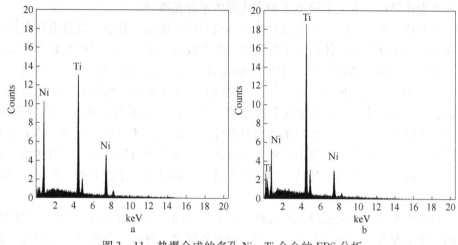

图 3 - 11　热爆合成的多孔 Ni - Ti 合金的 EDS 分析

a—TiNi；b—Ti₂Ni

合成后的多孔 Ni - Ti 合金中 Ti₂Ni 相的含量比较多，其形状大都是椭圆形或菱形分布在晶界上。由于这些颗粒较大，又分布在晶界上，因此影响多孔 Ni - Ti 合金的力学性能。另外，从图 3 - 10b 中可以看到某些区域的 Ti₂Ni 相为圆弧形，呈现包晶反应组织的特征。实际上，在致密态 Ni - Ti 合金中 Ti₂Ni 相主要是靠包晶反应来形成的[3]。包晶反应的进行受到液相和 TiNi 固相间界面推移的控制。因此在多孔 Ni - Ti 合金中出现包晶反应的 Ti₂Ni 相可以从一个侧面说明，在热爆过程中有液相存在。

3.7　Ti - Ni 体系热爆反应机理分析

预测热爆反应的依据之一是计算给定混合体系的绝热燃烧温度 T_{ad}。该温度需要足够高以能够维持异种物质间的反应。绝热燃烧温度是反应的放热使体系所能达到的最高温度，是描述燃烧合成反应特征的最重要的热力学参数。它不仅可以作为判断燃烧反应能否自我维持的定性依据，即判断体系能否自发反应，反应的趋势，反应发生后能否自我维持，以及反应的放热能否使产物熔化或汽化等，而且还可以对燃烧产物的状态进行预测，并可对反应体系成分设计提供依据。

Merzhanov 等人[4]提出了以下的经验判据：当 $T_{ad} > 1800K$，SHS 反应才能自我维持进行。Munir 发现一些 T_{ad} 低于其熔点 T_m 之间的化合物生成热与比热容（298K）的比值 $\Delta H^{\ominus}_{298}/C_{p,298}$ 与 T_m 之间出现线性关系。由他指出，仅当 $\Delta H^{\ominus}_{298}/C_{p,298} > 2000K$ 时（对应于 $T_{ad} > 1800K$），反应才能自我维持。当上述条件不满足时，则需要外界对体系补充能量，例如采用"预热"、"化学炉"、"热爆"等方法，以维持自发反应。因为 Ni - Ti 的绝热燃烧温度 T_{ad} 为 1583K < 1800K，所以需

要外部提供热量，本文采取热爆的方式对体系补充能量。

所谓热爆是指反应组元的混合体系自动的反应加速、升温，以致引起空间某部在某时间出现着火，体系处于自维持的强烈放热反应状态。热爆起始温度又称点火温度。热爆条件是指在一定的初始条件（闭口系统），边界条件（闭口系统）下，由于反应的剧烈加速，使反应系统在某个瞬间和空间的某部分达到高温反应态（即燃烧态），而实现这个过渡的初始条件或边界条件就称为热爆条件。事实上热爆条件并不是一个简单的初温条件，它是化学动力学参数和流体力学参数的综合参数。在开口体系中还需要考虑体系与环境的物质交换。闭口体系的物理因素比较简单，容易看到热爆问题的本质。下面以闭口体系为例，探讨热爆的理论条件。

热爆理论的基本思想最先是范特·霍夫提出的，他认为当反应系统与周围介质间的热平衡破坏时就发生着火。利·恰及利耶提出对这一条件进一步阐述，即认为反应放热曲线与系统向环境散热曲线相切就是着火的临界条件。

我们知道，存放在某一封闭容器中具有一定初温的可燃混合物，在进行化学反应放热的同时，必须通过壁向外散热，这样在容器内必然形成温度梯度和浓度梯度。如果要知道单位时间内，单位容积内的放热速度，就必须要知道容器内各点的温度及浓度分布，这需要同时解导热微分方程和扩散微分方程。为了使问题简化起见，必须作简化假设。非稳态分析法假设容器内温度与浓度分布是均匀的，只研究过程随时间变化（参见图 3 – 12），其基本思想是[5]：

设该容器体积为 V，表面积为 F，其壁温与环境温度 T_∞ 相同，在反应过程中与反应体系温度相同。

开始时反应混合物之初温与环境温度相同为 T_∞，反应过程反应体系瞬间温度为 T，假定容器中各点温度、浓度相同，容器中既无自然对流也无强迫对流；环境与容器之间有对流换热，对流换热系数不随温度变化；着火前反应物浓度变化很小。

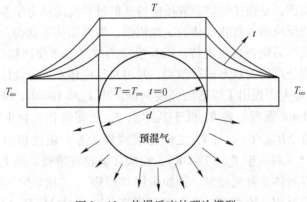

图 3 – 12　热爆反应的理论模型

设 q_G 表示容器体积内的反应混合物在单位体积内反应放出的热量，简称放热速度；q_L 为单位时间内按单位体积平均的反应混合物向外界环境散发热量，简称散热速度。分析 q_G 和 q_L 随温度变化的相互关系，就可以看出系统的着火特点。在上述模型下，q_G 与温度成指数曲线关系，而 q_L 与温度成直线关系。将 q_G 与 q_L 随温度变化的曲线画在同一图中（如图 3-13 所示）可更直观地讨论着火条件。

改变散热条件（T_∞ 不变）将得到一组斜率不同的散热曲线；浓度等条件不同时将得到一组不同 q_G 曲线。从图 3-13 可以看出，q_G 和 q_L 有两个交点 A 和 B。

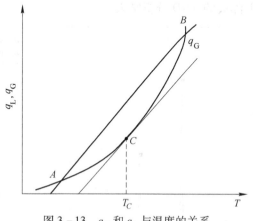

图 3-13　q_G 和 q_L 与温度的关系

一开始时，由于反应混合物温度等于环境温度，因此没有散热损失（$q_L = 0$），但这时化学反应是在进行的。随着化学反应的进行，便放出少量的热量，使反应混合物的温度上升，开始与环境温度产生温差，这样就有了热损失。反应体系温度升高至 A 点，这时放热速率等于散热速率。A 点是稳定点，因为系统中任何微小的温度扰动都能使反应混合物回到 T_A，因此，这时反应不会自动加速着火。A 点实际上是一个反应速率很小的缓慢的扩散过程。由此可见，放热速率与散热速率平衡的条件不是热爆的充分条件。B 点温度较高，而从 A 点到 B 点过程中散热速率一直是大于放热速率的，因此反应系统内温度不可能自动提高，必须由外界向系统补充能量才能使 A 点过渡到 B 点。B 点是一个不稳定状态，它不是进一步发展成着火，就是返回到 A 点。例如，由于某种原因使系统温度略增，即略大于 T_B，这时由于放热速率总大于散热速率而使系统的温度不断增加，从而使反应自动加速至着火，相反则重新返回到 A 点。热爆过程实际上是外界的能量将反应体系加热到 B 点从而使体系着火。在没有外界能补充时，A、B 两点均非热爆条件。

为了找到热爆条件，现在来改变某些条件，使散热曲线急剧下降，直至 q_G 与 q_L 相切。切点 C 有特殊意义。显然 C 点也达到了放热速率等于散热速率的平衡，但它也是一个不稳定状态。例如，某些原因使系统的温度略大于 T_C，则过程将自动加热至热爆。而 C 是在没有外界能量补充，完全靠反应系统本身的能量累积自动达到的。C 点标志着由低温缓慢的反应状态到不可能维持这种状况的过渡，所以称 C 点为热爆点，T_C 为热爆点火温度。本书 Ti – Ni 体系的热爆点火温度为950℃，热爆反应放热量较多，反应能进行彻底。详细的热爆反应机理如下所述。

　　将三个相同工艺条件制备的 Ni – Ti 生坯在氩气保护气氛下以一定的升温速率分别加热到800℃、850℃和950℃，然后在空气中淬火。图 3 – 14 ~ 图 3 – 16 是试样在不同温度下淬火的 XRD 分析结果。

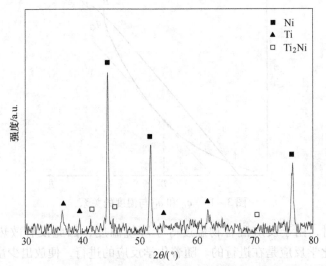

图 3 – 14　800℃淬火 Ni – Ti 试样的 XRD 分析

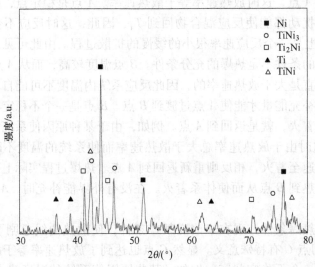

图 3 – 15　850℃淬火 Ni – Ti 试样的 XRD 分析

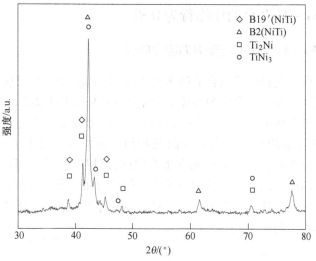

图 3 - 16 950℃淬火 Ni - Ti 试样的 XRD 分析

在800℃淬火后试样主要的相是 Ti、Ni 和 Ti₂Ni 相。在850℃淬火后试样中除了 Ti、Ni 和 Ti₂Ni 相，还有少量的 TiNi 和 TiNi₃ 相。950℃淬火后试样中没有单质 Ti 和 Ni，主要由 TiNi、Ti₂Ni 和 TiNi₃ 相组成。

由不同温度淬火的 XRD 分析结果可以推断 Ti 和 Ni 的热爆反应过程。根据 Ti - Ni 二元相图，Ti 和 Ni 颗粒可以发生如式 (3 - 1)、式 (3 - 2) 和式 (3 - 3) 的反应。

$$Ti + Ni \longrightarrow TiNi + 67kJ/mol \tag{3-1}$$

$$2Ti + Ni \longrightarrow Ti_2Ni + 83kJ/mol \tag{3-2}$$

$$Ti + 3Ni \longrightarrow TiNi_3 + 140kJ/mol \tag{3-3}$$

因此热爆反应过程如下：首先随着温度的提高，Ti 和 Ni 颗粒之间发生相互扩散形成 β - Ti 固溶体，同时也形成少量 Ti₂Ni 相，因为加热时试样的升温速率很快，所以扩散反应进行的时间较短，由于 Ni 向 Ti 的扩散速率高于 Ti 向 Ni 的扩散速率，所以在短时间内扩散易生成 Ti₂Ni 相，而 TiNi₃ 相不易形成。当烧结温度到达850℃时，大量的 Ti₂Ni 相生成，反应放出一定量的热，可在热爆曲线上观察到放热峰。此时 Ti 和 Ni 的扩散速率比低温时高，在生成 Ti₂Ni 相的同时，也扩散生成少量的 TiNi 和 TiNi₃ 相。在低于950℃时，热爆反应主要为固相反应机制。当温度到达950℃时，Ti₂Ni - Ti 共晶液相生成，引发热爆反应。由于毛细管作用，液相将迅速润湿尚未反应的粉末，提高粉末的流动性，促进物质和能量的传输，加快热爆反应的进行，这有助于提高产物的均匀性。此时，扩散和毛细管作用成为热爆反应的主要机制，热爆反应在固 - 液界面和液相中进行。已生成的 Ti₂Ni 相向 TiNi 相转换。另外，一部分 Ti 颗粒也在液相中和 Ni 颗粒按式 (3 - 1) 直接生成 TiNi 相。

3.8　多孔 Ni－Ti 合金的压缩行为分析

3.8.1　多孔 Ni－Ti 合金的压缩应力应变曲线

　　图 3－17 所示是热爆反应合成的多孔 Ni－Ti 合金（P = 55.3%）的压缩应力应变曲线，其压缩强度极限和弹性模量分别为 192MPa 和 4.2GPa。从图 3－17 中可以看出，热爆合成的多孔 Ni－Ti 合金的压缩应力应变曲线与粉末冶金法制备的多孔 Ni－Ti 合金的压缩应力应变曲线相似。压缩曲线基本上分为三个阶段，第一阶段：线弹性阶段，结构单元发生弯曲或弹性压缩；第二阶段：屈服阶段，应力随着应变的增加而增大，结构单元发生塑性弯曲；第三阶段，应力达到最大值，试样压溃失效。从第二阶段开始，马氏体变体参与变形；随着变形增加，部分残余奥氏体也参与变形。

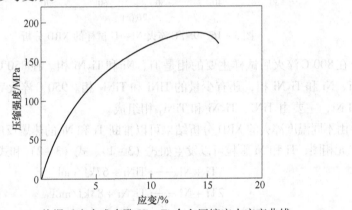

图 3－17　热爆反应合成多孔 Ni－Ti 合金压缩应力应变曲线

　　本书对不同热爆工艺条件下制备的多孔 Ni－Ti 合金的压缩性能进行研究。因为热爆反应比较剧烈，不同工艺条件下制备的热爆产物中均没有残余 Ti 和 Ni 颗粒，化合反应充分。因此，多孔 Ni－Ti 合金的压缩性能主要受孔隙度的影响较大。图 3－18 和图 3－19 反映了不同孔隙度的多孔 Ni－Ti 合金压缩强度和弹性模量。随着孔隙度的增加，多孔 Ni－Ti 合金压缩强度和弹性模量均下降。这是因为孔隙的增加减少了材料承担载荷的有效面积，同时增加应力集中和材料内部的缺陷，导致试样强度和塑性的降低。

3.8.2　多孔 Ni－Ti 合金的压缩断口分析

　　图 3－20 所示是热爆试样的压缩断口形貌照片。热爆法制备的多孔 Ni－Ti 形状记忆合金压缩时大致沿与载荷成 45° 角方向断裂，其断裂表面由很多大小、深浅不一的韧窝组成。热爆合成的多孔 Ni－Ti 合金应变并不是很大，这主要是由于合金内部的孔隙和缺陷导致的。孔隙一方面使材料的真实应变远小于名义应

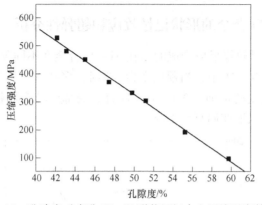

图 3 – 18 孔隙度对多孔 Ni – Ti 形状记忆合金压缩强度的影响

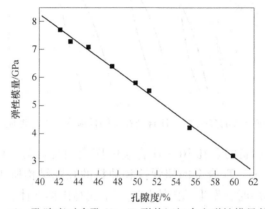

图 3 – 19 孔隙度对多孔 Ni – Ti 形状记忆合金弹性模量的影响

变；但另一方面，不规则形状的孔隙也相当于大量缺口，同合金中可能存在的裂纹共同作用，降低了材料的塑性。另外，合金中的 Ti_2Ni 相等杂相分布在晶界上也会导致合金强度和塑性的降低。

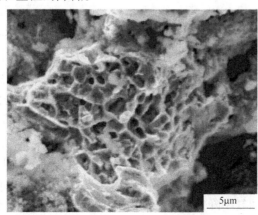

图 3 – 20 热爆反应合成的多孔 Ni – Ti 合金的断口形貌（SEM）

3.9　多孔 Ni – Ti 合金的形状记忆效应和超弹性分析

图 3 – 21 所示是热爆反应合成的多孔 Ni – Ti 合金在不同预应变下的应力 – 应变回复曲线。在图 3 – 21 中，当预应变为 2% 时，多孔 Ni – Ti 合金的变形可以完全回复，随着预应变的增加，多孔 Ni – Ti 合金局部区域变形超过 Ni – Ti 合金最大可恢复变形，所以形变回复率下降。

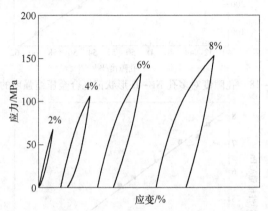

图 3 – 21　热爆合成的多孔 Ni – Ti 合金在不同预应变下的压缩应力 – 应变曲线

与粉末冶金法制备的多孔 Ni – Ti 合金的应变回复行为一样，热爆产物的应变回复也是由多孔 Ni – Ti 合金的超弹性和独特的孔隙结构所决定的。多孔 Ni – Ti 合金受到外力作用时，发生马氏体相变，生成马氏体变体，这样形成的马氏体变体是不稳定的，当应力去除，部分马氏体变体会消失，形状回复。孔隙对多孔合金的应变回复有两方面作用：一方面，受力时多孔合金中的一些孔隙也会发生弹性变形，卸载时变形的孔隙会发生回复；另一方面，孔隙相当于不可回复的相，增加试样内部的界面，在回复过程中抑制马氏体的自协调作用，使回复能力下降。

对于致密 Ni – Ti 合金，最大回复的应变可以达到 8%。多孔 Ni – Ti 合金的可回复形变远远低于致密的 Ni – Ti 合金。这是因为热爆产物中除了具有超弹性的 TiNi 相，还具有 Ti_2Ni 和 $TiNi_3$ 等杂相，这些相的存在使压缩变形时马氏体变体的量减少，同时增加了马氏体与奥氏体之间的界面，影响到马氏体变体的自协调效应，降低形变回复率。另外，孔隙的存在也增加了合金内部的界面，限制了马氏体变体的自协调作用。

图 3 – 22 所示是热爆法制备的具有不同孔隙度（40% ~ 60%）的多孔 Ni – Ti 合金在 4% 预应变时的形变回复率。由图 3 – 22 可知，随着孔隙度的增加，多孔 Ni – Ti 合金的形变回复率降低。这是因为随着孔隙度的增加，合金中的缺陷（如裂纹、孔隙壁的弯曲、扭折和孔隙偏聚）增加，导致多孔 Ni – Ti 合金在压缩时

容易发生塑性变形，外力撤除后，形变回复率降低。

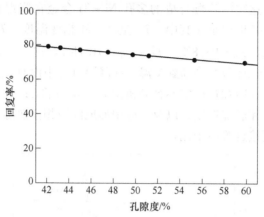

图 3 – 22 多孔 Ni – Ti 合金的形变回复率与孔隙度的关系（4% 预应变）

将不同孔隙度的多孔 Ni – Ti 合金进行压缩变形后，加热至 200℃ 保温 30min 后测定其形状恢复率。图 3 – 23 所示是热爆法制备的不同孔隙度（40% ~ 60%）的多孔 Ni – Ti 合金在 4% 预应变时的形状恢复率。孔隙度对多孔 Ni – Ti 合金的形状恢复率的影响比较复杂。一方面较多的孔隙使合金容易发生不可恢复的塑性变形，同时由于界面的增加，也抑制马氏体变体的回复，不利于形状恢复；另一方面孔隙的存在，使相同名义应变时多孔合金的基体材料的真实应变相对较小，因而发生的塑性变形也较小，这对于形状恢复是有利的[6]。一般地，很难确定孔隙度和形状恢复率之间统一的规律。

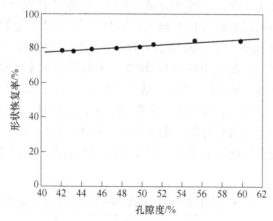

图 3 – 23 多孔 Ni – Ti 合金的形状恢复率与孔隙度的关系（4% 预应变）

3.10 多孔 Ni – Ti 合金的相变过程中的差热分析

图 3 – 24 所示是热爆反应合成的多孔 Ni – Ti 合金的典型的 DSC 曲线。与粉

末冶金法制备的多孔 Ni – Ti 合金的 DSC 曲线不同，它在上升和下降过程中没有出现明显的双峰。这表明热爆合成的多孔 Ni – Ti 合金在降温和升温过程中仅发生 A – M 和 M – A 一步相变（其中，T_M 是 A – M 相变温度，T_M^A 是 M – A 相变的温度，$T_M = 62.1℃$，$T_M^A = 93.8℃$，$T_M^A - T_M = 31.7K$）。这一方面是因为热爆反应迅速，反应结束后试样很快冷却到室温，在降温过程中没有发生类似于粉末冶金样品的低温退火，在冷却过程中不容易析出第二相 Ni_4Ti_3；另一方面由于热爆反应中高的温度梯度和燃烧温度，以及反应中形成的液相使热爆产物的成分分布更加均匀，TiNi 相更接近等原子比。

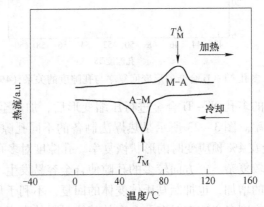

图 3 – 24   热爆反应合成的多孔 Ni – Ti 合金 DSC 曲线

由前面的分析可知，升温速率对热爆合成多孔 Ni – Ti 合金具有非常重要的影响。在较高升温速率时，热爆反应充分进行，热爆产物成分均匀。实际上，升温速率对热爆产物的相变温度也有很大的影响，表 3 – 4 是不同升温速率下多孔 Ni – Ti 合金的相变温度。由实验结果可知，在不同升温速率下，多孔 Ni – Ti 合金的相变方式均相同，都是 B2↔B19′ 转变。随着升温速率的提高，相变点略有提高，但是相差很小。由前面的分析结果可知，升温速率较高时，热爆反应剧烈，反应释放的热量多，在反应中，大量的杂质，例如氧、氮等元素以气体的形式挥发出去，合金中氧含量降低。由于氧是降低相变温度的元素，因此，相变温度随着升温速率的提高而略有增高，但是总体相差不大，这同合金的名义配比是相同的。

表 3 – 4   热爆法制备的多孔 Ni – Ti 合金的相变温度

升温速率/℃ · min⁻¹	$T_M/℃$	$T_M^A/℃$
9	59.8	91.0
12	61.3	92.7
15	62.1	93.8
18	63.8	95.6

　　同粉末冶金方法相比，热爆法制备的多孔 Ni – Ti 合金孔隙度更高，平均孔径更大，这有利于骨组织的长入和人体体液的传输。同时，由于热爆反应自身的特点，热爆产物都是 Ti – Ni 金属间化学物，没有尚未反应的 Ti 和 Ni 颗粒存在，热爆产物的成分更均匀，在相变过程中未出现明显的双峰现象。

参 考 文 献

[1] 崔福斋，冯庆玲. 生物材料 [M]. 北京：科学出版社，1997.

[2] Zhang S, Munir Z A. Spin combustion in the nickel – silicon system [J]. Journal of Materials Science, 1992, 27 (21)：5789 ~ 5794.

[3] 李丙运，戎利建，李依依. 生物医用多孔 Ti – Ni 形状记忆合金的研究进展 [J]. 材料研究学报，2000, 14 (6)：561 ~ 567.

[4] Merzhanov A G. Combustion and plasma synthesis of high – temperature materials [M]. New York：Ed by Munir Z A, Holt J B VCH, 1990.

[5] Munir Z A. Systhesis of high temperature materials by self – propagating combustion methods [J]. Ceramic Bulletin, 1988, 67 (2)：342 ~ 349.

[6] 李亚玲. DSC 在 Ti – Ni 形状记忆合金相转变中的应用 [J]. 金属学报，2006, 42 (11)：1153 ~ 1157.

4 生物医用多孔 Ni-Ti 合金的表面改性和生物相容性研究

4.1 引言

虽然 Ni-Ti 合金作为植入材料具有抗压强度高、韧性好、易加工等优点，但是因其含有 Ni，所以在植入人体时，其安全性一直受到人们的质疑。许多医学家认为，含 Ni 的植入体在人体体液的浸泡下将溶解出一定量的 Ni 元素，并通过血液循环扩散到人体各个器官，二价 Ni 离子可以依附在蛋白质载体上参与细胞内的反应，导致一种 T 记忆细胞的产生，成为接触过敏性皮肤炎症发作的病源，而且大量 Ni 离子在人体中将会导致癌症，危及生命安全[1~3]。近年来，对含 Ni 的植入体的选择越来越慎重。

多孔 Ni-Ti 合金因具有三维贯通的孔隙结构和高的孔隙度，所以 Ni 的释放速度比相同体积的致密合金快，需要一个有效的方法来抑制 Ni 离子的溶出。通常采用的方法是表面改性。通过该种方法不但可以改善试样表面的化学组成、结晶度、表面电荷、粗糙度和润湿度，还可以提高试样的抗腐蚀性、减少金属离子的溶出，增加植入物的稳定性和可靠性。对于致密态的 Ni-Ti 合金，表面氧化[4]、N 离子注入[5]、表面化学处理[6]和激光表面改性[7]等方法都可以用于抑制合金的 Ni 的溶出。对于多孔 Ni-Ti 合金，由于其独特的孔隙结构，这些方法很难完全适用。

在本书，将阳极氧化技术用于多孔 Ni-Ti 合金的改性。多孔 Ni-Ti 合金的阳极氧化就是用多孔 Ni-Ti 合金作为阳极，用不锈钢、铅板或致密 Ni-Ti 合金等金属作阴极，以水溶液、非水溶液或熔盐作电解液，借助电化学反应使阳极氧化生成氧化膜的过程。因为钛和氧的亲和性高，钛在含氧介质中阳极电解时，在阳极上发生氧化反应，钛和氧结合形成钛的氧化物。在特定的电解液中电解时，随着工艺条件的改变，可获得不同厚度的氧化膜。采用低温直流加脉冲的阳极氧化方法，可以在多孔 Ni-Ti 合金近表面和孔壁形成一层较厚且均匀的 TiO_2 膜。该方法可避免通常的高温改性方法对合金热机械性能的降低，同时脉冲电场的加入巧妙的越过了"氧化—焦化"临界值，使氧化膜避免了"烧蚀"，增加了氧化膜的厚度，有利于提高试样的耐腐蚀性能，抑制 Ni 离子的溶出，同时氧化膜的多孔结构有利于羟基磷灰石的沉积，使其具有良好的生物活性。

已经报道的沉积羟基磷灰石涂层方法有：等离子喷涂、离子注入法、粒子束辅助沉积法、溶胶 – 凝胶法、涂覆 – 烧结法、激光熔覆法、电化学沉积法等[8~11]。由于这些方法大都会将孔隙封闭或不能均匀涂覆在孔隙内壁上而不适用于多孔 Ni – Ti 形状记忆合金。本文采用在模拟人工体液中浸泡的方法，在阳极氧化后的试样上沉积羟基磷灰石涂层。

4.2 实验材料与方法

实验中所选用的主要原料如下：将第 2 章和第 3 章采用粉末冶金法烧结的多孔 Ni – Ti 形状记忆合金（工艺：980℃ – 8h 烧结，烧结产物孔隙度 $P = 53.2\%$）和热爆反应合成的多孔 Ni – Ti 形状记忆合金（工艺：生坯密度50%，Ti 粉粒度44μm，升温速率15℃/min，热爆产物孔隙度 $P = 55.3\%$）切成 22mm × 19mm × 2mm 的试样，经 100 ~ 1000 号水砂纸逐级打磨，金相抛光机抛光后，用丙酮超声清洗去油，然后再酸洗，酸洗可将其表面的氧化物去除，有利于形成新的氧化膜。酸洗液组成及工艺条件如下：硝酸 200mL/L，氢氟酸 100mL/L，过氧化氢 200mL/L。酸洗之后分别用无水乙醇和去离子水超声清洗 3 次，放置在无水乙醇中备用。将预处理后的试样放入电解液中进行阳极氧化处理。电解液的组成：硫酸 200mL/L、磷酸 20mL/L、甘油适量，氧化温度：0 ~ 20℃；电流施加方式：直流 + 脉冲和直流。阳极氧化详细的工艺条件如下：

直流 + 脉冲电流强度：直流 1A，脉冲 2A；直流 2A，脉冲 4A；
　　　　　　　　　　直流 3A，脉冲 6A；直流 4A，脉冲 8A；
　　　　　　　　　　主脉冲宽度：0.3s，副脉冲宽度：0.1s；
　　　　　　　　　　脉冲频率：1Hz。

直流电流强度：直流 6A。
氧化时间：20min。
实验中所使用的不同阳极氧化工艺见表 4 – 1。

表 4 – 1　实验中使用的阳极氧化工艺

序 号	阳极氧化工艺			
	实验材料	温度/℃	直流电流强度/A	脉冲电流强度/A
1	粉末烧结的试样	20	0	0
2	粉末烧结的试样	– 5 ~ 0	1	2
3	粉末烧结的试样	– 5 ~ 0	2	4
4	粉末烧结的试样	– 5 ~ 0	3	6
5	粉末烧结的试样	– 5 ~ 0	4	8
6	粉末烧结的试样	15 ~ 20	3	6

序　号	阳极氧化工艺			
	实验材料	温度/℃	直流电流强度/A	脉冲电流强度/A
7	粉末烧结的试样	-5 ~ 0	6	0
8	热爆反应合成的试样	-5 ~ 0	1	2
9	热爆反应合成的试样	-5 ~ 0	2	4
10	热爆反应合成的试样	-5 ~ 0	3	6
11	热爆反应合成的试样	-5 ~ 0	4	8

注：为了使后续讨论的内容更加清楚，将不同工艺所得的样品按照工艺序号标号，如 1 号样品代表第 1 种工艺处理所得的样品。

将第 1、4 和 10 序号工艺处理后的样品在 37℃ 的模拟人工体液中分别浸泡不同的天数，观察羟基磷灰石在试样表面的沉积情况。模拟体液的配比见表 4 - 2。

表 4 - 2　模拟体液成分

组 成 成 分	含量/g · L^{-1}
NaCl	8.00
KCl	0.40
$CaCl_2$	0.28
NaH_2PO_4	0.10
$NaHCO_3$	0.35
$MgCl_2 \cdot 6H_2O$	0.10
$MgSO_4 \cdot 7H_2O$	0.06
$Na_2HPO_4 \cdot 12H_2O$	0.12
葡萄糖	1.00

表 4 - 3 是实验中使用的沉积羟基磷灰石的工艺（本书为了阐述方便，将沉积羟基磷灰石的工艺续阳极氧化的工艺编号）。

表 4 - 3　实验中使用的沉积羟基磷灰石工艺

序　号	沉积羟基磷灰石的工艺	
	实验材料	沉积天数/d
12	4 号	3
13	4 号	7
14	4 号	15
15	10 号	15
16	1 号	15

采用 SSX－550 扫描电镜观察阳极氧化前、后试样和阳极氧化后沉积羟基磷灰石试样的显微结构。采用的 X 射线光电子能谱仪器（XPS）测定阳极氧化前、后以及阳极氧化后沉积羟基磷灰石的试样表面和沿溅射深度方向上不同位置的组成元素的分布、各个元素的化学价态以及半定量地分析测试样品组成中原子数之比。XPS 型号 ESCALAB250，靶材是 $MgK\alpha$ 靶，功率为 150W，通能 PE 为 50.0eV，样品室和分析室真空度为 $2.0 \times 10^{-8}Pa$。

采用华中科技大学生产的 CS300U 型电化学工作站研究这些样品在浓度为 0.9% NaCl 溶液中的电化学腐蚀行为。主要测试项目为极化曲线（加载范围：±1000mV，扫描速率：30mV/min，采样频率：$20min^{-1}$）。

分别将阳极氧化后和沉积羟基磷灰石的试样浸泡在模拟体液中进行 Ni 释放行为的研究（此时的模拟体液与沉积羟基磷灰石的模拟体液成分略有不同，后者为了增加 Ca^{2+} 的沉积，其中 $CaCl_2$ 的含量增加了 1 倍）。根据国际标准（ASTM STP 1173），浸入样品的表面积与提取液的体积应保持1∶10。每隔一定时间从烧杯中取出 15mL 浸泡液，并补充等量的新鲜溶液以保证浸泡液总体积不变，用以观察化学处理对多孔 Ni－Ti 合金 Ni 离子溶出的影响。对取出的溶液测定 Ni 离子的浓度。实验所用设备为日立 Z2000 原子吸收光谱仪。取样时间分别为浸泡后的 3 天、5 天、7 天和 15 天。Ni 离子溶出量的计算式为式（4－1）。

$$R_1 = [Ni]_1 \times 100$$

$$R_n = 85 \times [Ni]_n + 15 \cdot \sum_{i=1}^{n} [Ni]_i \qquad (4-1)$$

式中　R_n——第 n 次取样时模拟体液中 Ni 离子的释放量，μg；

　　$[Ni]_n$——第 n 次取样时模拟体液中 Ni 的离子浓度，$\mu g/mL$。

Ni 离子释放速率 v 的计算式见式（4－2）。

$$v = \frac{R_n}{S \times t} \qquad (4-2)$$

式中　S——金属表面积，cm^2；

　　t——浸泡时间，h。

4.3　恒流阳极氧化的电压－时间曲线分析

4.3.1　恒流阳极氧化的电压－时间曲线

图 4－1 所示是 4 号样品恒流阳极氧化的电压和时间曲线。由图 4－1 可知，在反应初期电压迅速上升，之后随着时间延长，电压增加缓慢，到一定时间后电压保持不变。这是因为最初的氧化反应比较剧烈，试样表面的氧化膜迅速增厚，试样电阻增加，电压升高速度很快。之后，随着膜的继续增厚，膜与溶液界面的

电位差不断降低，膜的增长动力和速率也相应减少，膜厚增加速度缓慢，电压上升也变得缓慢，当膜的生成速度和溶解速度达到平衡时，膜厚就不再增加，电压也开始保持稳定。不同工艺条件所得的恒流阳极氧化的电压和时间曲线形状相似，只是最后稳定的电压高低不同。

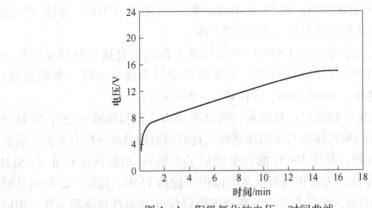

图 4 - 1　阳极氧化的电压 - 时间曲线

4.3.2　电解液温度对电压 - 时间曲线的影响

图 4 - 2 所示是在不同温度的电解液下阳极氧化时的电压 - 时间曲线。由图 4 - 2 可知，低温氧化时（如 4 号样品）氧化电压上升较快，高温氧化时氧化电压上升较慢（如 6 号样品）。实验中还观察到，低温氧化时产生的气泡较小，气泡上升速度缓慢；高温氧化时产生的气泡较大，同时气泡上升速率较快。这是因为阳极氧化时氧化表面产生大量的化学热和焦耳热，电解液温度较低，阳极氧化表面和电解液所形成的温度梯度增加，氧化产生的热量能够快速散失，氧化表面上的气泡体积变小。气泡体积减小使气泡达不到上升所需的浮力，由于表面张力的作用，气泡就会吸附在氧化面上，使氧化液导电性变差，在电流密度不变的情况下，氧化表面的电压就会增加，造成反应初期电压的快速上升。当试样表面氧化一段时间后，氧化膜的生长速率趋于稳定，氧化表面气泡的生成也趋于稳定，此时氧化电压增长速率变得平缓，膜层进入稳定生长阶段。由于氧化膜层的厚度与稳定电压密切相关[12]，稳定电压增加代表阳极氧化所得的氧化膜增厚，这种厚膜可以提高氧化样品表面的硬度和耐腐蚀性。

当电解液温度较高时，电压上升缓慢，氧化表面气泡较多且大，阻碍氧化反应的进行。同时，在较高温度下，硫酸的溶解能力增加，氧化膜不稳定、易溶解，氧化膜的厚度降低，此时氧化膜为软膜，其硬度和耐腐蚀性能均下降。本实验最终选定的氧化温度为 0 ~ 10℃。为避免实验过程中由于化学反应放热使溶液温度升高，采用中速度的机械搅拌。

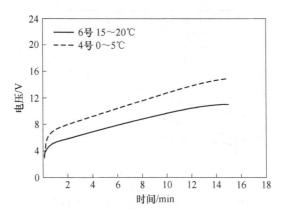

图 4－2　不同电解温度下电压－时间曲线

4.3.3 电解电流对电压－时间曲线的影响

电解电流是影响阳极氧化的主要因素。通过调整电解电流的大小，可以改变阳极氧化后样品表面的氧化膜厚度、颜色和均匀性。图 4－3 所示是 2 号、3 号、4 号、5 号样品阳极氧化过程中的电压－时间曲线。由图 4－3 可知，当电解电流从直流 1A、脉冲 2A 增加到直流 3A、脉冲 6A 时，阳极氧化达到稳定电压的时间和稳定电压值均增加，这表明氧化膜的厚度在增加。另外，从宏观上可观察到，氧化膜变得均匀，没有具有金属光泽的多孔 Ni－Ti 表面裸露，试样表面呈现均匀的灰色。当电解电流为直流 4A、脉冲 8A 时，其稳定的氧化电压相对电解电流为直流 3A、脉冲 6A 时低。这是因为在高的电解电流下，阳极氧化反应释放大量的热，随着热量的积聚导致氧化膜层表面的电击穿部位增多，氧化膜溶解现象加剧，其膜厚增加缓慢，氧化电压降低。同时，氧化膜的质量较差、存在很多缺陷，氧化膜的保护性能也相对降低。

对于电击穿原理有很多解释。其中 Young[13] 提出的理论认为，界面膜层存在一定的临界温度，当膜层中的局部温度超过其临界温度时，便会产生电击穿。温度的变化主要是由氧化过程中产生的焦耳热引起的，因此称为热作用机理。而 Yahalom[14] 和 Zahavi[15] 提出了机械作用机理。他们认为电击穿产生与否主要取决于氧化膜、电解液界面的性质，杂质离子的影响是次要的。阳极氧化时，膜层厚度增加，造成膜层中压应力增大，产生裂纹，电流从裂纹处流过，当局部裂纹中流经的电解电流较高时将产生大量的焦耳热，促进膜层局部晶化，从而产生更多的裂纹，提高膜层的离子或电子的导电性，导致更多的电击穿现象产生。本实验中，在高电解电流下产生的电击穿现象，可能是热作用机理和机械作用机理综合作用的结果。

电解电流对热爆合成的多孔 Ni－Ti 合金阳极氧化过程的影响同粉末冶金样品相一致，都是在直流 3A、脉冲 6A 的条件下出现最优结果，这里就不再赘述了。

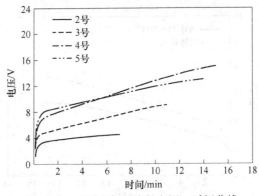

图 4 – 3 不同电解电流的电压 – 时间曲线

4.3.4 电解电流施加方式对电压 – 时间曲线的影响

为了研究电解电流施加方式对阳极氧化的影响。本书将直流 3A、脉冲 6A（4 号样）和直流 6A（7 号样）阳极氧化过程中得到的电压 – 时间曲线做对比（如图 4 – 4 所示）。由图 4 – 4 可知，在直流 6A 时阳极氧化试样达到稳定氧化电压的时间和稳定氧化电压值均低于直流 3A、脉冲 6A。这是因为在持续高电解电流下，阳极氧化反应释放大量的热量，热量在膜层表面富集，引起电阻增大，局部电压加大。过高的电压会击穿氧化膜层表面，产生"烧蚀"现象，而电解液中的硫酸会介入"烧蚀"区的孔洞内溶解膜层。同时由于热量增加，氧化液温度升高，加速硫酸对膜层的溶解，特别是在大电流条件下氧化，热量更多，膜层增厚更困难。但是，当脉冲电源引入后，使膜层获得高厚度的温度区间向高温推移。阳极氧化时，大脉冲电流只在非常短的时间内通过，在这段很短的时间内大电流促进了氧化膜的快速生长。在膜层过热前，阳极电流迅速跌落，脉冲休止期间有利于热量的散失。因此，脉冲氧化巧妙的越过了"氧化—焦化"临界值，使氧化膜避免了"烧蚀"现象的产生，氧化后试样表面的氧化膜较厚，所以氧化电压相对较高。

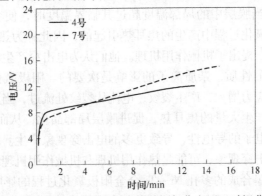

图 4 – 4 不同方式的电解电流阳极氧化电压 – 时间曲线

4.4 多孔 Ni – Ti 合金阳极氧化前后的宏观形貌观察

图 4 – 5 所示是多孔 Ni – Ti 合金阳极氧化前后样品的表观形貌照片。由图 4 –5a 可知，未经阳极氧化的样品表面非常的光亮，具有金属光泽。当阳极氧化电流较低时，出现氧化不均匀的现象（图 4 – 5b），样品的周围已经变成灰色，而样品的中心仍像未氧化时一样光亮。当氧化电流适当（如直流 3A，脉冲 6A）时，样品表面均匀氧化（图 4 – 5c），样品呈现均匀的灰色（试样顶部的梯形光亮区是由于卡具所造成，随后通过线切割除去）。当氧化电流很高（如直流 4A，脉冲 8A）时，试样表面接近黑色（图 4 – 5d），氧化膜表面粗糙，经显微观察内部有很多的裂纹存在。

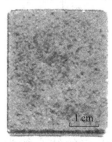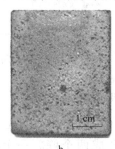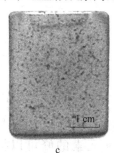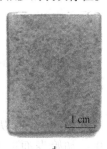

图 4 – 5　多孔 Ni – Ti 合金阳极氧化前后试样的表观形貌
a—未阳极氧化试样；b—氧化不均匀试样；c—均匀氧化试样；d—过氧化试样

4.5 多孔 Ni – Ti 合金阳极氧化前后表面膜层的 XPS 分析

本文对阳极氧化前、后多孔 Ni – Ti 合金表面膜层进行不同深度的 XPS 溅射，分析氧化前、后试样表面膜层的组成元素、各个元素的化学价态以及半定量地分析组成元素的相对含量，XPS 仪器型号为 ESCALAB250，以 C—C 键的结合能（284.6eV）为校正标准。

4.5.1 阳极氧化前试样表面氧化膜的 XPS 分析

由于多孔 Ni – Ti 合金表面的氧和钛所处的状态以及吸附层分子的状态较为复杂，为了了解样品表面膜层的结构，首先对表面进行 X 光电子能谱的全谱分析。图 4 – 6 所示是未阳极氧化试样（1 号样品）表面的全谱分析。由图可知，试样表面的主要元素有 C、O 和 Ti，还有少量的 Ca 元素可能来自样品处理过程中的污染。在 XPS 图谱中没有发现 Ni 元素的存在，这是因为 Ti 和 O 具有很强的亲和力，在空气中放置的 Ti 合金极易被氧化，在表面生成氧化薄膜。采用 XPS 研究样品表面的氧化膜层，主要是根据所测得元素进行分峰处理，以确定各种元素所处的状态。分峰过程是利用 XPS 专用软件进行的。

图 4 – 7 所示是 1 号样品氧化膜中 C1s、O1s 和 Ni2p 三种元素在不同溅射时间的 XPS 图谱。溅射时间分别为 0s、60s、120s 和 180s。因为离子枪的溅射速度

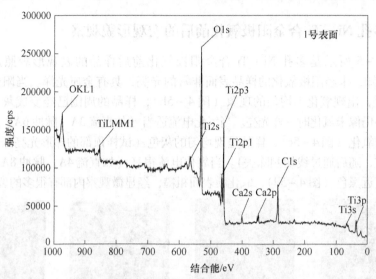

图 4 - 6   1 号样品阳极氧化膜的 XPS 全谱

是 0.2nm/s，所以相对应膜的厚度分别为 0nm、12nm、24nm 和 36nm。在图 4 - 7 中，初始表面的 C1s 元素的峰可以拟合成两个峰。一个峰对应的结合能为 284.6eV，其结合形式为 C ＝ O 及 C—H 键，是吸附碳；另一个峰的结合能为 289.0eV，是碳化物对应的峰，这说明在氧化层中有杂质碳化物的生成。当溅射到一定深度时，C1s 含量减少。

在氧化膜的表面 O1s 可以分为两个峰。结合能在 529.7eV 的峰位，对应着 Ti—O 键，结合能在 531.9eV 的峰位对应于羟基—OH，薄膜表面羟基—OH 的存在与 TiO$_2$ 薄膜的亲水性有关，随着溅射深度的增加，O1s 的含量急剧减少，此时的 O 主要以 Ti 的氧化物形式存在。

在 XPS 图谱中，由于电子的自旋 - 轨道耦合使 Ni2p 能级分解为两个能级，即 Ni2p$_{3/2}$ 和 Ni2p$_{1/2}$，Ni2p$_{3/2}$ 和 Ni2p$_{1/2}$ 的峰位分别在 853.5eV 和 870.9eV。在氧化膜的初始表面，Ni 的含量非常少，随着溅射深度的增加，Ni 含量急剧增加。当溅射 36nm 时，Ni 的含量为 54%，已经达到基体中 Ni 的含量，这说明未经阳极氧化的样品表面氧化膜非常薄。

图 4 - 8 所示是 1 号样品氧化膜中 Ti2p 在不同溅射时间的 XPS 图谱。由于电子的自旋 - 轨道耦合使 Ti2p 能级也分解为 Ti2p$_{3/2}$ 和 Ti2p$_{1/2}$ 两个能级，从图中可以看出，Ti2p 的峰宽比较大，峰形不对称，这意味着氧化膜中 Ti 的化学状态不止一种，为了进一步分析 Ti 的化学状态随氧化膜深度的变化，对 Ti2p 的 XPS 图谱进行分峰拟合。有资料表明，根据钛的氧化程度的不同，会出现不同的价态即 Ti^0、Ti^{2+}、Ti^{3+} 和 Ti^{4+}。其中，Ti^{4+}2p$_{3/2}$ 的峰位是 458.5eV，Ti^{3+}2p$_{3/2}$ 的峰位是 457.2eV，Ti^{2+}2p$_{3/2}$ 的峰位是 454.6eV，Ti^{0}2p$_{3/2}$ 的峰位是 454.0eV，Ti^{4+}2p$_{1/2}$ 的峰位是 464.2eV，Ti^{3+}2p$_{1/2}$ 的峰位是 464.0eV，Ti^{2+}2p$_{1/2}$ 的峰位是 461.2eV，Ti^{0}2p$_{1/2}$ 的峰位是 460.0eV。

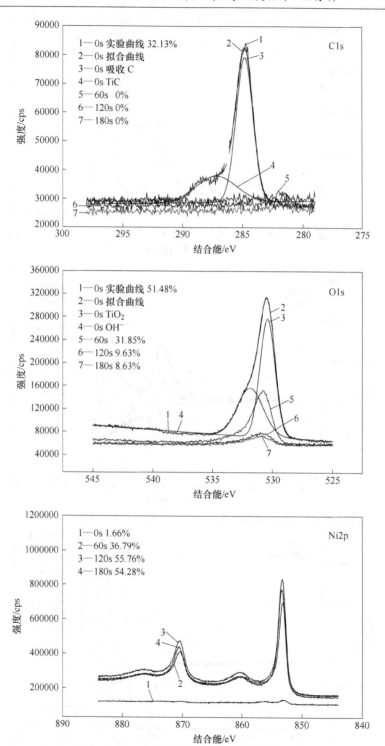

图 4 – 7　1 号样品中 C1s、O1s 和 Ni2p 元素在不同溅射时间的 XPS 图谱

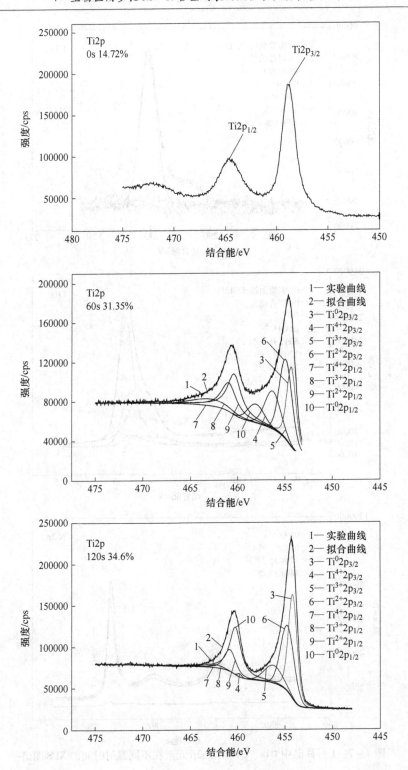

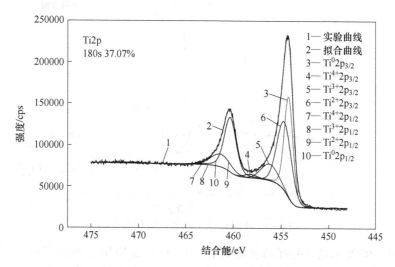

图 4－8　1 号样品中 Ti2p 元素在不同溅射时间的 XPS 图谱

　　表 4－4 是不同溅射时间下，Ti 各种价态的原子百分含量。由表 4－4 可知，氧化膜表面为单一的 TiO_2，随着 XPS 溅射深度的增加，TiO_2 的含量急剧减少，单质 Ti 迅速增加，在氧化膜中还有一定量的 Ti_2O_3 和 TiO，这也说明了多孔 Ni－Ti 合金表面自然形成的氧化膜很薄，氧化不充分。

表 4－4　1 号样品中 Ti 离子不同溅射时间的百分含量

溅射时间/s	溅射深度/nm	含量/at%			
		Ti^{4+}	Ti^{3+}	Ti^{2+}	Ti^0
0	0	100	0	0	0
60	12	11	22.2	36.9	29.9
120	24	0.6	14.7	39.3	45.4
180	36	1.9	12	44	42.1

4.5.2　粉末冶金法制备的多孔 Ni－Ti 合金阳极氧化后表面氧化膜的 XPS 分析

　　图 4－9 所示是粉末冶金法制备的多孔 Ni－Ti 合金阳极氧化后（4 号样品）表面氧化膜的全谱分析。由图 4－9 可知，阳极氧化后合金表面的主要元素有 C、O 和 Ti，还有少量的 P 元素可能来自样品处理过程中的污染。在 XPS 图谱中没有发现 Ni 元素的存在，这是因为阳极氧化的试样表面形成了 Ti 的氧化膜。

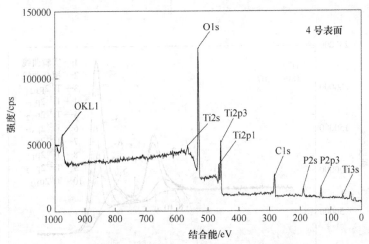

图 4－9　4 号样品阳极氧化膜 XPS 全谱

图 4－10 所示是 4 号样品氧化膜中 C1s、O1s 和 Ni2p 三种元素在不同溅射时间的 XPS 图谱。溅射时间分别为 0s、120s、300s、600s 和 900s。因为离子枪的溅射速度是 0.2nm/s，所以相对应膜的厚度分别为 0nm、24nm、60nm、120nm 和 180nm。在图 4－10 中，C1s 元素的主要峰位在 284.6eV，其结合形式为 C＝O 及 C—H 键，C 元素主要来自样品表面的污染，当溅射到一定深度时，C1s 含量减少。

同未阳极氧化的试样一样，膜表面的 O1s 也可以分为两个峰。结合能在 529.7eV 的峰位，对应着 Ti—O 键，结合能为 531.9eV 的峰位对应于羟基—OH。随着溅射时间的增加，O1s 的相对含量先略微增加然后再减少，这是因为氧化膜表面有吸附 C，使 O 在表面的相对含量减小，当溅射一定深度后，吸附 C 大量减少，所以 O 的相对含量有所增加，但随着溅射深度的继续增加，O 含量降低。同时，O 不再是羟基—OH，而主要以 Ti 的氧化物形式存在。

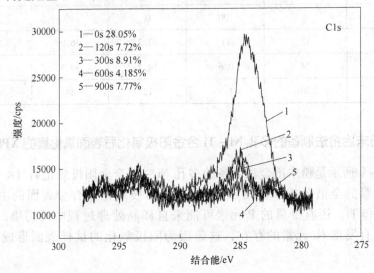

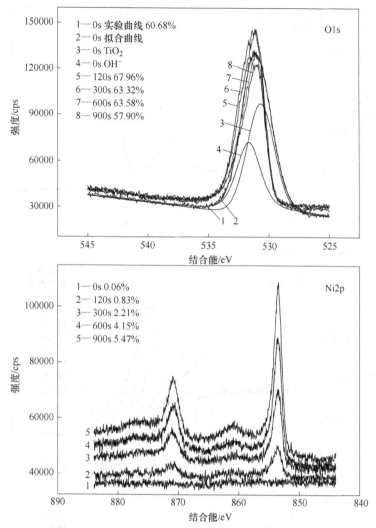

图 4-10 4 号样品中 C1s、O1s 和 Ni2p 元素在不同溅射时间的 XPS 图谱

　　另外，在氧化膜的初始表面，Ni 的含量非常少，随着溅射深度的增加，Ni 含量缓慢增加。当溅射 900s 时，Ni 的含量仅为 5.47%，远小于基体中 Ni 的含量，这说明 Ti 的氧化膜可达到 180nm，远超过未阳极氧化试样表面的氧化膜，在生物医用时能起到抑制 Ni 离子析出的作用。

　　图 4-11 所示是 4 号样品氧化膜中 Ti2p 在不同溅射时间的 XPS 图谱。表 4-5 是不同溅射时间时，Ti 各种价态的百分含量。由图 4-11 和表 4-5 可知，阳极氧化膜表面为单一的 TiO_2，随着溅射深度的增加，TiO_2 的含量减少，并逐渐出现 Ti_2O_3 和 TiO。当膜厚为 60nm 时，出现了单质 Ti，单质 Ti 随着膜厚的增加而增加，这说明内部的氧化越来越不充分。

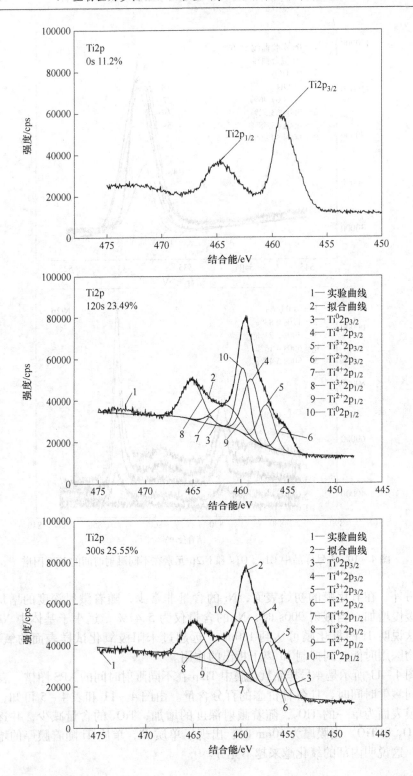

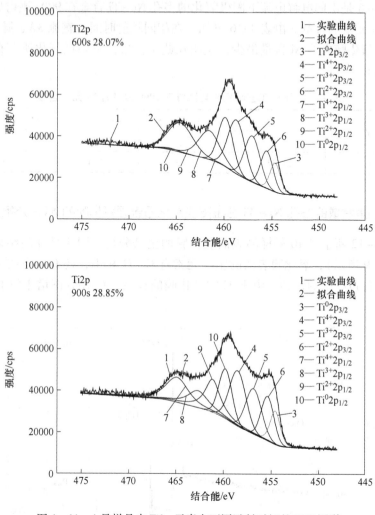

图 4-11　4 号样品中 Ti2p 元素在不同溅射时间的 XPS 图谱

表 4-5　4 号样品中 Ti 离子不同溅射时间的百分含量

溅射时间/s	溅射深度/nm	含量/at%			
		Ti^{4+}	Ti^{3+}	Ti^{2+}	Ti^0
0	0	100	0	0	0
120	24	48.2	33.6	18.2	0
300	60	44.4	31.4	14.5	9.7
600	120	37.6	29.7	19.5	13.2
900	180	35.5	27.8	21.9	14.8

　　表 4 – 6 是不同电解电流下阳极氧化的多孔 Ni – Ti 合金在 900s 溅射后表面氧化膜中 Ni 元素的含量。由表 4 – 6 可知，在相同溅射时间，直流 3A、脉冲 6A 氧化后试样氧化膜内的 Ni 含量最少，说明在此工艺条件下阳极氧化所获得的氧化膜质量最好。

表 4 – 6　不同工艺阳极氧化试样在 900s 溅射后 Ni 元素含量

元　素	样　　品			
	2 号	3 号	4 号	5 号
Ni/at%	21.32	10.5	5.47	9.31

4.5.3　热爆合成的多孔 Ni – Ti 合金阳极氧化后表面氧化膜的 XPS 分析

　　图 4 – 12 所示是 10 号样品表面氧化膜的全谱分析。同 4 号样品结果相类似（如图 4 – 9 所示），氧化膜表面的主要元素有 C、O 和 Ti，还有少量的 P 元素来自样品处理过程中的污染。由于 Ti 的氧化膜的存在，在 XPS 图谱中没有发现 Ni 元素。

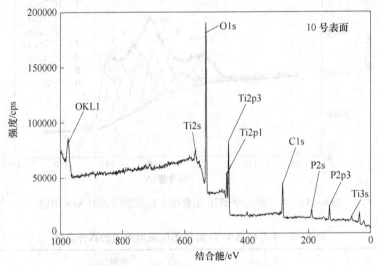

图 4 – 12　10 号样品阳极氧化膜 XPS 全谱

　　图 4 – 13 所示是 10 号样品氧化膜中 C1s、O1s 和 Ni2p 元素在不同溅射时间的 XPS 图谱。与图 4 – 10 相似，氧化膜表面吸附的 C1s 含量较高，之后当溅射到一定深度时 C1s 含量迅速减少。氧化膜表面的 O1s 也可以分为两个峰。结合能为 529.7eV 的峰位，对应着 Ti—O 键，结合能为 531.9eV 的峰位对应于羟基—OH。随着溅射深度的增加，O1s 的含量减少而 Ni2p 的含量增加。

　　在图 4 – 13 和图 4 – 10 中，可以看到当溅射时间为 900s，即溅射深度为

180nm 时，10 号样品氧化膜中 O1s 含量略低于 4 号样品，而 Ni2p 含量高于 4 号样品。这说明 4 号样品的阳极氧化效果要略好于 10 号样品。这是因为用于阳极氧化的热爆样品的孔隙度为 55.3%，平均孔径为 287μm；而粉末冶金样品的孔隙度是 53.2%，平均孔径为 178μm。由于热爆样品的孔隙度较高、平均孔径较大，所以试样内部容纳的硫酸电解液较多。在相同电解电流下，硫酸对膜的溶解能力增加，所以膜的质量相对有所降低。但是总体上相差不多，都好于其他工艺条件下所获得的氧化膜。

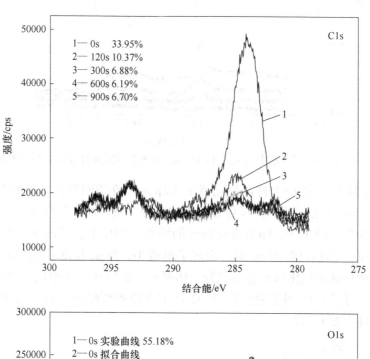

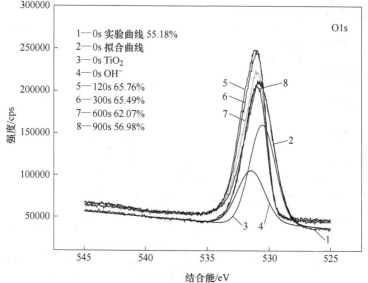

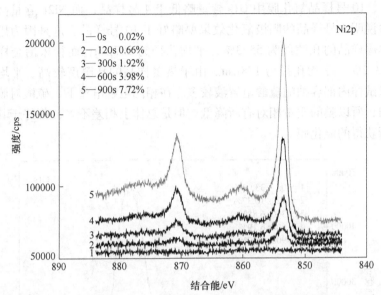

图 4 - 13   10 号样品中 C1s、O1s 和 Ni2p 元素在不同溅射时间的 XPS 图谱

图 4 - 14 所示是 10 号样品氧化膜中 Ti2p 元素在不同溅射时间的 XPS 图谱。表 4 - 7 是不同溅射时间下，Ti 各种价态的百分含量。同 4 号样品一样，阳极氧化膜表面为单一的 TiO_2，随着溅射深度的增加，TiO_2 的含量减少，并逐渐出现 Ti_2O_3 和 TiO。当膜厚为 24nm 时，出现了单质 Ti，单质 Ti 随着膜厚的增加而增加，这说明内部的氧化越来越不充分。热爆样品的氧化膜中单质 Ti 的出现要早于粉末冶金样品，在相同溅射时，单质 Ti 的含量也要略高于粉末冶金样品。但是两者总体上相差不大。

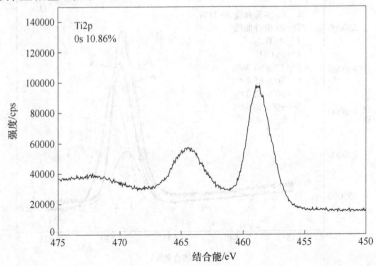

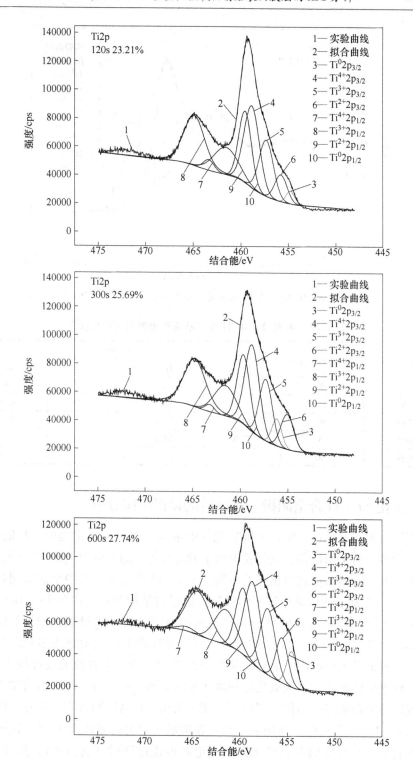

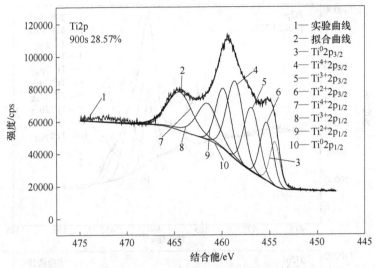

图 4‒14　10 号样品中 Ti2p 元素在不同溅射时间的 XPS 图谱

表 4‒7　10 号样品中 Ti 离子不同溅射时间的百分含量

溅射时间/s	溅射深度/nm	含量/at%			
		Ti^{4+}	Ti^{3+}	Ti^{2+}	Ti^0
0	0	100	0	0	0
120	24	49.7	32.5	13.4	4.4
300	60	45.6	28.9	16.1	9.4
600	120	37.5	30.8	17.9	13.8
900	180	35.9	27.8	20.7	15.6

4.6　多孔 Ni‒Ti 合金阳极氧化前后的显微组织分析

在恒流阳极氧化过程中，阳极氧化的电解电流影响着氧化膜中电场的强度、电解液中各种离子的迁移、氧化膜中离子的迁移等。随着电解电流的不同，氧化后氧化表面的显微结构也有很大的差别。图 4‒15 所示是粉末冶金法所制备的多孔 Ni‒Ti 合金在不同电解电流下阳极氧化的显微结构照片。在图 4‒15a 中未阳极氧化的 1 号试样表面比较平整；在较低的电解电流下阳极氧化时，2 号（图 4‒15b）和 3 号（图 4‒15c）试样表面的氧化膜没有形成明显的多孔结构，这是因为在较低的电解电流下氧化时所释放的热量较少，电解液的腐蚀能力较差。随着电解电流的提高，阳极氧化时释放热量的增加，电解液的腐蚀能力增强，在氧化表面逐渐形成多孔结构。当电解电流为直流 3A、脉冲 6A 时，4 号试样的表面（图 4‒15e）和孔壁上（图 4‒15f）都形成了均匀的多孔 TiO_2 膜，这种多孔结构有利于后续羟基磷灰石的沉降。当电解电流过高时（直流 4A、脉冲 8A），阳极氧化反应大量放热，硫酸的溶解能力更强，5 号试样（图 4 – 15d）表面氧化膜出现部分被溶解现象，膜层变得不连续，这将降低膜层的耐腐蚀性能。

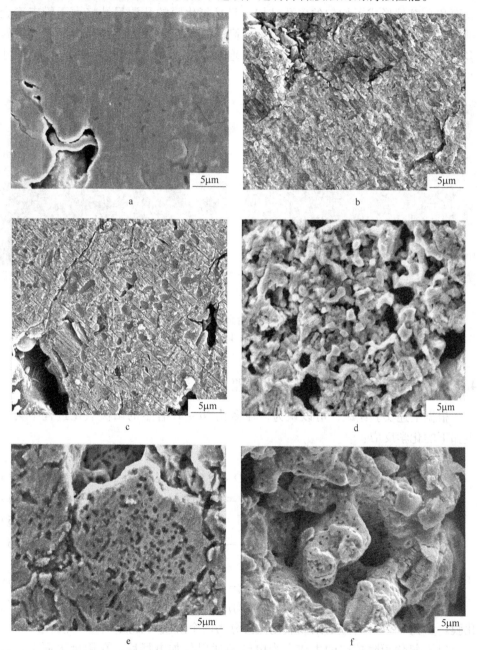

图 4 – 15 不同电解电流阳极氧化后多孔 Ni – Ti 合金的显微组织（SEM）

a—1 号试样的表面；b—2 号试样的表面；c—3 号试样的表面；
d—5 号试样的表面；e—4 号试样的表面；f—4 号试样的孔壁

图 4-16 所示是热爆合成的多孔 Ni-Ti 合金在直流 3A、脉冲 6A 下阳极氧化后试样（10 号）表面和孔壁的显微结构照片。在图 4-16a 和 b 中，试样的表面和孔壁都形成了均匀的多孔结构，只是氧化膜的孔洞尺寸略大于粉末冶金试样的，这是因为热爆样品的孔隙度较高，平均孔径较大，样品内部能容纳较多的电解液。硫酸对氧化膜溶解能力增加，相邻孔洞相互吞并，孔洞尺寸变大。

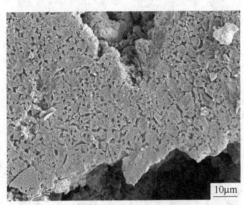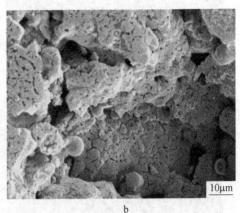

| a | b |

图 4-16 热爆合成多孔 Ni-Ti 合金阳极氧化后的显微组织（SEM）

a—氧化后的表面；b—氧化后的孔壁

4.7 多孔 Ni-Ti 合金阳极氧化机理

根据上述实验结果，可以认为，在多孔 Ni-Ti 合金的阳极氧化过程中会发生如下的化学反应：

阳极区反应：

$$2OH^- \longrightarrow H_2O + [O] + 2e \tag{4-3}$$

$$Ti^{2+} + [O] \longrightarrow TiO + Q \tag{4-4}$$

$$2Ti^{3+} + 3[O] \longrightarrow Ti_2O_3 + Q \tag{4-5}$$

$$Ti^{4+} + 2[O] \longrightarrow TiO_2 + Q \tag{4-6}$$

阴极区反应：

$$2H^+ + 2e \longrightarrow H_2 \uparrow \tag{4-7}$$

在实验中可以观察到阴、阳极表面均产生大量的气泡，阳极表面生成钛的氧化膜。多孔 Ni-Ti 合金的阳极氧化主要分为两个阶段（如图 4-17 所示）：

（1）氧化膜阻挡层的生成。当电解池通以外加电场后，在阳极表面上，钛的氧化物即刻生成，并迅速扩展连成一片，覆盖整个阳极表面，构成氧化物膜。这层氧化膜是致密的阻挡层。阻挡层的形成，使试样的导电性下降，氧化电压迅速上升。阻挡层形成之后，对 Ti 离子和 O 离子的通过产生阻碍作用，Ti 和 O 离子积聚在阻挡层的两侧，形成双电层。阻挡层内侧，即与基体接触的部分是 Ti^{n+}（$n = 2$，3，4）过剩或是 O^{2-} 不足，相当于 n 型半导体；阻挡层外侧是 Ti^{n+} 不足或 O^{2-} 过剩，相当于 p 型半导体。阻挡层的 n – p 接合，使得阴极方向的电流易通过（即阻挡层发挥电解整流作用把阴极方面作为正方向）。氧化膜阻挡层的形成速度和它的空间范围主要取决于离子或电子对这个氧化膜的穿透性。阻挡层的生长主要是 O^{2-} 透过此氧化膜与 Ti^{n+} 反应的结果，新的阻挡层在基体/氧化膜界面上生成。根据前述的电解整流作用，氧化钛膜对阴离子 O^{2-} 穿过此膜通向基体有强烈的阻挡作用，且膜层越厚其阻挡作用越强。但是当电解电流很大时，使得 O^{2-} 离子能克服此阻挡作用，通向基体，并在基体/氧化膜界面上不断地生长成新的阻挡层，只要阻挡层的整流作用不足以大到能抵消外加电场作用，则 O^{2-} 就会源源不断地通过阻挡层侵入基体表面并与 Ti^{n+} 反应，使阻挡层厚度不断地增加。但阻挡层厚度的增加又会使得其整流作用不断加强，直到阻挡层厚到一定程度，其整流作用足以抵消外加电场作用达到平衡，阻挡层不再加厚。

（2）氧化膜多孔层的形成。由于阻挡层的电阻较大，所以其承受的电压很大，加上阻挡层在形成过程中有一些缺陷，表面有微观起伏，导致电流密度分布不均，在阻挡层较薄弱处和电流密度较大处，膜层被击穿。新鲜的膜层或基体暴露在硫酸溶液中，硫酸溶液对其产生化学溶解作用，使得膜层薄弱处出现了小凹坑。膜层表面凹凸不平，而萌生孔的位置便是这些小凹坑处，电流主要集中在萌生孔的位置，局部电场强度增强，使 O^{2-} 离子能穿过阻挡层，在基体/氧化膜界面生成新的氧化物，使膜层增厚。

随着氧化膜的进一步增厚，氧化膜外表面局部过热，从而使氧化膜外表面局部区域溶解速度增大，形成微孔。微孔形成以后，电场分布不均匀，在微孔的尖端处形成很强的电场集中，因此在微孔的尖端处氧化膜溶解速度加强，形成小孔，随着时间的延长，膜孔周围被溶解的膜层更多，膜孔孔径增大，阻挡型氧化膜就逐渐向多孔型转变。当氧化膜的溶解速度等于其增长速度时，膜层厚度稳定。

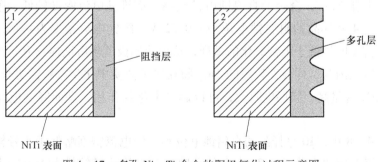

图 4 – 17 多孔 Ni – Ti 合金的阳极氧化过程示意图

4.8　多孔 Ni – Ti 合金阳极氧化前后的电化学行为

　　将阳极氧化前、后的多孔 Ni – Ti 形状记忆合金浸泡在 0.9% 的生理盐水中，进行电位极化实验来观察阳极氧化前、后多孔 Ni – Ti 合金的耐腐蚀性能。由于多孔 Ni – Ti 合金具有复杂的孔隙结构，其真实面积很大，难以精确计算，计算电流密度仅取其名义面积 $1cm^2$。图 4 – 18 所示是多孔 Ni – Ti 合金在生理盐水中的极化曲线。

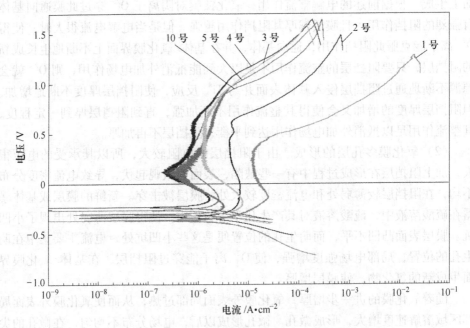

图 4 – 18　多孔 Ni – Ti 合金在生理盐水中的极化曲线

　　由图 4 – 18 可知，阳极氧化前、后的多孔 Ni – Ti 形状记忆合金在生理盐水中都出现了明显的钝化现象。它们的自腐蚀电位和维钝电流密度见表 4 – 8。阳极氧化后的多孔 Ni – Ti 合金的自腐蚀电位较高，而维钝电流密度较低。阳极氧化效果最佳的 4 号样品的自腐蚀电位为 – 0.223V，维钝电流密度为 $0.8\mu A/cm^{-2}$，维钝电流密度明显低于未被氧化的试样，这说明阳极氧化后试样具有较高的耐腐蚀性能。这是因为试样表面较厚的 TiO_2 膜在腐蚀介质中化学溶解需更长的时间，膜层中 TiO_2 含量高，膜层电阻大，可以起到电绝缘作用，进而降低电化学腐蚀倾向。

　　在表 4 – 8 中，10 号样品的自腐蚀电位和维钝电流密度略低于 4 号样品。这是因为热爆合成的多孔 Ni – Ti 合金的孔隙度和平均孔径较粉末冶金的大，同样在直流 3A、脉冲 6A 阳极氧化时，前者氧化膜略薄于后者，所以其耐腐蚀性能轻微下降。但都高于其他阳极氧化试样的耐腐蚀性能，这是因为低电解电流氧化后试样（如 2 号和 3 号）表面的氧化膜较薄，而高电解电流得到试样（如 5 号）表面氧化膜存在很多大的裂纹和缺陷。

表 4 – 8　阳极氧化后多孔 Ni – Ti 合金的极化参数

序　号	自腐蚀电位/V	维钝电流密度/$\mu A \cdot cm^{-2}$
1 号	– 0.364	12.6
2 号	– 0.328	4.3
3 号	– 0.316	1.3
4 号	– 0.223	0.8
5 号	– 0.295	1.8
10 号	– 0.258	1.2

对于多孔 Ni – Ti 合金，由于孔隙的存在，介质会进入到合金内部，由于孔径较小，介质流动困难，造成腐蚀速率的增大，同时孔隙内的介质会产生酸化或缺氧而形成腐蚀的"自催化作用"，局部的滞留使得多孔 TiNi 合金具有缝隙腐蚀的敏感性，从而易于发生缝隙腐蚀。另外，复杂的连通的多孔结构以及暴露在腐蚀介质中的极大的表面积都增加了多孔 Ni – Ti 合金的腐蚀途径，导致钝化膜的破坏。

4.9　多孔 Ni – Ti 合金阳极氧化后 Ni 离子的释放行为

图 4 – 19 所示是阳极氧化前后的多孔 Ni – Ti 合金在模拟体液中 Ni 的释放速率。由图 4 – 19 可知，刚开始时 Ni 的释放速率非常快，随着浸入时间的增加，Ni 释放速率逐渐减慢，至浸泡的后期，溶出速度都达到平稳且处于比较低的水平。模拟体液对多孔 Ni – Ti 合金具有缓蚀作用，溶液中的 SO_4^{2-} 和葡萄糖都会降低溶液对多孔 Ni – Ti 合金的侵蚀性，从而降低 Ni 释放的速率。

在图 4 – 19 中，粉末冶金和热爆试样阳极氧化后的 Ni 释放速度相接近，都比未氧化的试样慢，这是因为试样表面形成一定厚度的氧化膜，这层膜对基体具有一定的保护作用，能够阻碍 Ni 离子的溶解和析出。其作用的大小与氧化膜的致密程度、稳定性和氧化膜厚度有关。阳极氧化后的试样仍有部分的 Ni 释放出来，这是由于阳极氧化所形成的氧化膜还存在一定的孔洞和裂纹，模拟体液仍能从部分区域接触到新鲜的表面，产生 Ni 的溶出。

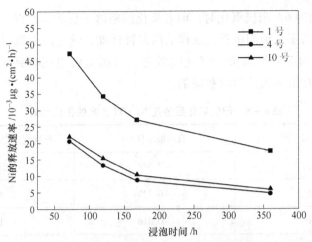

图 4-19 阳极氧化前后多孔 Ni-Ti 合金在模拟体液中 Ni 的释放速率

4.10 多孔 Ni-Ti 合金阳极氧化后沉积羟基磷灰石分析

为了更好地抑制多孔 Ni-Ti 合金中 Ni 的溶出，将阳极氧化后试样浸泡在模拟人工体液中，在氧化膜的表面沉积羟基磷灰石。羟基磷灰石（$Ca_{10}(PO_4)_6$ $(OH)_2$），简称 HAP 或 HA，其组成接近生物体的骨组织的无机成分，具有非常好的生物相容性。表面具有羟基磷灰石涂层的金属材料植入人体后，与生物环境相作用表面层会溶解，然后在表面重新沉淀一层类骨磷灰石，其成分和结构都与天然骨组织十分类似。新骨不但生长在骨组织表面，也在 HA 表面生成，即形成双向生长。这种生长方式加快了新骨生长的速度，并促使植入体与骨组织之间形成直接的化学键性结合，有利于植入体早期稳定，缩短手术后的愈合期[5]。

4.10.1 沉积羟基磷灰石后试样表面的 XPS 分析

图 4-20 和图 4-22 分别是 14 号和 15 号样品表面膜层的全谱分析。在图中可以看到阳极氧化后沉积羟基磷灰石的多孔 Ni-Ti 合金的表面主要有 C、O、P、Ca、Ti 五种元素。其中 Ca 和 P 元素主要来自模拟体液，在表面膜层中没有发现 Ni 元素。

图 4-21 和图 4-23 是 14 号和 15 号样品表面膜层组成的深度剖析曲线。由图可知 C1s、O1s、Ti2p、Ni2p、P2p 和 Ca2p 的原子数分数与溅射时间的关系。随着溅射时间的增加，C1s、O1s、P2p 和 Ca2p 含量降低，而 Ti2p、Ni2p 的含量增加。当溅射 10s 后，14 号和 15 号样品表面膜层中 Ca、P、O、Ti 的含量分别为 13.02：8.15：56.31：6.77 和 14.10：8.66：55.38：7.30。XPS 分析表明沉积羟基磷灰石多孔 Ni-Ti 合金的表面膜层仍含有少量的 Ti 元素，这说明在模拟体液中浸泡 15 天的试样表面尚有少量的 TiO_2 膜裸露。如去除 TiO_2 中所需的 O 含量，Ca、P、O 的原子百分比分别为 1.6：1：5.2 和 1.63：1：4.71。羟基磷灰石的化学组成为 HA

$(Ca_{10}(PO_4)_6(OH)_2)$，其中 Ca、P 和 O 的原子百分比为 1.67:1:4.33。实验所得的结果与其相接近，这说明试样表面确实形成了羟基磷灰石层。

当溅射时间为 2410s 时，14 号和 15 号样品中 Ni 的含量分别为 8.5% 和 10.5%，O 含量分别为 50.4% 和 45.7%，前者的 Ni 含量低而 O 含量较高。这也进一步说明粉末冶金样品的氧化膜较厚，在相同溅射深度时 Ni 含量较低。但从总体上来说，14 号和 15 号样品膜层中元素的组成相差不大，在模拟体液中均形成了良好的羟基磷灰石沉积，膜层厚度大约在 480nm 左右，高于阳极氧化所得到的氧化膜 180nm，在生物医用时能有效抑制 Ni 离子的溶出。

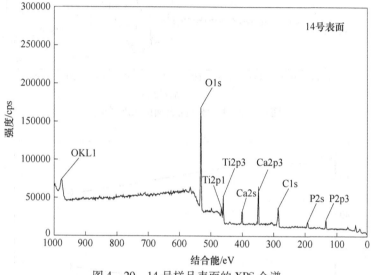

图 4-20 14 号样品表面的 XPS 全谱

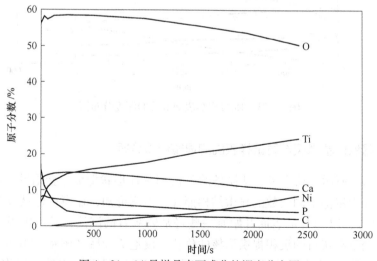

图 4-21 14 号样品表面成分的深度分布图

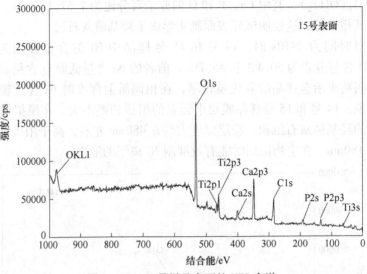

图 4 - 22   15 号样品表面的 XPS 全谱

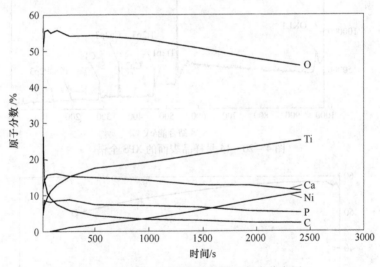

图 4 - 23   15 号样品表面成分的深度分布图

4.10.2 沉积羟基磷灰石后试样表面的显微组织分析

图 4 - 24 所示是粉末冶金法制备的多孔 Ni－Ti 形状记忆合金阳极氧化后在模拟人工体液中浸泡不同天数的显微结构照片。由图可知，在模拟体液浸泡 3 天后（图 4 - 24a），12 号样品表面开始有一些羟基磷灰石的沉淀，其中阳极氧化形成的微孔为羟基磷灰石的沉积提供形核的位置。浸泡 7 天后（图 4 - 24b），13 号样品表面已经形成了较多的羟基磷灰石，但是 HA 涂层不够连续。浸泡 15 天后

（图 4 – 24c），14 号样品表面已经形成了一层很厚而且均匀连续的 HA 涂层。

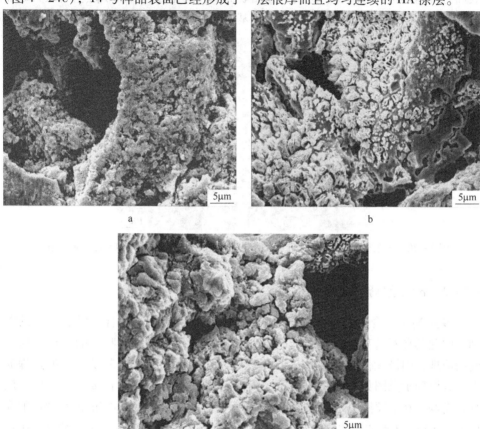

图 4 – 24 阳极氧化后多孔 Ni – Ti 合金在人工体液中浸泡不同天数的显微组织

a—3 天；b—7 天；c—15 天

图 4 – 25 所示是热爆合成的多孔 Ni – Ti 形状记忆合金阳极氧化后在模拟人工体液中浸泡 15 天的显微结构照片。图 4 – 25 和图 4 – 24c 相似，15 号样品表面也形成了均匀连续的羟基磷灰石涂层，这有利于抑制 Ni 离子的溶出。

图 4 – 26 所示是未经阳极氧化的多孔 Ni – Ti 形状记忆合金在模拟人工体液中浸泡 15 天后的显微结构照片。在图 4 – 26 中，并没有发现 16 号样品

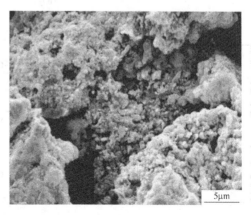

图 4 – 25 15 号样品的组织（SEM）

表面有羟基磷灰石的沉积，这说明样品表面阳极氧化处理对沉积羟基磷灰石是非常重要的，阳极氧化所形成的微孔为羟基磷灰石的沉积提供形核位置。

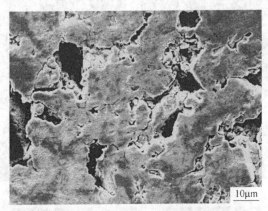

图 4 - 26　未阳极氧化的多孔 Ni - Ti 合金在模拟人工体液中浸泡 15 天后显微组织

4.10.3　表面羟基磷灰石形成机理

多孔 Ni - Ti 合金由于基体与致密 Ni - Ti 合金或者是 Ti 合金没有太大的差别，因此其羟基磷灰石的形成机理与 Ti 合金也大致相同。借鉴文献 [16] 所提到的原理，阳极氧化的多孔 Ni - Ti 形状记忆合金表面形成羟基磷灰石的过程如下，其原理示意图如图 4 - 27 所示。阳极氧化时多孔 Ni - Ti 合金表面形成一层 TiO_2 薄膜，在电解液中薄膜表面形成 Ti - OH 官能团。Ti - OH 官能团在随后的模拟人工体液中不断吸附 Ca^{2+} 离子和 HPO_4^{-} 离子，并在阳极氧化所形成的微孔中逐渐形核并长大。最终在试样表面形成了连续的羟基磷灰石层，其反应方程式如下：

$$Ca^{2+} + HPO_4^{2-} + OH^- \longrightarrow Ca_5(PO_4)_3OH \downarrow + H_2O \qquad (4-8)$$

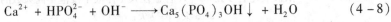

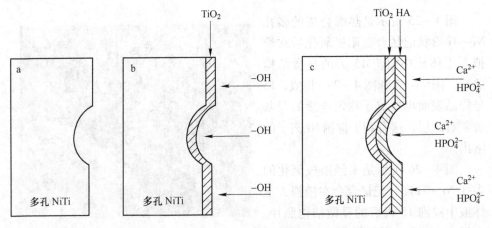

图 4 - 27　阳极氧化后多孔 Ni - Ti 合金表面羟基磷灰石的形成机理示意图

4.10.4　沉积羟基磷灰石后试样电化学分析

体液是一种含有各种有机酸、蛋白质、碱金属盐类的电解质溶液，为动态的含蛋白质的氧化环境，因此多孔 Ni–Ti 合金植入人体后的耐腐蚀性大大降低。由于氧化膜不是完全封闭的，存在着细微的孔隙，当放入腐蚀性的模拟体液中，这些孔隙处首先被腐蚀。因为基体比氧化膜更容易被腐蚀，所以当腐蚀进行到基体时，可以将与膜连接的基体腐蚀掉，使膜悬空产生内应力，并进一步产生裂纹，另外，腐蚀介质的流动促进了这些裂纹膜面的脱落从而产生腐蚀坑。要进一步提高多孔 Ni–Ti 合金的耐腐蚀性能，除了使钛材表面的氧化膜更均匀、致密，还可以在表面沉积羟基磷灰石。图 4–28 所示是在模拟体液中沉积羟基磷灰石的多孔 Ni–Ti 合金的极化曲线。它们的自腐蚀电位和维钝电流密度见表 4–9。其中，自腐蚀电位比较接近，而维钝电流密度随着随浸泡时间的增加而减小，这是因为样品表面的羟基磷灰石层逐渐增厚而且变得连续。比较表 4–8 和表 4–9 可知，阳极氧化后沉积羟基磷灰石样品的维钝电流密度都比未沉积羟基磷灰石的低，这说明样品的耐腐蚀性能提高。

在表 4–9 中，15 号样品维钝电流密度略高于 14 号样品。这是因为热爆合成的多孔 Ni–Ti 合金的孔隙度和平均孔径较粉末冶金的略大，腐蚀介质在合金内部滞留，增加多孔 Ni–Ti 合金具有缝隙腐蚀的敏感性，从而易于发生缝隙腐蚀，导致钝化膜的破坏。但是两者相差不大，都具有良好的耐腐蚀性能。

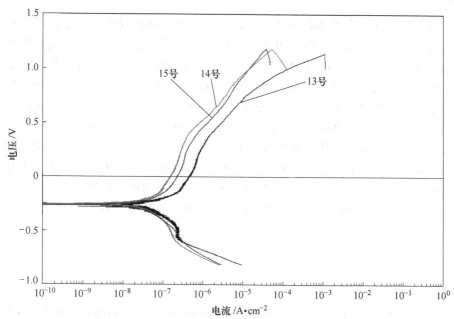

图 4–28　沉积羟基磷灰石后的多孔 Ni–Ti 合金在生理盐水中的极化曲线

表 4 - 9   阳极氧化后沉积羟基磷灰石的多孔 Ni - Ti 合金的极化参数

序　号	自腐蚀电位/V	维钝电流密度/$\mu A \cdot cm^{-2}$
13 号	- 0.251	0.68
14 号	- 0.258	0.26
15 号	- 0.3	0.35

4.10.5　沉积羟基磷灰石后 Ni 离子的释放行为

由于设备精度的原因，阳极氧化后沉积 15 天羟基磷灰石的多孔 Ni - Ti 合金在模拟体液中浸泡 360h 内无法探测到 Ni 离子含量，直到 720h 后溶液才有微量的 Ni 出现（720h Ni 的释放总量大约 7μg，其单位面积 Ni 的释放量为 0.7$\mu g/cm^2$），这说明具有 HA 涂层的多孔 Ni - Ti 合金中 Ni 的释放量非常小，能成功地抑制合金表面 Ni 的溶出。

如果羟基磷灰石是致密而连续的，多孔 Ni - Ti 合金 Ni 的释放行为就应该被完全的抑制。但是在本实验中仍有微量的 Ni 溶出，这是因为多孔 Ni - Ti 合金内部存在大量的孔隙，孔隙尺寸相差较大，当孔隙较小时，Ca^{2+} 和 HPO_4^{2-} 离子就无法进入到孔隙内部形成羟基磷灰石层，这些孔洞仍可能有 Ni 溶出。另外，由于基体和羟基磷灰石的线膨胀系数有差异，虽然实验过程中尽可能保持温度场均匀，但可能使涂层的一些部分出现裂纹，由此造成新鲜表面出现，导致 Ni 的释放。

事实上，Ni 是人体必需的微量元素之一，是金属酶或者金属蛋白的一种辅助结构成分。Ni 可通过肺脏、进食和皮肤进入人体。每天每人通过进食的平均 Ni 含量在 150mg，也可以增加到 900mg[17]。食物中只有 1% 的 Ni 被肠吸收，引入水中 25% Ni 能被吸收。有关人体组织的 Ni 含量报道有很大的差异。通常接受每公斤干重人体组织的正常 Ni 含量值为：肺 173mg/kg、肾 62mg/kg、心 54mg/kg、肝 50mg/kg、脑 44mg/kg、脾 37mg/kg、胰 34mg/kg[16]。根据上述 Ni 释放结果可知，沉积羟基磷灰石后多孔 Ni - Ti 合金中 Ni 的释放量为 0.7$\mu g/cm^2$，如果人体的植入物为 100cm^2，那么植入物的 Ni 的释放量大约为 70μg，远低于人体每天通过食物摄取的 Ni 含量。虽然 Ni 的释放量容易受到植入物的形状、流动环和 pH 值等影响，但是通过估算可以作为 Ni 敏感测试的参考，为病人的安全提供可靠的数据。

参 考 文 献

[1] Barrett R D, Bishara S E, Quinn J K. Biodegradation of orthodontic appliances Part I：Biodegra-
dation of nickel and chromium in vitro ［J］. American Journal of Orthodontics and Dentofacial

Orthopedics, 1993, 103 (1): 8~14.

[2] Greig D G. Contact dermatitis reaction to a metal buckle on a cervical headgear [J]. British Dental Journal, 1983, 155 (1): 61~62.

[3] Dunlap C L, Vincent S K, Barker B F. Allergic reaction to orthodontic wire: report of case [J]. The Journal of the American Dental Association, 1989, 118 (4): 449~450.

[4] Firstov G S, Vitchev H, Kumar H, et al. Surface oxidation of NiTi shape memory alloy [J]. Biomaterials, 2002, 23 (24): 4863~4871.

[5] Green S M, Grant D M, Wood J V. XPS characterization of surface modified Ni – Ti shape memory alloy [J]. Materials Science & Engineering A, 1997, 224 (1~2): 21~26.

[6] Filip P, Lausmaa J, Musialek J, et al. Structure and surface of TiNi human implants [J]. Biomaterials, 2001, 22 (15): 2131~2138.

[7] Villermaux F, Tabrizian M, Yahia L H, et al. Excimer laser treatment of NiTi shape memory alloy biomaterials [J]. Applied Surface Science, 1997, 109 (1): 62~66.

[8] 焦玉恒, 陈晓明, 许传波, 等. 羟基磷灰石/生物玻璃复合涂层的研究 [J]. 功能材料, 2004, 35 (1): 116~121.

[9] Chou B Y, Chang E. Plasma – sprayed hydroxyapatite coating on titanium alloy with ZrO_2 second phase and ZrO_2 intermediate layer [J]. Surface and Coatings Technology, 2002, 153 (1): 84~92.

[10] Choi J M, Kim H E, Lee I S. Ion – beam – assisted deposition (IBAD) of hydroxyapatite coating layer on Ti – based metal substrate [J]. Biomaterials, 2000, 21 (5): 469~473.

[11] Montenero A, Gnappi G, Ferrari F, et al. Sol – gel derived hydroxyapatite coatings on titanium substrate [J]. Journal of Materials Science, 2000, 35 (11): 2791~2797.

[12] 王平, 魏晓伟. 活塞阳极氧化表面气泡形成的机理及影响 [J]. 材料保护, 2005, 38 (10): 54~57.

[13] Young L. Temperature rise during formation of anodic oxide films [J]. Trans Faraday Soc, 1957, 51 (2): 229~233.

[14] Yahalom J, Zahavi J. Electrolytic breakdown crystallization of anodic oxide films on Al, Ta and Ti [J]. Electrochimica Acta, 1970, 15 (9): 1429~1435.

[15] Yahalom J, Zahavi J. Experimental evaluation of some electrolytic breakdown hypotheses [J]. Electrochimica Acta, 1971, 16 (5): 603~607.

[16] Chen M F, Yang X J, Liu Y, et al. Study on the formation of an apatite layer on NiTi shape memory alloy using a chemical treatment method [J]. Surface and Coatings Technology, 2003, 173 (2): 229~234.

[17] 郑玉峰, 赵连城. 生物医用镍钛合金 [M]. 北京: 科学出版社, 2004.

5 基于人工神经网络的多孔 Ni – Ti 合金生物力学性能的预测

5.1 引言

多孔 Ni – Ti 形状记忆合金因其独特的三维网状开孔结构和良好的生物力学性能而广泛应用于生物医学领域。其中，压缩强度和弹性模量是影响生物力学相容性的两个重要的性能指标。通常情况下，如果植入物和骨组织之间的强度和弹性模量不相匹配将造成植入物和骨组织界面处的"应力屏蔽"和相对运动。具有较高力学性能和弹性模量的植入物会影响周围组织，因为植入物承担了绝大部分的外力，使周围的骨组织发生骨质疏松、骨吸收等问题，同时影响了伤口的愈合。因此，选择具有恰当压缩强度和弹性模量的植入物是十分重要的。根据第 3 章所述内容可知，通过控制化学反应的参数可以调整反应产物的力学性能，因此建立起反应参数和热爆产物性能之间的数学模型，预测不同工艺条件下热爆产物的性能是有必要的，可以为实际应用提供一定的依据。

人工神经网络（ANN）是 20 世纪 80 年代末开始迅速发展的一门非线性科学，它是在现代神经科学研究成果的基础上，对生物神经系统的结构和功能进行数学抽象、简化和模仿而逐步发展起来的一种新型信息处理和计算系统[1~3]，现已广泛应用于经济、机器人和自动控制、军事、医疗、化学等领域，并取得了许多成果。人工神经网络具有以下一些特点[4~6]：

(1) 人工神经网络是一个广泛连接的巨型复杂系统。

(2) 人工神经网络具有并行结构和并行处理机制。

(3) 人工神经网络的分布式结构使其具有和人脑一样的容错性和联想能力。

人工神经网络的发展为材料科学工作者提供了一个全新的知识获取和处理手段。与传统的信息和数据处理方法相比，人工神经网络能将分布存储的信息进行并行协同处理，这是一个非线性动力学过程，在处理复杂的多维非线性问题方面具有十分明显的优势。人工神经网络这种自学习、高容错、高度非线性描述能力特别适应于热爆这种在高温状态下反应过程复杂、边界条件不易确定，难以对整个系统过程进行定量描述的过程。本章以热爆反应为例，基于人工神经网络建立热爆反应参数和热爆产物力学性能的映射模型，预测不同工艺参数下热爆产物的力学性能。

5.2 BP 神经网络概述

5.2.1 BP 神经元结构

形式神经元模型是生物神经元的抽象与模拟，其结构如图 5 – 1 所示。它是一个多输入单输出的非线性阈值器件。其中，x_1，x_2，$\cdots$，x_n 表示某一神经元的 n 个输入；W_{ij} 表示第 i 个神经元与第 j 个神经元的连接强度，其值为权值；θ_j 表示第 j 个神经元的阈值；y_j 表示第 j 个神经元的输出，其值为：

$$y_j = f(\sum_{i=1}^{n} W_{ij}x_i - \theta_j) \tag{5 – 1}$$

其中，$f(x)$ 是表示神经元输入 – 输出关系的函数，称为激活函数。常用的激活函数有三种形式：阈值型、S 型和伪线型。这里采用 S 型函数（如图 5 – 2 所示）。

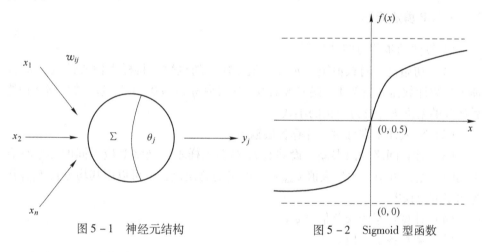

图 5 – 1 神经元结构   图 5 – 2 Sigmoid 型函数

5.2.2 BP 神经网络的结构

以 BP 算法为基础建立的 BP 网络即误差反向传播的前馈型网络，是有教师指导的多层网络模型[7,8]。学习过程由信号的正向传播与误差的反向传播两个过程组成。正向传播时，输入样本从输入层传入，经各隐层逐层处理后，传向输出层。若输出层的实际输出与期望的输出（教师信号）不符，则转入误差的反向传播阶段。误差反传是将输出误差以某种形式通过隐层向输入层逐层反传、并将误差分摊给各层的所有单元，从而获得各层单元的误差信号，此误差信号即作为修正各单元权值的依据。这种信号正向传播与误差反向传播的各层权值调整过程，是周而复始地进行的。权值不断调整的过程，也就是网络的学习训练过程。此过程一直进行到网络输出的误差减少到可接受的程度，或进行到预先设定的学习次数为止。Hecht – Nielsen 法则表明，任何矢量函数都能通过一个适当的三层神经元网络来表示，一个典型的三层 BP 网络的拓扑结构如图 5 – 3 所示。

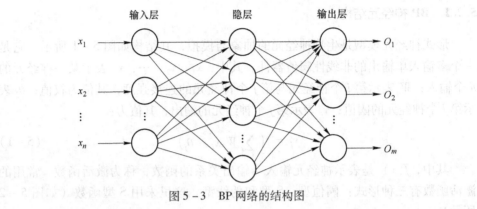

图 5 – 3　BP 网络的结构图

5.2.3　BP 算法流程

BP 算法的步骤可归纳如下[9,10]：

（1）初始化。对权值矩阵 w 和阈值 q 赋予随机数，将样本模式计数器 m 和训练次数计数器 n 置为 1，误差 E 置 0，学习率 η 设为 0 ~ 1 间的小数，网络训练后达到的精度 E_{min} 设为一正的小数。

（2）输入样本训练对，计算各层输出。

（3）计算网络输出误差。设共有 m 对训练样本，网络对应不同的样本具有不同的误差，可用其中最大值 E_{max} 代表网络的总误差，也可以用其均方根 E_{RME} 作为网络的总误差。

（4）计算各层的误差信号 φ。

（5）调整各层权值。

（6）检查是否对所有样本完成一次轮训，若 $m < M$，计数器 m、n 增加 1，返回步骤（2），否则转步骤（7）。

（7）检查网络总误差是否达到精度要求，若 $E < E_{min}$，训练结束，否则 E 置 0、m 置 1，返回步骤（2）。

从以上步骤可以看出，每输入一个样本，都要回传误差并调整权值，这种对每个样本轮训的权值调整方法又称为单样本训练。

5.2.4　BP 网络的不足与改进

比起早期的神经网络，BP 网络无论在网络理论还是网络性能方面都更加成熟。其突出的优点就是具有很强的非线性映射能力和柔性的网络结构。网络的中间层数、各层的处理单元数及网络学习系数可根据情况任意设定，并且由于结构的差异其性能也有所不同。将 BP 算法用于具有非线性转移函数的三层前馈网，可以任意精度逼近任何非线性函数，这一非凡的优势使多层前馈网络得到越来越广泛的应用。但是，BP 网络并不是一个十分完善的网络，它存在以下一些主要缺陷[10,11]：

（1）易形成局部极小而得不到全局最优。

（2）训练次数多使得学习效率低，收敛速度慢，即使一个比较简单的问题，也需要几百次甚至上千次的学习才能收敛。

（3）网络隐含层节点的选取缺乏理论指导，通常是根据经验确定。因此网络往往有很大的冗余性，无形中也增加了网络学习的时间。

（4）训练时学习新样本有遗忘旧样本的趋势。

针对上述问题，国内外已提出不少有效的改进算法。下面介绍几种常用改进方法[12~15]。

（1）变步长算法。BP 神经网络训练时常会出现收敛慢、振荡和陷入局部极小问题，改进算法是采用引入动量项的自适应变步长来调整学习率。自适应变步长算法和常规 BP 算法的主要区别在于学习步长 λ 随误差曲面的变化而变化。BP 神经网络逼近误差曲面的梯度变化是不均匀的，$D(k) = \eta(k)E/\eta(k-1)w(k)$（$E$ 是输出层的输出与期望输出的误差），在不同的位置大小不同，如果采用固定的步长 λ，当 λ 较小时，在误差曲面较平坦的区域，网络收敛较慢，当步长 λ 较大时，则会在峡谷区域引起振荡。自适应变步长算法正是针对步长的缺陷提出来的。这种算法以进化论中的进退法为理论基础，即连续两次观测训练的误差值，如果误差下降，则增大学习率；若误差的反弹保持在一定的范围内，则固定步长；若误差的反弹超过一定的限度，则减小学习率。学习率的调整可用式（5-2）进行描述：

$$W(k+1) = W(k) + \eta(k)[1 - \alpha D(k) + \alpha D(k-1)] \qquad (5-2)$$

式中，$\eta(k)$ 为 k 时刻的学习率；α 为动量因子，用来抑制振荡。$\eta(k-1)$ 为 $k-1$ 时刻学习率的函数，$\eta(k) = \varepsilon\lambda\eta(k-1)$，$\varepsilon \in [0, 1]$，$\lambda = \mathrm{sgn}[D(k)D(k-1)]$。

（2）误差函数的改进。根据 ANN 原理，当 $f'(x) \to 0$ 时，$F \to 0$，这使得权重调节 $\Delta W \to 0$，意味着调节变缓，在误差反传调整时，将输出层误差函数加以改进，由式（5-3）变为式（5-4），则可避免训练过程中由 $f'(x) \to 0$ 造成的网络麻痹现象。

$$F_i^k = f'(x)(C_i^k - C_i^{k^*}) \qquad (5-3)$$

$$F_i^k = [f'(x) + 0.1](C_i^k - C_i^{k^*}) \qquad (5-4)$$

式中，$f'(x) = \left(\dfrac{1}{1+e^{-x}}\right)\left(1 - \dfrac{1}{1+e^{-x}}\right)$；$C_i^k$ 为输出层的输出；$C_i^{k^*}$ 为输出层的期望输出。

（3）BP 算法的修正。于洪梅等人[16] 对标准 Sigmoid 函数进行修改，提出如下新的活化函数：

$$f(x) = \frac{1}{1 + \exp\left(\dfrac{-X_i}{T}\right)} \quad (i = 1,2,3,\cdots,n) \tag{5-5}$$

式中，T 为 ANN 温度，决定节点运算的操作非线性程度（增益）。T 值的大小对 S 函数图形影响很大，T 值越大，S 函数图形陡度越小。

（4）权值的初始化和学习样本的预处理。T. Denoeux 等人[17] 提出一种基于典型值的初始化方法，这种方法利用样本集中的一些典型值，对输入向量作了一些变换，使得样本输入落在一个球面上，从而使网络能够选取合理的初始值。高峰[18]针对双曲正切作用函数提出基于敏感区分布网络初始化的方法，目的是设法使网络处于一个良好的初始状态。冯伟[19] 等人提出使用遗传优化算法和模拟退火方法进行权值的初始化。

（5）学习率的选择。选取合适的学习率 η、动量因子 α 可以加速网络收敛而又不引起网络振荡。一般在训练初期采用较大的学习率以加快收敛，训练后期则减小学习率以防止网络振荡或出现局部极小。

（6）新的网络评价标准。针对网络中的过拟合及过训练问题，出现了新的网络评价标准——逼近度与逼近误差概念，该概念综合考虑了训练集和监控集的影响，既保证了学习的稳定又使网络有较好的预测性。

5.3 利用 MATLAB 设计 BP 网络

在现代高新技术的发展过程中，人工神经网络的应用越来越广泛。然而，无论 ANN 应用在何方面，当利用它对应用领域进行分析和设计时，都会涉及大量有关数值计算的问题。这其中既包括一般的矩阵计算问题，如微分方法求解、优化问题等，也包括许多模式的正交化、最小二乘法处理和极大极小匹配等求解过程。利用传统的计算机方法对神经网络应用系统进行仿真和辅助设计过程烦琐，容易出错。于是，基于图形用户界面的 MATLAB 软件包越来越受到人们的青睐，为科技工程人员带来了巨大的便利。本文就是应用 MATLAB 7.0 神经网络工具箱编程建立模型。下面简要介绍 BP 神经网络的 MATLAB 实现，建立神经网络模型。

（1）BP 神经网络的初始化。在训练前馈神经网络之前，我们必须设置权值和阈值的初始值。当我们使用函数 *newff* 创建前馈神经网络后，网络会自动地初始化权值和阈值，缺省值都是 0。如果要设置这些初始值，可以使用函数 *init*（），命令格式为：

$$net = init(net)$$

函数 *init*（） 会根据网络初始化函数以及它的参数值来设置网络权值和阈值

的初始值，它们分别由参数 *net initFun* 和 *net initParam* 表示。对 BP 网络来说，参数 *net initFun* 的值是 *initwb*。

（2）BP 神经网络的创建。

指令格式：*net = netff*（[*S1S2…SN*]，{*TF1TF2…TFN*}，*BTF,BLF,PF*）

参数意义：*Si*　　　　第 *i* 层的神经元个数，总共 *N* 层；

　　　　　　TFi　　　第 *i* 层的传递函数，缺省值为"*tansig*"；

　　　　　　BTF　　　BP 网络训练函数，缺省值为"*trainlm*"；

　　　　　　BLF　　　BP 网络权值和阈值学习函数，缺省值为"*learngdm*"；

　　　　　　PF　　　 性能函数，缺省值为"*mse*"。

执行结果：创建一个 *N* 层的 BP 神经网络。

（3）BP 神经网络的训练。

当神经网络的权值和阈值初始化以后，我们就可以对网络进行训练。在训练的过程中，网络的权值和阈值被反复地调整，以减少网络性能函数的值，直到达到预先的要求。BP 网络的性能函数缺省值是 *mse*，即网络输出和目标输出的均方差。

BP 网络的训练可以使用函数 *train*（ ），它是通过调用参数 *net trainFunnet* 设定的训练函数来实现网络训练的，而且训练方式由参数 *net trainParam* 的值来确定。

在训练过程中，只要满足以下条件之一，训练就会停止：

1）超过最大迭代次数 epochs；

2）性能函数值小于误差指标 goal；

3）梯度值小于要求精度 min grad；

4）训练所用时间超过时间限制 time；

5）最大失败次数超过次数限制 max fail。

在 BP 网络的训练算法中，都是通过计算性能函数的梯度，再沿梯度方向调整权值和阈值，从而使性能函数达到最小。第 *k* 个循环中的调整公式可表示为：

$$x(k+1) = x(k) - \alpha_k g_k \tag{5-6}$$

式中，$x(k)$ 为当前的权值和阈值；g_k 为当前的梯度；α_k 为学习率。梯度下降算法有两种模式，递增模式和批处理模式。在递增模式中，当每个样本输入应用于网络之后，就对网络的权值和阈值进行调整。而在批处理模式中，只有当所有的样本输入都应用于网络之后，网络的权值和阈值才会得到调整。

MATLAB 神经网络工具箱为我们提供了多种训练函数，它们都是属于批处理模式的训练函数，主要可以分为普通训练函数和快速训练函数。普通训练函数包括批梯度下降训练函数（*traingd*）和动量批梯度下降函数（*traindm*）；快速训练函数采用有自适应修改学习率算法（*trainda，traingdx*）、Levenberg – Marquardt 算法（*trainlm*）、共轭梯度算法（*traingf，traincgp，traincgb，trainscg*）、有弹回的 BP 算法（*trainrp*）、Quasi – Newton 算法（*trainbgf*, *trainoss*）等。

（4）BP 神经网络的仿真。BP 网络的仿真使用函数 *sim*（），而且对于高位的多个输入，可以使用该函数方便地得到网络的仿真结果。一般的网络仿真命令格式为：

$$Y = sim(net,p)$$

其中，*p* 为与经过训练的网络 *net* 的训练样本格式相同的新输入；*Y* 则为 BP 网络的预测结果。

5.4　多孔 Ni – Ti 形状记忆合金生物力学性能的预测

多孔 Ni – Ti 形状记忆合金压缩强度和弹性模量是它重要的生物力学性能指标，根据使用要求的变化，需要选择不同的值。恰当的压缩强度和弹性模量可以使多孔材料具有良好的生物力学相容性避免"应力屏蔽"。多孔 Ni – Ti 形状记忆合金的生物力学性能与热爆反应参数（升温速率、生坯密度、颗粒尺寸）关系密切，通过合理地调整反应参数可以得到所需要的性能。传统的研究主要是采用"炒菜式"的实验方案，这样不但费时费力，而且不容易得到系统的结论。为了弥补上述的不足，可采用 BP 神经网络建立反应参数和热爆产物性能之间的非线性映射关系，神经网络可以利用所有实验的积累数据，而不是局限于某一次的实验结果，随着研究的深入进行，训练样本可以更加丰富，网络对实际情况的模拟更加精确，可以很好地预报多孔 Ni – Ti 合金的力学性能。

5.4.1　训练样本的选取和处理

5.4.1.1　样本数据的选取

本文所选用的实验参数见表 5 – 1。实验参数主要包括升温速率（*v*），生坯密度范围（*D*），Ti 颗粒尺寸（*d*）。预测的力学性能参数为压缩强度（σ）和压缩弹性模量（*E*）。

表 5 – 1　用于建立 BP 模型的实验参数

序　号	$v/℃ \cdot min^{-1}$	$D/\%$	$d/\mu m$
1	9	45	15
2	12	50	44
3	15	55	75
4	18	60	

将不同的实验参数组合，可以得到 48 组不同的工艺条件。对每组工艺条件所得到的实验结果进行分析，看是否有不合理的数据。这是因为实际测量的样本

数据不可避免地会带有误差，在利用样本数据进行仿真之前，必须先进行误差的去除，最常用的数据预处理方法是用统计假设检验剔除含有显著误差的记录后，再采用平均滤波的方法去除随机误差。本文主要进行异常数据的剔除，采用的是统计评判法中的拉依达准则（3σ 准则），其原理如下：

设样本数据为 $X = (x_1, x_2, x_3, \cdots, x_n)$，平均值为 $\bar{x}$，偏差为 $v_i = x_i - \bar{x}(i = 1, 2, \cdots, n)$，按照 Bessel 公式计算出标准偏差：

$$S = \sigma = \left(\sum \frac{v_i^2}{n - 1} \right)^{\frac{1}{2}} \tag{5 - 7}$$

如果某一样本数据 x_i 的偏差 $v_i(1 \leqslant i \leqslant n)$ 满足：

$$| v_i | > 3\sigma$$

则认为是异常数据，应予剔除。

根据以上分析，利用 Matlab 语言，可以用以下语句方便的剔除异常数据：

e = *ones*（48，1）；

datamean = *mean*（*data*）；   % 求平均值

delta = *std*（*data*）；   % 求标准差

erastdata = *abs*（*data* - *e* * *datamean*）> 3 * *e* * *delta*；   % 剔除异常数据

data（*any*（*erastdata*），:）= ［］；   % 新的数据

其中，*mean* 表示求平均值；*std* 表示求标准差；*abs* 表示求绝对值。

如果存在不合理的数据将重复该组工艺条件的实验，直到实验结果在合理的误差范围内，最后将 48 组数据中 32 组作为训练样本，12 组作为测试样本。训练样本的范围见表 5 - 2。

表 5 - 2   训练样本的最大值、最小值和平均值

序 号	$v/\text{℃} \cdot \min^{-1}$	$D/\%$	$d/\mu\text{m}$	σ/MPa	E/GPa
1	9	60	75	527	7.7
2	12	50	44	268	5.0
3	18	45	15	67	1.8

5.4.1.2 样本数据的处理

由于测量的数据有着不同的工程单位，各变量的大小之间在数值上也相差几个数量级，直接使用原始测量数据进行网络训练可能丢失信息和引起数值计算上的不稳定，因此需要采用适当的因子对数据进行标度，以改善模型算法的精度。所以在建立预测模型之前，还应对数据进行标准化处理，使样本数据变换到 ［- 1，1］ 范围内。本文采用的是 Matlab 自带的函数进行标准化处理。

指令格式为：$[pn,\ \mathrm{min}p,\ \mathrm{max}p,\ tn,\ \mathrm{min}t,\ \mathrm{max}t] = premnmx(p,\ t)$

参数意义：　p　　　网络输入向量；

t　　　网络输出向量；

pn　　量化后的输入向量；

$\mathrm{min}p$　　输入向量的最小值；

$\mathrm{max}p$　　输入向量的最大值；

tn　　量化后的目标向量；

$\mathrm{min}t$　　目标向量的最小值；

$\mathrm{max}t$　　目标向量的最大值。

执行结果：将输入向量和目标向量的值量化到 [- 1，1] 范围内，然后用标准化处理后的样本来建模。

5.4.2　输入和输出层的设计

网络的训练样本数据解决以后，网络的输入层节点数和输出层节点数便随之确定。在本文，BP 模型的输入节点有 3 个（升温速率、颗粒尺寸和生坯密度）分别作为 a_1、a_2、a_3，即输入层单元数为 3。输出节点有 2 个（压缩极限强度和弹性模量）分别作为 c_1、c_2，即输出层单元数为 2。

5.4.3　隐含层的设计

理论分析证明：具有单隐层的前馈网可以映射所有连续函数，只有当学习不连续函数（如锯齿波等）时，才需要两个隐层，所以多层前馈网最多只需两个隐层。增加隐层层数当然可以更进一步的降低误差，提高精度，但同时也使网络复杂化，从而增加了网络权值的训练时间，而误差精度的提高实际上也可以通过增加隐层神经元的个数来获得，其训练效果也比增加层数更容易观察和调整，所以一般情况下，应优先考虑增加隐层神经元的个数。只有在增加隐层神经元个数后仍不能满足精度要求的情况下，再尝试增加隐层的数目。因为本文所要映射的是连续函数，所以隐层数为 1。

隐层节点的作用是从样本中提取并存储其内在规律，每个隐层节点有若干个权值，而每个权值都是增强网络映射能力的一个参数。隐层节点数量过少，网络从样本中获取的信息能力就差，不足以概括和体现训练集中的样本规律；隐层节点数量过多，又可能把样本中非规律性的内容如噪声等也会存储，从而出现所谓"过度拟合"问题，反而降低了网络的推广能力，此外隐层节点数太多还会增加训练时间。设置多少个隐层节点取决于训练样本的数量及样本中蕴含规律的复杂程度。一般来说，波动次数多、幅度变化大的复杂非线性函数要求网络具有较多的隐层节点来增强其映射能力。确定隐层节点数常见的方法有[11]：试凑法，直接定型法，修剪法，增长法，遗传算法，自适应法等。

　　本文主要采取直接定型法。依据 Kolmogorov 定理[9]可知，对于一个多层前馈人工神经网络，如果隐层层数为一层，则隐层神经元个数 $M = 2n + 1$。根据此经验公式计算得隐层节点数为 7，然后通过训练发现误差结果在允许的范围内，这表明所取的隐层节点数比较合理。

5.4.4　激活函数的选择

　　激活函数是一个神经网络的核心，网络解决问题的能力除了和网络结构有关，在很大程度上取决于网络所采用的激活函数，常用的有阈值型激活函数、线性型激活函数和 S 型激活函数。理论上早已证明：至少一个 S 型隐含层加上一个线性输出层，能够逼近任何有理函数。本文隐层的变换函数选择为 S 型函数，输出层的变换函数为线性函数。

5.4.5　初始权值的选择

　　网络权值的初始化决定了网络的训练从误差曲面的哪一点开始，因此初始化方法对缩短网络的训练时间非常重要。如果初始权值太大，加权后的输入落在激活函数的饱和区，从而导致其导数 $f'(x)$ 非常小，而在计算权值修正公式中，与权值相关的某一系数 δ 正比于 $f'(x)$，当 $f'(x) \to 0$ 时，$\delta \to 0$，使得 $w \to 0$，所以使得调节过程几乎停顿下来。因此，总是希望经过初始加权后的每个神经元的输出值都接近于零，这样可以保证每个神经元的权值都能够在它们的 S 型激活函数变化最大之处进行调节，通常情况下，初始值是（-1，1）之间的随机数。

5.4.6　学习速率的选择

　　学习速率决定每一次循环训练中所产生的权值变化量。大的学习率可能导致系统的不稳定，但小的学习率将导致训练较长，收敛速度很慢，不过能保证网络的误差值不跳出误差曲面的低谷而最终趋于最小误差值。所以在一般情况下，倾向于选取较小的学习率以保证系统的稳定性，学习率的选择范围在 0.01 ~ 0.8 之间。本文所选择的初始学习率为 0.1。

5.4.7　BP 模型的预测结果分析

　　综上所述，本文采用了一个 3 - 7 - 2 型 BP 神经网络模型，如图 5 - 4 所示。在图 5 - 4 中，Ⅰ层为输入层，共有三个输入单元，分别为升温速率（a_1）、生坯密度（a_2）、Ti 的颗粒尺寸（a_3）；Ⅲ层为输出层，有两个输出单元，即为热爆产物的压缩强度（c_1）和弹性模量（c_2），Ⅲ层输入由Ⅱ层各单元的输出 b_i 加权求和而得，Ⅱ层为隐层，有七个单元。隐层的传递函数为非线性对数型 S 函数，输出层为线性函数。

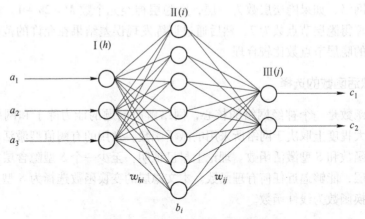

图 5－4　3－7－2 型 BP 神经网络结构

本模型采取 32 组不同的升温速率（a_1）、生坯密度（a_2）和 Ti 粉颗粒尺寸（a_3）作为输入样本进行训练。运用三种 BP 算法预测多孔 Ni－Ti 合金的力学性能，并对结果对照分析。由于 BP 网络的层数较多且每层神经元也较多，加上输入矢量的组数庞大，往往使一般程序设计出现复杂的循环嵌套，使程序编写费时又不易调通。因此本文采用 MATLAB 工具箱，使训练简单明快。当网络完成训练后，对网络输入一个不是训练集合中的测试样本，网络将以泛化方式给出输出结果。将预测值和实际值做比较，观察模型的预测能力。本文为了增加所建立模型的泛化能力，网络训练目标定位 1，这样预测模型的精度相对较低，但是适应性较强。压缩强度最大绝对误差在 ±4MPa，弹性模量在 ±0.2GPa 范围内。就多孔 Ni－Ti 合金实际应用而言，这样的预测误差还是在可以接受的范围。以下详细介绍本文所采用的三种模型。

5.4.7.1　梯度下降反向传播算法模型

BP 算法属于 δ 算法，是一种监督式的学习算法。它由两部分组成：信息的正向传播与误差的反向传播。在正向传播过程，输入信息从输入层经隐层逐层计算传向输出层，每一层神经元的状态只影响下一层神经元的状态。如果在输出层没有得到期望的输出，则计算输出层的误差变化值，然后转向反向传播，通过网络将误差信号沿原来的连接通路反传回来修改各层神经元的权值直至达到期望目标。在训练网络模型时，需要计算网络输出层的误差平方和。当所训练矢量的误差平方和小于误差目标，训练则停止，否则在输出层计算误差变化，且采用反向传播学习规则来调整权值，并重复此过程。

在学习速率的选取方面，大的学习速率可能导致系统的不稳定，但小的学习速率将会导致训练较长，收敛速度较慢，不过能保证网络的误差值不跳出误差表面的低谷而最终趋于最小误差值。所以在一般情况下，我们倾向于选取较小的学习速率以保证系统的稳定性。学习速率的选取范围在 0.01 ~ 0.8 之间。

梯度下降反向传播的具体算法如下：

（1）初始化，给输入层单元到隐层单元的连接权 v_{hi}（$h = 1, 2, 3$；$i = 1, 2, \cdots, 7$）；隐层单元到输出层单元的连接权 w_{ij}（$i = 1, 2, \cdots, 7$；$j = 1, 2, 3$）；赋以（-1, 1）之间的随机值。

（2）初始化学习率。

（3）对训练样本模式（A_p, C_p），$p = 1, 2, \cdots, n$ 进行下列操作：

1）将训练样本送到输入层单元，通过连接权送到隐层单元，产生隐层单元新的输入值：

$$b_i = f\left(\sum_{h=1}^{3} v_{hi} a_h\right) \quad (i = 1, 2, \cdots, 7) \tag{5-8}$$

2）计算输出层的输出值：

$$c_j = f\left(\sum_{i=1}^{7} w_{ij} b_i\right) \quad (j = 1, 2) \tag{5-9}$$

3）计算输出层的误差：

$$E_r = \frac{1}{2} \sum_{j=1}^{2} (d_j - c_j)^2 \quad (j = 1, 2) \tag{5-10}$$

式中　d_j——输出层单元 j 的期望输出。

4）调整隐层到输出层的连接权：

$$w_{ij}(t+1) = w_{ij}(t) + \eta \delta_j b_i \tag{5-11}$$

式中　t——训练次数；

　　η——学习率；

　　δ_j——输出层单元的误差修正量，$\delta_j = (d_j - c_j) c_j'$。

5）调整输入层到隐层的连接权：

$$w_{hi}(t+1) = w_{hi}(t) + \eta \delta_i a_h \tag{5-12}$$

式中　δ_i——隐层单元的误差修正量，$\delta_i = \sum_{j=1}^{2} w_{ij} \delta_j b_i'$。

（4）步骤（3）反复重复，直至输出层的误差 E_r 小于预先设定的值或学习次数大于预定值为止。

$$E_r = \frac{1}{2p} \sum_{j=1}^{2} \sum_{p=1}^{n} (d_{nj} - c_{nj})^2 \quad (j = 1, 2) \tag{5-13}$$

梯度下降反向传播模型（模型 1）的预测结果见图 5-5 和表 5-3。由这些仿真结果可以看出梯度下降反向传播算法模型需要 1848 次的迭代才能满足训练目标的要求，此种算法收敛时间长，训练速度慢，而且从预测表格中可以看出存在几个样本点的预测值和实测值偏离较大。

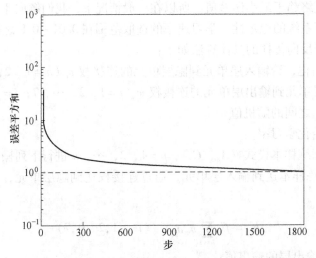

图 5 – 5   梯度下降反向传播模型的训练误差曲线

表 5 – 3   梯度下降反向传播模型的预测结果

序号	工艺参数			σ			E		
	$v/℃ \cdot min^{-1}$	$D/\%$	$d/\mu m$	EXP	PRE	Error/%	EXP	PRE	Error/%
1	9	60	15	445	447.8	0.63	7.0	7.06	0.86
2	9	60	44	481	481.6	0.12	7.3	7.42	1.64
3	9	55	75	406	408.6	0.64	6.6	6.62	0.3
4	12	60	44	452	450.0	0.44	7.1	7.07	0.42
5	12	55	15	321	322.7	0.53	5.6	5.64	0.71
6	12	50	44	268	270.1	0.78	5.0	5.06	1.2
7	12	45	75	157	157.9	0.57	3.5	3.48	0.57
8	15	60	44	342	343.2	0.36	5.8	5.87	1.21
9	15	45	44	97	97.5	0.52	3.2	3.23	0.94
10	15	50	44	192	195.2	1.67	4.1	4.11	0.24
11	15	55	44	305	303.8	0.39	5.5	5.47	0.55
12	15	60	44	370	369.2	0.22	6.4	6.34	0.47
13	15	60	75	418	416.7	0.31	6.7	6.78	1.19
14	18	60	44	332	331.6	0.12	5.8	5.76	0.69
15	18	55	15	223	220.5	0.67	4.6	4.53	1.52
16	18	50	75	176	174.5	0.85	3.8	3.76	1.05

由于在人工神经网络中，反向传播法占据了非常重要的地位，所以近十几年来，许多研究人员对其做了深入的研究，提出了很多改进的方法。主要目标是为了加快训练速度，避免陷入局部极小值和改善其他能力。下面讨论用两种改进算法所建立的 BP 神经网络模型。

5.4.7.2 动量梯度下降反向传播算法模型

附加动量法使网络在修正其权值时，不仅考虑误差在梯度的作用，而且考虑误差在曲面上变化趋势的影响，其作用如同一个滤波器，它运行网络忽略网络上的微小变化特性。在没有附加动量的作用下，网络可能陷入浅的局部极小值，利用附加动量的作用则有可能滑过这些极小值。

该方法是在反向传播法的基础上在每个权值的变化上加上一项正比于前次权值变化量的值，并根据反向传播法来产生新的权值变化。当动量因子取零时，权值的变化仅是依据梯度下降法产生；当动量因子取 1 时，新的权值变化则是设置为最后一次权值变化，而依照梯度法产生的变化部分被忽略掉了。以此方式，当增加了动量项后，促使权值的调节向着误差曲面底部平均方向变化，当网络权值进入误差曲面底部的平坦区时，δ_j 将变得很小，于是，$\Delta w_{ij}(t + 1) \approx \Delta w_{ij}(t)$，从而防止 $\Delta w_{ij} = 0$ 的出现，有助于使网络从误差曲面的局部极小值中跳出。动量因子通常取 0.95。

动量梯度下降反向传播的算法和梯度下降反向传播的算法的计算流程相近，只是权值的调整方法不同。权值的计算分别由式（5 - 11）和式（5 - 12）变为式（5 - 14）和式（5 - 15）。

隐层到输出层的连接权调整式为：

$$w_{ij}(t + 1) = \alpha w_{ij}(t) + (1 - \alpha)\eta\delta_j b_i \qquad (5 - 14)$$

输入层到隐层的连接权调整式为：

$$w_{hi}(t + 1) = \alpha w_{hi}(t) + (1 - \alpha)\eta\delta_i a_h \qquad (5 - 15)$$

式中，α 为动量因子。

$$\alpha = \begin{cases} 0 & \text{当 } SSE(t) > SSE(t - 1) \times 1.04 \\ 0.95 & \text{当 } SSE(t) < SSE(t - 1) \\ \alpha & \text{其他} \end{cases}$$

其他参数意义同上。

动量梯度下降反向传播模型（模型 2）的预测结果见图 5 - 6 和表 5 - 4。仿真结果表明动量梯度下降反向传播算法模型需要 1020 次的迭代能满足训练目标的要求，虽然此模型的收敛时间较梯度下降反向传播算法所建立模型的收敛时间短，但是预测值和实测值的偏离仍相对较大。

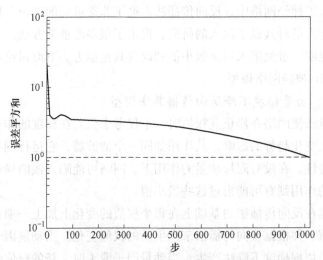

图 5-6 动量梯度下降反向传播模型的训练误差曲线

表 5-4 动量梯度下降反向传播模型的预测结果

序号	工艺参数			σ			E		
	v/℃·min⁻¹	D/%	d/μm	EXP	PRE	Error/%	EXP	PRE	Error/%
1	9	60	15	445	443.0	0.45	7.0	7.12	1.71
2	9	60	44	481	583.4	0.50	7.3	7.26	0.51
3	9	55	75	406	406.9	0.21	6.6	6.63	0.45
4	12	60	44	452	450.5	0.32	7.1	7.02	1.13
5	12	55	15	321	320.5	0.16	5.6	5.57	0.54
6	12	50	44	268	267.2	0.29	5.0	5.04	0.80
7	12	45	75	157	157.9	0.57	3.5	3.46	1.14
8	15	60	15	342	340.8	0.35	5.8	5.76	0.69
9	15	45	44	97	95.8	1.24	3.2	3.21	0.31
10	15	50	44	192	192.5	0.26	4.1	4.15	1.22
11	15	55	44	305	306.4	0.46	5.5	5.48	0.36
12	15	60	44	370	370.9	0.24	6.4	6.31	1.41
13	15	60	75	418	418.3	0.07	6.7	6.81	1.64
14	18	60	44	332	333.3	0.54	5.8	5.82	0.34
15	18	55	15	223	221.3	0.76	4.6	4.67	1.52
16	18	50	75	176	179.2	1.82	3.8	3.79	0.26

5.4.7.3 自适应学习速率动量梯度下降反向传播算法模型

在负梯度算法中，学习速率是一个固定的常数，而且它的值将直接影响到网络的训练性能，如果选择太大，会降低网络的稳定性。如果选择太小会导致过长的训练时间。

对于一个特定的问题，要选择适当的学习率并不是一件容易的事情，通常凭借经验或者实验获取，即使这样，对训练开始较好的学习速率也不见得到后来训练就合适。为了解决这一问题，在训练过程中采取了自动调整学习速率的方法。通常调整学习速率的准则是：检查权值的修正值是否真正降低误差函数，如果确实如此，则说明所选取的学习速率值过小了，可以对其增加一个量；若不是这样，而产生了过调，那么就应该减小学习速率的值。

初始学习速率 $\eta(0)$ 的选取范围可以有很大的随意性，通常取 $0.01 \sim 0.8$ 之间，自适应学习速率动量梯度下降反向传播算法通过在保证稳定训练的前提下，达到了合理的高速率，可以减少训练时间，该算法结合了自适应学习速率梯度下降算法和动量梯度下降算法，从而使网络的训练速度和稳定性有了进一步提高。

自适应学习速率动量梯度下降反向传播的计算流程与动量梯度下降反向传播和梯度下降反向传播相近，只是权值的调整方法不同。权值的计算由式（5-11）和式（5-12）分别变为式（5-16）和式（5-17）。

隐层到输出层的连接权调整为：

$$w_{ij}(t+1) = w_{ij}(t) + \eta(t)\delta_j b_i + \alpha[w_{ij}(t) - w_{ij}(t-1)] \qquad (5-16)$$

输入层到隐层的连接权调整为：

$$w_{hi}(t+1) = w_{hi}(t) + \eta(t)\delta_i a_h + \alpha[w_{hi}(t) - w_{hi}(t-1)] \qquad (5-17)$$

式中，$\eta(t)$ 为动量因子。

$$\eta(t+1) = \begin{cases} 1.05\eta(t) & \text{当 } SSE(t+1) < SSE(t) \\ 0.7\eta(t) & \text{当 } SSE(t+1) > 1.04SSE(t) \\ \eta(t) & \text{其他} \end{cases}$$

其他参数意义同上。

自适应学习速率动量梯度下降反向传播模型（模型3）的预测结果见图5-7和表5-5。仿真结果表明自适应学习速率动量梯度下降反向传播算法模型需要537次的迭代能满足训练目标的要求，此模型的收敛时间较上述两种模型的短，预测值和实测值的偏离相对减小，这表明用自适应学习速率动量梯度下降反向传播算法所建立的模型预测精度较高。

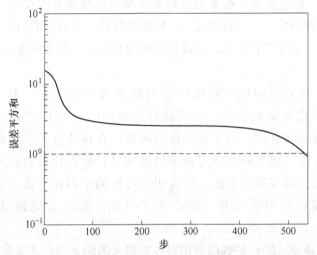

图 5 - 7　自适应学习速率动量梯度下降反向传播模型的训练误差曲线

表 5 - 5　自适应学习速率动量梯度下降反向传播模型的预测结果

序号	工艺参数			σ			E		
	$v/℃ \cdot min^{-1}$	$D/\%$	$d/\mu m$	EXP	PRE	Error/%	EXP	PRE	Error/%
1	9	60	15	445	447.3	0.51	7.0	7.1	1.41
2	9	60	44	481	479.7	0.27	7.3	7.32	0.25
3	9	55	75	406	405.4	0.15	6.6	6.56	0.61
4	12	60	44	452	453.7	0.38	7.1	7.07	0.42
5	12	55	15	321	321.4	0.12	5.6	5.62	0.36
6	12	50	44	268	265.2	1.04	5.0	5.08	1.60
7	12	45	75	157	156.3	0.45	3.5	3.51	0.29
8	15	60	15	342	341.8	0.05	5.8	5.75	0.86
9	15	45	44	97	95.2	1.86	3.2	3.18	0.63
10	15	50	44	192	193.2	0.63	4.1	4.14	0.97
11	15	55	44	305	305.7	0.22	5.5	5.49	0.18
12	15	60	44	370	371.7	0.46	6.4	6.37	0.46
13	15	60	75	418	416.8	0.27	6.7	6.75	0.75
14	18	60	44	332	333.1	0.33	5.8	5.74	1.03
15	18	55	15	223	223.3	0.13	4.6	4.56	0.87
16	18	50	75	176	178.8	0.82	3.8	3.82	0.52

5.4.7.4　三种 BP 模型的预测结果对比分析

本章基于 BP 神经网络对多孔 Ni - Ti 形状记忆合金力学性能进行预测，用

Matlab7.0作为仿真实验工具，对梯度下降反向传播算法，动量梯度下降反向传播算法，自适应学习速率动量梯度下降反向传播算法在收敛精度、收敛速度、稳定性等性能指标进行比较，比较结果见表5-6。

表5-6　各种BP神经网络模型的比较

神经网络模型	目　标	迭代次数	均方误差
模型1	1	1848	1.48
模型2	1	1020	1.32
模型3	1	537	1.07

从表5-6中可以明显地看出三种算法在训练步数和预测精度方面的差异，从MSE值和Epochs值可以看出自适应学习速率动量梯度下降反向传播算法的训练速度和预测精度最高，优于前两种算法。这是由于自适应学习速率动量梯度下降反向传播算法结合了动量梯度下降算法和自适应学习速率梯度下降算法的优点，从而使网络的训练精度、训练速度和稳定性有了进一步提高，在本文用此方法预测多孔Ni-Ti形状记忆合金力学性能，预测精度较高，预测误差在允许的范围内。如果选取其他的性能指标作为预测对象，还可以进一步拓展神经网络模型在多孔Ni-Ti合金方面的应用。

参 考 文 献

[1] 吴敏，桂卫华. 现代鲁棒控制 [M]. 湖南：中南工业大学出版社，1998.

[2] 杨行峻，郑君里. 人工神经网络 [M]. 北京：高等教育出版社，1992.

[3] 张秀玲. 神经网络自适应控制的研究进展及展望 [J]. 工业仪表与自动化装置，2002
（1）：10～14.

[4] 吴建生，周优军，金龙. 神经网络及其研究进展 [J]. 广西师范学院学报（自然科学版），2005，22（1）：92～97.

[5] Ahmed M S, Anjum M F. Neural net based direct self - tuning control of stochastic nonlinear plants [J]. International Journal of Control, 1997, 66 (1): 85～104.

[6] 高大启. 有教师的线性基本函数前向三层神经网络结构研究 [J]. 计算机学报，1998，21（1）：80～86.

[7] Martin T H, Howard B D, Mark H B. 神经网络设计 [M]. 北京：机械工业出版社，2002.

[8] 林亚萍，金继红. 人工神经网络的研究进展及其在光谱分析中的应用 [J]. 化学分析计量，2004，13（3）：52～55.

[9] Xiong Y H, Yang A M, Guo Y P, et al. Effect of fine - grained structure on mechanical properties of superalloys K3 and K4169 [J]. Science and Technology of Advanced Materials, 2001 (2): 7～11.

[10] 范佳妮，王振雷，钱锋. BP 人工神经网络隐层结构设计的研究进展 [J]. 控制工程，2005，12（5）：105～109.

[11] 鲁娟娟，陈红. BP 神经网络的研究进展 [J]. 控制工程，2006，13（5）：449～456.

[12] 张文鸽，吴泽宁. BP 神经网络的改进及应用 [J]. 河南科学，2003，21（2）：202～206.

[13] 金峤，方帅，阎石，等. BP 网络模型的改进方法综述 [J]. 沈阳建筑工程学院学报（自然科学版），2001，17（3）：197～199.

[14] 王青海. BP 神经网络算法的一种改进 [J]. 青海大学学报（自然科学版），2004，22（3）：82～84.

[15] 徐翔，黄道. 一种前馈网络的新型混合算法 [J]. 华东理工大学学报，2004，30（2）：175～178.

[16] 于洪梅，宫子林，邹忠胜. 人工神经网络分光光度法同时测定锆和铬的研究 [J]. 化学世界，2002（1）：16～18.

[17] Denoeux T, Lengelle L. Initializing back propagation networks with prototypes [J]. Neural Networks, 1993, 6（3）：351～363.

[18] 高峰. 基于多 ANN 结构的复杂系统辨识和控制 [D]. 西安：西安交通大学，1995.

[19] 冯伟，胡上序. 神经网络方法用于分辨 3 种化学物质 [J]. 高等学校化学学报，1996，17（11）：1708～1710.

6 生物医用梯度多孔 Ti 的制备及表面改性

6.1 引言

自从 20 世纪 40 年代开始，已经开发了大量的生物医用钛合金材料，它们在临床医学上的用量一直呈上升趋势，尤其是在整形外科和牙科中的用量增多最为明显[1~3]。在欧洲、美国等发达国家，钛及钛合金在骨骼置换、硬组织修复和矫形外科等方面已经逐步替代了不锈钢和 Co - Cr - Mo 合金的统治地位[4]。随着人们生活质量的不断提高，人们对自身健康问题越来越重视，世界人口老年化问题的不断加剧，医疗领域对生物医用材料的需求持续增加，其市场潜力非常巨大。因此，进行新型的医用钛合金的探索与研究，具有非常重要的意义。

本文以碳酸氢铵为造孔剂，采用粉末冶金技术制备梯度多孔 Ti 材料，该种材料边缘孔隙度较高，有利于骨组织的长入和人体体液的传输，中心孔隙度较低，可以提高梯度多孔 Ti 的力学性能，使其植入人体时能更好地承担外部的载荷。本文重点研究造孔剂含量及分布对梯度多孔 Ti 的孔隙特性、显微组织、压缩和弯曲性能的影响，并确定最佳制备工艺。但 Ti 作为人体骨组织替代材料也存在比较明显的缺陷，如生物活性差，不易于有效诱导羟基磷灰石沉积，不能同骨组织形成稳定的化学键结合。因此，采用微弧氧化的方法对梯度多孔 Ti 进行表面改性研究，在梯度多孔 Ti 表面形成一层具有纳米孔隙结构的多孔 TiO_2 膜，纳米多孔 TiO_2 膜具有良好的生物活性，有利于诱导羟基磷灰石的沉积，使之与人体骨组织结合更容易。

微弧氧化是一项比较新颖的电化学工艺，虽然该技术是从阳极氧化的基础上发展起来的，但该技术具有许多独特之处，微弧氧化膜层也有很多优异的特性。

(1) 微弧氧化工艺比其他工艺更简单。微弧氧化工艺生成陶瓷膜主要是靠物理化学作用来完成的，所以与传统工艺相比，在单位时间里的成膜速度要提高几倍，并且陶瓷膜的厚度也可以随着电流密度和时间有效地增加，与阳极氧化相比生成的膜层厚度要高许多，硬度高于电镀。通过改变微弧氧化的工艺参数就可得到具有不同特性的氧化膜层，以满足不同目的和使用需要。通过改变或调节电解液的成分就可获得具有不同性质的多层氧化陶瓷膜。Krysmann[5] 提出，由于在阳极表面附近形成的类阴极使极化变得均匀，所以能在空心部件及形状复杂上形成均匀的陶瓷膜。

（2）经微弧氧化处理后的表面形成一层与基体结合良好的陶瓷膜，该膜层具有一定的力学性能和良好的生物相容性[6]。

（3）氧化膜层具有较好的耐腐蚀和耐热冲击性能。

（4）氧化膜具有较好绝缘性和耐磨性能。

（5）微弧氧化大多采用碱性电解液，电解液不含重金属元素和有毒物质，同时重复使用率高和抗污染能力力强。

（6）随着微弧氧化膜厚度的增加，氧化膜的表面粗糙度在增加[7]，可以通过改变孔隙度和孔洞半径，达到改变膜层的生物学性能目的。

6.2　实验材料与方法

本实验所用的主要原料有钛粉（300 目，生产厂家：抚顺铝厂），碳酸氢铵（$NH_4HCO_3 < 250\mu m$，生产厂家：天津市凯通化学试剂有限公司），硫酸，氢氟酸，硝酸和过氧化氢等。

实验方法：本实验以 Ti 粉和碳酸氢铵为主要原料采用粉末冶金法制备梯度多孔 Ti，首先将 Ti 粉与碳酸氢铵按一定比例混合，研磨一定时间后放入自制模具中经 60MPa 压制成型，压制时间保持 120s。在实验中，通过调整造孔剂的含量和分布，制备了孔隙分布不同的梯度多孔 Ti，试样配比见表 6 - 1。将制备好的梯度多孔 Ti 生坯在室温下干燥 24h，然后在真空炉中烧结，烧结温度分别为 1200℃、1250℃、1300℃、1350℃，烧结 2h 后随炉冷却至室温。烧结产物进行显微组织及相组成观察，并进行相应的力学性能测试。

表 6 - 1　试样配比

试　样	NH_4HCO_3 分布
1 号	10wt% - 0wt% - 10wt%
2 号	10wt% - 5wt% - 10wt%
3 号	10wt% - 10wt% - 10wt%
4 号	10wt% - 5wt% - 0wt% - 5wt% - 10wt%
5 号	5wt% - 5wt% - 5wt%

将前面制备好的梯度多孔 Ti 切成 50mm × 10mm × 2mm 的试样，利用 100 ~ 1000 号水砂纸逐级打磨，打磨后金相抛光，用丙酮超声清洗去除表面油脂，然后再酸洗去处表面氧化物，有助于在表面形成新鲜的氧化膜。酸洗过后的梯度多孔 Ti 样品再先后通过无水乙醇和去离子水超声清洗 3 次，最后放置在无水乙醇中备用。

实验采用如图 6 - 1 所示的自制电解槽对经预处理后的试样进行微弧氧化实

验。微弧氧化的电解液组成及具体的工艺条件如下：

电解液的成分：硫酸 3mol/L；

氧化温度：0～20℃；

电流施加方式：恒流；

微弧氧化电流密度：$5.7A/dm^2$、$7.8A/dm^2$、$9.5A/dm^2$、$11.4A/dm^2$；

微弧氧化时间：3min、4min、5min、6min。

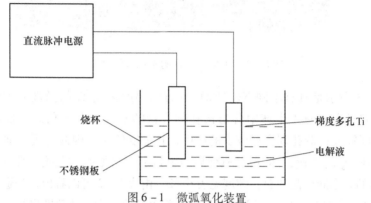

图 6 - 1 微弧氧化装置

采用阿基米德排水法测量烧结后梯度多孔 Ti 试样的孔隙度。利用电子万能试验机测试梯度多孔 Ti 试样的压缩性能和弯曲性能，加载速率为 0.5mm/min。采用 S - 3000N 扫描电镜观察梯度多孔 Ti 试样的显微组织和弯曲断口形貌，并观察不同微弧氧化工艺下，表面氧化膜层的显微组织。利用日本理学公司生产的 D/Max - 3A X - 射线衍射仪对梯度多孔 Ti 及微弧氧化后的表面氧化膜层进行物相分析。利用 X 射线光电子能谱仪器（XPS）测定微弧氧化后试样表面和沿溅射方向上不同深度处的组成元素分布、元素的化学价态以及半定量地分析样品组成中原子数之比。通过 Mini - Test 1100 型数字式涡流测厚仪（德国 Elektrophysik 公司生产）测量微弧氧化膜层的厚度，通过多次测量取平均值。膜层的抗氧化性通过 700℃ 的循环氧化实验测定。采用 CS300U 型电化学工作站（华中科技大学生产）研究在浓度为 0.9% NaCl 溶液中这些样品的电化学腐蚀行为。测试极化曲线的工作条件为：加载范围 ±1000mV，扫描速率 30mV/min，采样频率 $20min^{-1}$。

6.3 梯度多孔 Ti 的孔隙特性分析

6.3.1 造孔剂分布对孔隙特性的影响

图 6 -2 所示是粉末冶金法所制备的梯度多孔 Ti 的宏观形貌照片。其中宏观可见的孔隙主要是来源于造孔剂 NH_4HCO_3 的分解。NH_4HCO_3 常温下是固体粉末，呈白色，在 150℃ 就能够完全分解，反应式如下：

$$NH_4HCO_3 \longrightarrow NH_3 \uparrow + CO_2 \uparrow + H_2O \tag{6-1}$$

其生成物是水和 CO_2，很容易去除，在作为造孔剂时，能够在烧结之前完全分解成气体挥发出去，不会影响高温烧结过程。

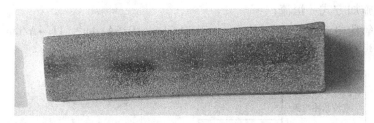

图 6-2　梯度多孔 Ti 的宏观形貌照片

图 6-3 所示是具有不同 NH_4HCO_3 分布的梯度多孔 Ti 的微观形貌照片。其中孔隙的差异主要源于生坯中各层造孔剂含量的不同。在造孔剂含量较多的层中，孔隙度较大；造孔剂含量较少的层中，孔隙度较小。因此，可以通过控制造孔剂 NH_4HCO_3 的含量，达到控制烧结产物各层的孔隙度，进而达到制备梯度多孔 Ti 的目的。不同样品的总孔隙度见表 6-2。由表 6-2 可以看出，当造孔剂均匀分布时，孔隙度是最高的。随着中间层造孔剂含量地减少，孔隙度也相应地减小。

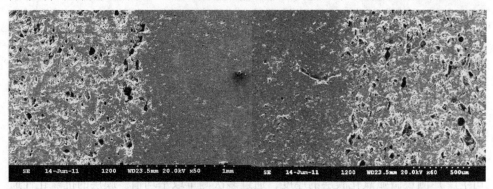

a

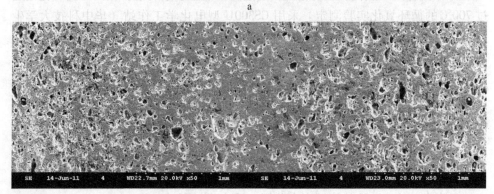

b

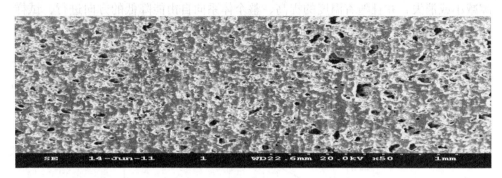

c

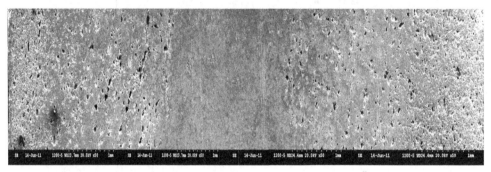

d

图 6 - 3　梯度多孔 Ti 孔隙的微观形貌照片（SEM）

a—10wt% - 0wt% - 10wt%；b—10wt% - 5wt% - 10wt%；

c—10wt% - 10wt% - 10wt%；d—10wt% - 5wt% - 0wt% - 5wt% - 10wt%

表 6 - 2　具有不同 NH_4HCO_3 分布的梯度多孔 Ti 的平均孔隙度

试　样	NH_4HCO_3 分布	平均孔隙度/%
1 号	10wt% - 0wt% - 10wt%	41.3
2 号	10wt% - 5wt% - 10wt%	45.6
3 号	10wt% - 10wt% - 10wt%	51.8
4 号	10wt% - 5wt% - 0wt% - 5wt% - 10wt%	39.2

6.3.2　烧结温度对孔隙度的影响

图 6 - 4 反映了烧结温度对梯度多孔 Ti 试样的孔隙度的影响（造孔剂含量为 10wt% - 5wt% - 10wt%）。由图 6 - 4 可以看出，随着烧结温度的提高，孔隙度先增加后减少，在 1300℃时达到最大值 45.6%。这是因为最初随着烧结温度的不断升高，Ti 颗粒之间的扩散反应越来越充分，形成了很多孔，导致孔隙度上升。当温度高于 1300℃后，粉体颗粒间结合的越来越紧密，从而使原有一部分孔

隙减小或消失，并且随着温度的提高，整个体系向自由能降低的方向进行，试样体积在不断收缩，随着体积减小，孔隙度降低。

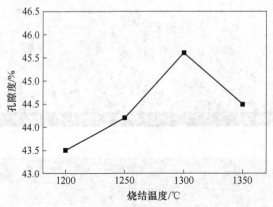

图 6 - 4　烧结温度对梯度多孔 Ti 试样的孔隙度的影响

6.4　梯度多孔 Ti 物相分析

烧结后的梯度多孔 Ti 试样的物相分析结果如图 6 - 5 所示。由图 6 - 5 可以看出其中并没有造孔剂 NH_4HCO_3 的残留，试样中主要为 Ti 相。

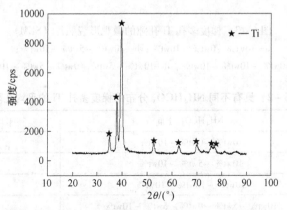

图 6 - 5　1300℃烧结 2h 梯度多孔 Ti 的 XRD 图谱

6.5　梯度多孔 Ti 的烧结收缩率分析

6.5.1　造孔剂含量对烧结收缩率的影响

表 6 - 3 是具有不同 NH_4HCO_3 分布的梯度多孔 Ti 试样 1300℃烧结 2h 后的收缩率。由表 6 - 3 可知，当多孔 Ti 的孔隙从梯度分布转为均匀分布时，试样的烧结收缩率降低。这是因为均匀多孔 Ti 中的造孔剂含量较多，随着造孔剂含量的

增加，NH_4HCO_3 分解后生坯中所形成的大孔增多，这些尺寸在 $200\mu m$ 左右的大孔在烧结过程中抑制 Ti 颗粒的扩散，使扩散反应不能充分进行，试样不易于烧结致密，因此烧结收缩率降低。

表 6-3 具有不同 NH_4HCO_3 分布的梯度多孔 Ti 的烧结收缩率

试 样	NH_4HCO_3 分布	烧结收缩率/%
1 号	10wt% -0wt% -10wt%	28.7
2 号	10wt% -5wt% -10wt%	25.6
3 号	10wt% -10wt% -10wt%	23.5
4 号	10wt% -5wt% -0wt% -5wt% -10wt%	29.8

6.5.2 烧结温度对烧结收缩率的影响

不同烧结温度下梯度多孔 Ti 试样的烧结收缩率（造孔剂含量为 10wt% -5wt% -10wt%）的影响如图 6-6 所示。由图可知，试样的烧结收缩率随着烧结温度的提高而增加。这是因为在高温下 Ti 粉的活性增加，Ti 颗粒之间的互扩散能力增强，扩散反应充分，颗粒之间的结合强度高，所以收缩率增加。

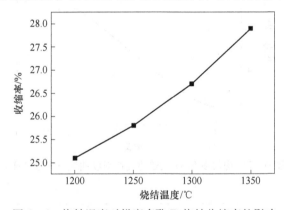

图 6-6 烧结温度对梯度多孔 Ti 烧结收缩率的影响

6.6 梯度多孔 Ti 弯曲性能分析

6.6.1 造孔剂分布对抗弯强度的影响

由于骨替换材料植入人体后的主要承力方式为弯曲和压缩，而且抗弯强度也通常反映材料复合后的综合力学性能，所以本实验测试了梯度多孔 Ti 材料的抗弯强度，并与均匀多孔材料的抗弯强度进行对比分析。

图 6-7 和图 6-8 分别为造孔剂含量为 10wt% -10wt% -10wt%（3 号试样）和 10wt% -5wt% -10wt%（2 号试样）的抗弯强度曲线。由图 6-7 可以看出 3

号试样抗弯强度曲线为一条光滑的曲线；而由图 6-8 可以看出 2 号试样的弯曲曲线出现了一个类似于屈服平台似的阶段，这是此类梯度多孔 Ti 材料三点弯曲实验的一大特点。一般多孔材料在进行三点弯曲测试时，通常不会出现类似于低碳钢抗拉强度测试中出现的屈服平台。但是，对于 2 号试样所出现的"类屈服"现象的根本原因在于三点弯曲测试过程中，裂纹先在下表层产生，随后裂纹扩展到结合界面处停止，这导致试样在短时间内出现了应力下降而应变持续增加的现象，产生了一种类似于"屈服"的现象。之后，梯度多孔材料心部完全承受应力，应力的增大导致应变继续增加，直至到达所能承受的应力极限，裂纹重新产生并持续扩展。由于心部低孔隙度部分属于典型的脆性断裂，所以此时裂纹扩展速度非常快。裂纹可以很快穿越上表层而直接断裂，不会再出现第二个"屈服平台"。综上所述，具有三层孔隙度结构的梯度多孔 Ti 合金试样的"屈服平台"现象是由于表层断裂而导致的，未能改变脆性断裂的实质，因此是一种"伪屈服"现象。由上述分析也可以看出，两层孔隙度相差悬殊，其界面可以阻止裂纹的扩展。

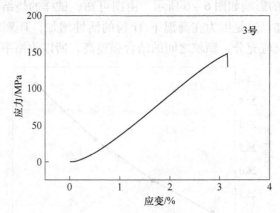

图 6-7 均匀多孔 Ti 试样的抗弯强度曲线（3 号试样）

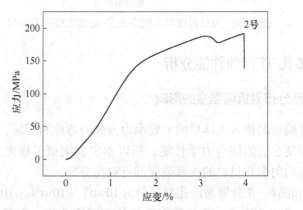

图 6-8 梯度多孔 Ti 试样的抗弯强度曲线（2 号试样）

实际上，孔隙本身就相当于不连续的裂纹。在断裂的过程中，细小的裂纹可以沿孔隙的方向扩展。当材料的孔隙度较低、孔径较小、连通性差时，材料相对较致密，孔洞对裂纹的扩展帮助不大，此时裂纹需在较大的压力下才会产生并且扩展，表现出较高的抗形变能力。但是由于此时压力较大，裂纹一旦产生，相当于承受弯曲应力的截面面积变小了，单位截面上承受的应力加大，裂纹迅速扩展开，发生突然断裂。在三点弯曲测试中，对于高孔隙度的试样，其孔隙对裂纹扩展有较大影响，其断裂方式与低孔隙度试样不同。当达到最大压力后，试样内产生了宏观裂纹，但是由于孔隙数量很多，裂纹扩展的方向不确定，扩展速度也会减慢，试样不会出现低孔隙度试样马上断裂的情况，而是在较低的压力下持续扩展直至断裂。

图 6-9 所示是高孔隙度材料裂纹扩展示意图。如图 6-9 所示，裂纹并不是逆着受力方向直线前进的，而是沿如图 6-9 所示的路径扩展，其原因在于孔隙尖端有应力集中，而且孔隙间的基体材料较薄，裂纹沿此路线扩展比较容易。由于高孔隙度试样独特的断裂机理，导致裂纹扩展时间长，扩展速度变慢。因而，当试样内的孔隙呈现梯度分布时，试样断裂综合低孔隙试样和高孔隙试样对裂纹扩展的阻碍作用，有利于提高多孔 Ti 的力学性能。

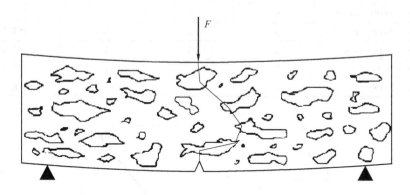

图 6-9 高孔隙度材料裂纹扩展的示意图

表 6-4 是具有不同 NH_4HCO_3 分布的梯度多孔 Ti 的抗弯强度及抗弯模量，由表 6-4 中可以看出，当造孔剂呈现均匀分布时，抗弯强度及抗弯模量是最小的，随着中间层 NH_4HCO_3 含量的降低，孔隙梯度分布的增强，样品的抗弯强度及抗弯模量增加。这是因为梯度多孔 Ti 试样中间层的 NH_4HCO_3 含量较少，烧结之后产物的孔隙度降低，导致试样内的缺陷减少和有效承担载荷的面积增加，因此抗弯性能增加。

表 6 - 4　不同 NH₄HCO₃ 分布的梯度多孔 Ti 的弯曲性能

序号	NH₄HCO₃ 分布	抗弯强度/MPa	抗弯模量/GPa
1	10wt% - 0wt% - 10wt%	221.6	7.2
2	10wt% - 5wt% - 10wt%	187.5	5.9
3	10wt% - 10wt% - 10wt%	145.7	3.7
4	10wt% - 5wt% - 0wt% - 5wt% - 10wt%	276.8	6.3

在梯度多孔 Ti 中,当中间过渡层的厚度不同时,对合金的力学性能也有很大的影响。以三层试样为例进行分析,表 6 - 5 是中间层厚度不同的梯度多孔 Ti 的抗弯强度。其中造孔剂含量为 10wt% - 10wt% - 10wt% 时,可以看作中间层 5wt% 的含量为 0,造孔剂含量为 5wt% - 5wt% - 5wt% 时,可以看作中间层 5wt% 的含量为 100% (当中间层所占含量由 0 增加到 100% 时,抗弯强度相应的由 145.7MPa 升至 378.3MPa)。将上表数据绘成图 6 - 10。图 6 - 10 表明随着中间层厚度的增加,抗弯强度近似于抛物线形式增加。其中造孔剂含量为 10wt% - 10wt% - 10wt% 和造孔剂含量为 5wt% - 5wt% - 5wt% 试样的抗弯强度也为按照这两种孔隙度组合所制备的梯度多孔 Ti 材料的抗弯强度范围做了界定。

表 6 - 5　中间层厚度不同的梯度多孔 Ti 的抗弯强度

NH₄HCO₃ 分布	试样边层厚度/mm	中间层厚度/mm	中间层所占含量/%	抗弯强度/MPa
10wt% - 10wt% - 10wt%	6	0	0	145.7
10wt% - 5wt% - 10wt%	3	3	50.0	187.5
10wt% - 5wt% - 10wt%	3	4	57.0	201.6
10wt% - 5wt% - 10wt%	3	5	62.5	235.5
5wt% - 5wt% - 5wt%	0	6	100.0	378.3

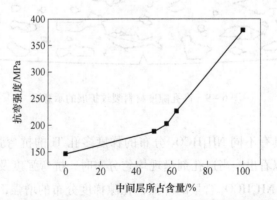

图 6 - 10　中间层厚度对梯度多孔 Ti 抗弯强度的影响曲线

图 6 - 11 所示是具有五层孔隙结构的梯度多孔 Ti 的抗弯强度曲线。由图 6 - 11 可知,当碳酸氢铵造孔剂呈现 10wt% - 5wt% - 0wt% - 5wt% - 10wt% 分布时,

其抗弯强度为 216.8MPa、抗弯模量为 6.1MPa，比造孔剂呈现 10wt% – 5wt% – 10wt% 分布的梯度多孔 Ti 分别提高了 32.3% 和 6.3%。这是因为五层梯度多孔结构是相当于在三层梯度多孔试样两端高孔隙度区域与心部低孔隙度区域之间增加了一个孔隙度为 50% 的过渡层，使相邻两层孔隙度梯度减小，使得裂纹在应力增大的过程中能够连续扩展，当裂纹穿过心部后，达到强度峰值。此后因为上部两层较厚，同时孔隙度高，阻碍了裂纹的扩展速度，因此裂纹可以在较低的应力下持续缓慢扩展，在应力 – 应变曲线上表现为应力值的突然下降，导致了如图 6 – 11 所示的曲线，而不会出现三层结构那样"伪屈服"现象。

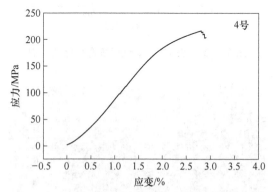

图 6 – 11　五层孔隙结构梯度多孔 Ti 的抗弯强度曲线

　　五层结构的梯度多孔 Ti 合金比三层结构的抗弯强度更高。但是由于层间孔隙度梯度小，界面难以阻止裂纹的扩展，应变小（由图 6 – 8 与图 6 – 11 比较可见三层结构梯度多孔 Ti 应变达到 4%，而五层结构梯度多孔 Ti 应变还不到 3%），同时制备工艺较三层结构的复杂很多。因此，本实验主要对三层梯度多孔 Ti 试样进行研究。

6.6.2　烧结温度对抗弯强度的影响

　　图 6 – 12 所示是烧结温度对造孔剂含量为 10wt% – 5wt% – 10wt% 试样抗弯强度的影响。由图 6 – 12 可知，抗弯强度随着烧结温度的增加而增加。其原因在于随着烧结温度的增加，Ti 颗粒之间的扩散反应非常充分，颗粒之间的结合强度增高，同时经高温烧结后试样的孔隙度较低，因此试样的抗弯强度增加。

6.6.3　弯曲断口分析

　　图 6 – 13 所示是梯度多孔 Ti 试样弯曲断口的形貌照片（1 号试样）。由图 6 – 13 可见，两边断口凹凸不平，中间断口相对比较平整。这是因为两侧造孔剂含量高，孔隙度大，裂纹沿孔隙扩展，所以照片中断裂表面呈现凹凸不平状；而中间层不含造孔剂、孔隙少，基本接近脆性断裂，因此照片中断裂表面比较平整。

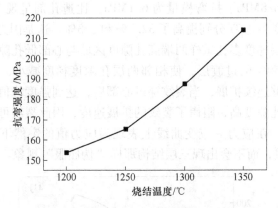

图 6 - 12   烧结温度对试样抗弯强度的影响

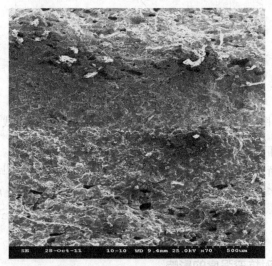

图 6 - 13   梯度多孔 Ti 试样弯曲断口形貌照片（SEM）

6.7   梯度多孔 Ti 压缩性能分析

6.7.1   造孔剂分布对压缩性能的影响

表 6 - 6 是具有不同孔隙结构的梯度多孔 Ti 的抗压强度。与表 6 - 5 抗弯强度的结构相似，随着过渡层中造孔剂含量的增加，抗压强度降低。这是因为造孔剂的增加使烧结产物的孔隙增多，导致试样内的缺陷和有效承担载荷的面积减少，因此抗压性能降低。但是，当孔隙梯度过渡缓慢时，试样的抗压强度较高。由表 6 - 6 可以看出，当造孔剂均匀分布时，抗压强度最低。随着中间层造孔剂含量的降低，抗压强度升高。

表 6-6　具有不同 NH₄HCO₃ 分布梯度多孔 Ti 的抗压强度

序　号	NH₄HCO₃ 分布	抗压强度/MPa
1	10wt% − 0wt% − 10wt%	575.3
2	10wt% − 5wt% − 10wt%	412.5
3	10wt% − 10wt% − 10wt%	313.7
4	10wt% − 5wt% − 0wt% − 5wt% − 10wt%	597.1

6.7.2　烧结温度对压缩性能的影响

图 6-14 所示是不同烧结温度下造孔剂含量为 10wt% − 5wt% − 10wt% 试样的抗压强度。由图 6-14 可知，随着烧结温度的提高，试样的抗压强度在增加。这是因为烧结温度提高 Ti 颗粒粉末扩散充分，结合强度高，结构致密，因此烧结产物有更高的抗压强度。

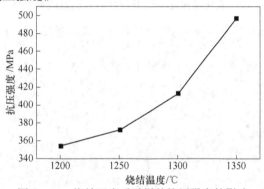

图 6-14　烧结温度对试样的抗压强度的影响

6.8　梯度微弧氧化后多孔 Ti 表面膜层特性分析

6.8.1　微弧氧化后梯度多孔 Ti 表面膜层的形貌分析

图 6-16 为 2 号样品在不同电流密度下微弧氧化后表面膜层的显微组织照片（氧化时间为 5min）。由图 6-16 可以看出，微弧氧化膜层具有多孔结构，其中每一个孔口都是放电通道；而未微弧氧化的样品表面比较平整（如图 6-15 所示）。经过比较可以发现，在较低的微弧氧化电流密度下，氧化膜中的孔洞比较细小，孔洞也比较浅，有些局部区域尚未形成多孔结构（如图 6-16a 所示）；当电流密度较高时，表面膜层形成均匀的多孔结构，每一个孔口像一个火山喷口，平均孔径大概在 200nm 左右（如图 6-16b 所示）。当微弧氧化电流密度持续增大时，表面膜层的粗糙程度增加，表面变得凹凸不平，孔洞周围有许多大颗粒的堆积物（如图 6-16c 或图 6-16d 所示）。事实上，微弧氧化膜中的孔洞是等离体微弧放电的通道，是陶瓷膜层快速烧结后残留下来的，此处是成膜过程中能量密度的集中区。孔洞周围出现的堆积物是微弧氧化过程中熔融物冷却凝固形成

的。因此随着电流密度的增大，放电强度增强，在放电通道内将产生更高的温度和压力，向外喷出的熔融物增多，因此孔洞变得粗大，氧化膜表面粗糙度也增加。

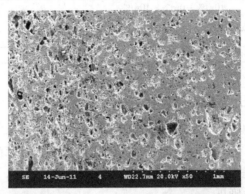

图 6 - 15　微弧氧化前梯度多孔 Ti 试样表面的显微组织照片（SEM）

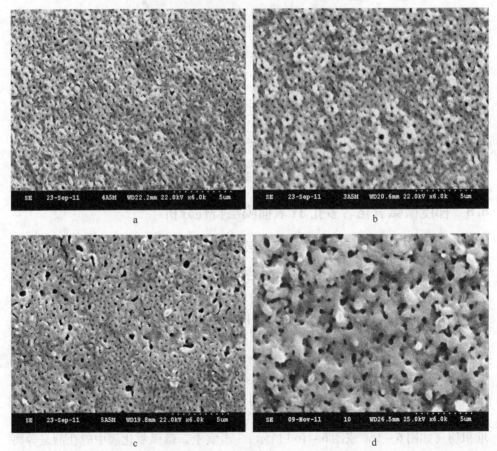

图 6 - 16　不同电流密度下微弧氧化膜层的显微组织照片

a—5.7A/dm²；b—7.8A/dm²；c—9.5A/dm²；d—11.4A/dm²

　　图 6 - 17 所示为不同氧化时间下微弧氧化膜层的显微组织照片（电流密度为 7.8A/dm²）。在图 6 - 17 中可以看出，当氧化 3min 后，试样表面形成一薄膜层，膜层中尚未观察到孔洞（如图 6 - 17a 所示）；随着氧化时间增加到 4min，膜层表面出现一些细小的孔洞，孔洞比较浅（如图 6 - 17b 所示）；当氧化时间增加到 5min，膜层表面呈现均匀的多孔结构，孔洞类似于火山的喷口，表面粗糙度不大（如图 6 - 17c 所示）；当氧化时间增加到 6min 时，微弧氧化膜变得非常粗糙，孔径尺寸明显增加，出现大孔，在孔洞周围有明显的喷出物颗粒（如图 6 - 17d 所示）。由上述分析可知，当微弧氧化电流密度为 7.8A/dm² 时，微弧氧化最佳时间为 5min。

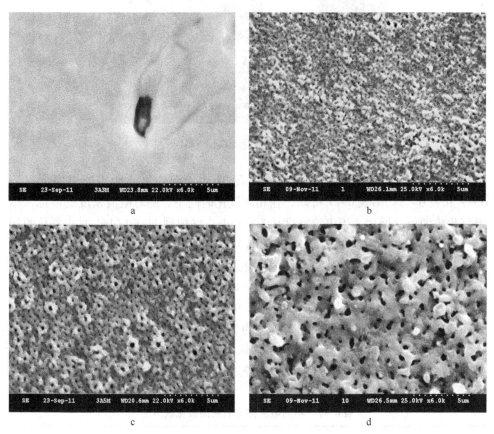

图 6 - 17　不同氧化时间下微弧氧化膜层的显微组织照片（SEM）

a—3min；b—4min；c—5min；d—6min

6.8.2　微弧氧化后梯度多孔 Ti 表面膜层厚度分析

　　图 6 - 18 所示是当电流密度为 7.8A/dm² 时，微弧氧化 5min 后表面氧化膜端

面的显微组织照片。由图 6 - 18 可以看出，截面处可观察到很多孔洞，膜层基体界面出现犬牙交错般的锯齿状结合，这有利于增加微弧氧化膜与基底的结合作用。外层氧化膜较为疏松，孔洞很多，这有利于增大组织细胞的附着面积，诱导硬骨组织向孔内生长，增加骨细胞的吸附和结合机会。

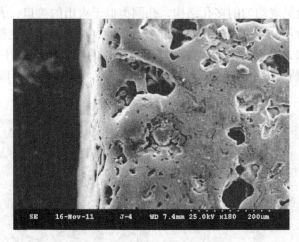

图 6 - 18　微弧氧化膜端面 SEM 照片

　　不同电流密度和时间下，在梯度多孔 Ti 表面微弧氧化所得膜层厚度见表 6 - 7 和表 6 - 8。由表 6 - 7 可知，在相同氧化时间下，随着电流密度的增加，微弧氧化膜的厚度增加。当电流密度从 $5.7A/dm^2$ 增加到 $11.4A/dm^2$ 时，氧化膜层厚度从 $18.9\mu m$ 增加到 $35.7\mu m$。这是因为在高的电流密度下，微弧氧化反应变得更加剧烈，放电通道内的压力和温度更高，使更多的 Ti 和 O 离子相互反应生成氧化膜，所以膜层厚度增加。在表 6 - 8 中，当微弧氧化时间从 3min 增加到 6min 时，膜层厚度从 $16.4\mu m$ 增加到 $28.9\mu m$。这是因为随着氧化时间的延长，表面膜层集聚的热量增多，使越来越多的 Ti - O 熔体参加成膜反应，所以膜层厚度增加。但是膜层厚度不是无限制的增加，因为在电解液中膜在增长的同时，也不断被电解液溶解，随着时间的延长，膜层的增加和溶解将达到平衡，膜层不再增厚。

表 6-7　不同电流密度的表面氧化膜厚度

电流密度/A·dm^{-2}	时间/min	膜厚/μm
5.7	5	18.9
7.8	5	24.8
9.5	5	29.1
11.4	5	35.7

表 6-8　不同氧化时间时的表面膜层厚度

电流密度/A·dm^{-2}	时间/min	膜厚/μm
7.8	3	16.4
7.8	4	20.6
7.8	5	24.8
7.8	6	28.9

图 6-19 所示是微弧氧化电流密度对膜层厚度的影响曲线。由图可知，膜层的增长和电流密度近似呈线性关系，对氧化膜厚度 y 和电流密度 x 进行直线拟合，得到直线方程

$$y = 2.1 + 2.9x \qquad (6-2)$$

其中，y 与 x 的相关系数为 0.997。

从图 6-19 和拟合方程式（6-2）可以看出，与贺子凯等人对铝合金微弧氧化的研究相似[5]，随着电流密度增加氧化膜的厚度呈现线性增大。通常，微弧氧化电流密度是微弧氧化过程中最重要的电参数，它决定了氧化膜的生长速率。

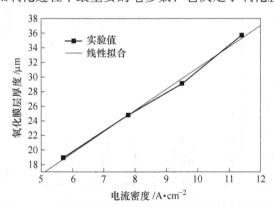

图 6-19　微弧氧化电流密度对氧化膜层厚度的影响

图 6-20 所示是微弧氧化时间对氧化膜生长速率的影响。由图 6-20 可知，氧化膜的生长速率（氧化膜厚度与反应时间之比）随着氧化时间的延长而减小，且减小趋势从快到慢。其原因在于随着微弧氧化过程的持续进行，氧化膜的厚度不断增加，氧化膜变得越来越不容易击穿，因此在相同的微弧氧化时间内，将会导致越来越少的 Ti-O 熔体参与成膜反应，因而，氧化膜的生长速率随着氧化时间的延长不断降低。

6.8.3　微弧氧化后梯度多孔 Ti 表面膜层的物相组成分析

图 6-21 所示为梯度多孔 Ti 微弧氧化后表面膜层的 XRD 图谱。由图 6-21 可以看出，氧化膜主要由三相组成，分别为 α-Ti，金红石 TiO$_2$ 和锐钛矿 TiO$_2$。

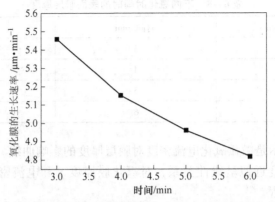

图 6-20　微弧氧化时间对氧化膜生长速率的影响

由于表面氧化膜呈现多孔结构，所以 X 射线可以探测到基体，因此存在 α - Ti 基体相，由图 6-21 可以观察到，在表面膜层中金红石相的含量少于锐钛矿相。

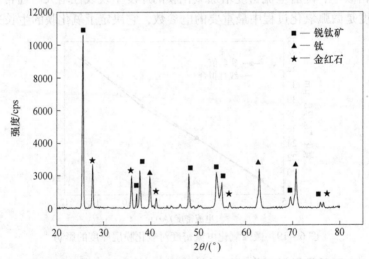

图 6-21　梯度多孔 Ti 微弧氧化后表面膜层的 XRD 图谱

6.8.4　微弧氧化后梯度多孔 Ti 表面膜层的 XPS 分析

因为梯度多孔 Ti 表面膜层中的 O 和 Ti 所处的化学状态比较复杂，因此通过对样品表面膜层进行 XPS 全谱分析来了解样品表面膜层的结构。图 6-22 是梯度多孔 Ti 经微弧氧化后表面氧化膜全谱分析。由图可知，微弧氧化后试样表面的主要元素包括 C、O、Ti，还有非常少量的 N、Cl 元素，有可能来自样品处理过程中的污染。采用 XPS 研究样品表面的氧化膜层，通过对所测得的元素的分峰处理，来确定各种元素所处的化学状态。

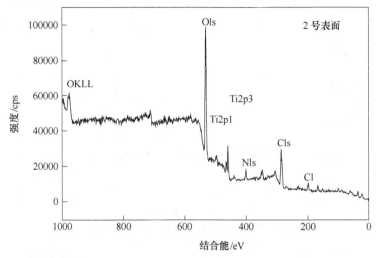

图 6 - 22 　2 号样品微弧氧化膜 XPS 全谱

图 6 - 23 是在不同溅射时间下 2 号试样微弧氧化膜中 Ti2p 元素的 XPS 图谱。由于电子的自旋 - 轨道耦合使 Ti2p 能级也分解为 $Ti2p_{3/2}$ 和 $Ti2p_{1/2}$ 两个能级，有资料表明，根据钛的氧化程度的不同，会出现不同的价态即 Ti^0、Ti^{2+}、Ti^{3+} 和 Ti^{4+}。其中，$Ti^{4+}2p_{3/2}$ 的峰位是 458.5eV，$Ti^{3+}2p_{3/2}$ 的峰位是 457.2eV，$Ti^{2+}2p_{3/2}$ 的峰位是 454.6eV，$Ti^0 2p_{3/2}$ 的峰位是 454.0eV，$Ti^{4+}2p_{1/2}$ 的峰位是 464.2eV，$Ti^{3+}2p_{1/2}$ 的峰位是 464.0eV，$Ti^{2+}2p_{1/2}$ 的峰位是 461.2eV，$Ti^0 2p_{1/2}$ 的峰位是 460.0eV。

当溅射时间为 0s 时，Ti2p 的峰值狭窄，对称性良好，经分峰处理发现仅为 Ti^{4+}，这说明经微弧氧化后膜层表面为 TiO_2（如图 6 - 23 所示）。当溅射时间为 120s 时，对 Ti2p 的 XPS 图谱（如图 6 - 24 所示）进行分蜂处理发现除了 Ti^{4+} 外，还有一定量的 Ti^{3+} 和 Ti^{2+}，这说明距离氧化膜表层 24nm 处（离子枪的溅射速度为 0.2nm/s），膜层中的氧化物除了 TiO_2 外，还有 Ti_2O_3 和 TiO。这与之前 XRD 的分析结果有一定差异。当溅射时间为 300s 时，对 Ti2p 的 XPS 图谱进行分蜂处理发现膜层中又仅有 Ti^{4+}。这说明 Ti 的低价氧化物仅存在距表面的几个原子层内。这是因为当火花放电熄灭后，电解液的低温导致距离表层非常近的熔融物发生快速凝固，形成低价的氧化物，之后随着微弧氧化反应的进行，所生成的氧化膜将继续被击穿并重新产生火花放电，将位于高温放电通道内低价 Ti 的氧化物进一步氧化成高价氧化物 TiO_2，因此最终只有在与低温电解液接触距表面几个原子层的厚度才出现低价 Ti 氧化物。因此只有通过 XPS 才能够探测它的存在，而 X 射线衍射分析中没有 Ti 的低价氧化物 Ti_2O_3 和 TiO 相的存在。这与 LiuF 等人的研究结果相一致[8]。

表 6 - 9 是 2 号样品中 Ti、O、C 元素在不同溅射时间和溅射深度的百分含量。由表 6 - 9 可知，在氧化膜的表层中 C1s 的含量较多，随着溅射深度的增加，C1s 的含量急剧降低。而 Ti2p 和 O1s 的含量从膜表层到距离膜层 180nm（离子枪的溅射速度为 0.2nm/s，溅射时间为 900s）处变化不大，这说明氧化膜的氧化比较充分。

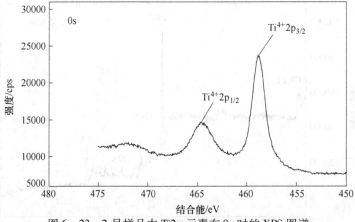

图 6 - 23　2 号样品中 Ti2p 元素在 0s 时的 XPS 图谱

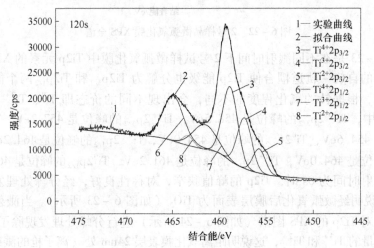

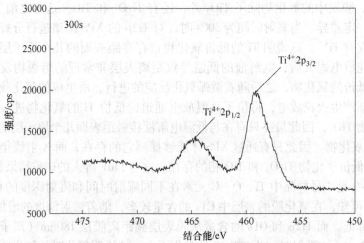

图 6 - 24　2 号样品中 Ti2p 元素在不同溅射时间下的 XPS 图谱

表 6-8 2 号样品中 Ti、O、C 元素不同溅射时间和溅射深度的百分含量

溅射时间/s	溅射深度/nm	含量/at%		
		C1s	Ti2p	O1s
0	0	18.6	20.1	61.3
120	24	0	24.5	75.5
300	60	0	23.8	76.2
600	120	0	25.7	74.3
900	180	0	26.2	73.8

6.8.5 梯度多孔 Ti 微弧氧化机理

在微弧氧化初始，接通回路后，梯度多孔 Ti 表面开始阳极氧化，回路中有一定的电流，但在很短的时间（5~10s）内形成致密的氧化膜，因氧化膜的绝缘性，回路的电阻急剧增加，电流下降至几乎为零。当电压达到某一数值时，回路又有一定的电流，此时在实验过程中观察到阳极产生均匀分布、致密且快速游动于整个样品表面的微小弧光。这是因为由于高场强作用阳极氧化膜发生介质击穿产生了微弧放电，每一次微弧放电产生一个贯穿于氧化膜的放电通道。由于放电通道中的物质处于等离子状态，能量非常高，放电通道内发生了复杂的等离子化学、电化学和热化学反应，一部分钛基底和氧化钛膜熔融、相互扩散和渗透，同时进入放电通道并传输到基底处的组分（如氧离子等）与基底材料发生化学反应生成氧化钛，具体反应如下：

$$Ti - 2e = Ti^{2+} \tag{6-3}$$

$$Ti - 3e = Ti^{3+} \tag{6-4}$$

$$Ti - 4e = Ti^{4+} \tag{6-5}$$

$$4OH^- - 4e = 2H_2O + O_2 \uparrow \tag{6-6}$$

$$2Ti^{2+} + 2OH^- + 2H_2O = 2TiO + 2H_3O^+ \tag{6-7}$$

$$2Ti^{3+} + 4OH^- + H_2O = Ti_2O_3 + 2H_3O^+ \tag{6-8}$$

$$Ti^{4+} + 2OH^- + 2H_2O = TiO_2 + 2H_3O^+ \tag{6-9}$$

$$4TiO + O_2 = 2Ti_2O_3 \tag{6-10}$$

$$2Ti_2O_3 + O_2 = 4TiO_2 \tag{6-11}$$

生成 Ti 的氧化物膜。同时，微区熔化的钛合金基体直接与电解液接触而凝固，使回路电阻变小，从而电流增大。多孔钛板表面再被阳极氧化，电流又再减小。在整个反应过程中，阳极多孔 Ti 表面经历"阳极氧化—钝化—辉光放电熔化—凝固—再阳极氧化"这样一个过程，并且这一过程在钛板表面此起彼伏地进行。这直接导致当新氧化膜形成时，又在其他薄弱区域发生击穿。反应持续进

行，直到氧化膜的生产与溶解达到一个平衡状态，膜层的厚度不再增加。

　　根据上述微弧氧化机理可以知道微弧氧化膜层呈现多孔形貌的原因：在微弧氧化过程中，Ti 基体表面会产生大量的电火花和微弧放电，微弧放电将导致 Ti 表面形成瞬间的高温高压微区，微区内瞬间完成了绝缘膜被击穿、氧化物烧结、电化学氧化和沉积、熔融体的凝固以及氧化物电绝缘性能恢复的循环，当微弧消失之后，在电解液中熔融体快速凝固，氧化膜表面形成凹凸不平的形貌特征；膜层表面微孔是微弧氧化过程中的等离子放电通道，熔融态基体和氧化膜都沿该通道向外喷出，从而在微孔周围形成火山丘状形貌。最终形成内层致密、外层疏松多孔的氧化膜，致密层中存在的一些少量微孔应是初期放电通道封闭后残留的。

　　微弧氧化电流密度和氧化时间均影响试样表面氧化膜的多孔结构。这是因为电流密度的增加将导致微弧放电的能量增大，反应变得剧烈，产生的熔融物数量增多，当反应生成的微弧氧化膜不能完全和周围氧化物产生愈合时，氧化膜将留下大的孔径；另一方面，反应的增强导致熔融物向外喷射的程度也增大，甚至导致微熔区发生小范围的"飞溅"现象，当飞溅的熔融物与电解液接触时，迅速凝固形成大的氧化物颗粒，导致氧化膜变得粗糙、致密性下降。

　　随着氧化时间的增加，表面膜层中微孔数量减少，孔径增大，膜层表面粗糙度逐渐增大。其原因在于梯度多孔 Ti 进行恒流微弧氧化时，首先会出现均匀分布、致密且快速游动于整个样品表面的微小弧光，随着氧化时间的增加，阳极电压逐渐增大，弧光分布变得不均匀、稀疏且固定于样品表面放电较大弧光，即当延长氧化时间时，样品表面弧光数量减少，弧光面积增大。由于在反应过程中，弧光数量和弧光面积对氧化膜表面熔融微孔的数量和微孔孔径起决定性作用，因而氧化时间的延长导致氧化膜表面微孔数量减少，孔径增大。同时由于长时间氧化所形成的高的热量和压力也使更多的熔融物喷出，在微弧氧化膜表面出现少量的白色细小的氧化物颗粒，这与图 6 – 16 和图 6 – 17 所观察到的实验结果相一致。

6.8.6　微弧氧化后梯度多孔 Ti 表面膜层的抗氧化性

　　图 6 – 25 所示为 700℃下微弧氧化前后试样的氧化动力学曲线。由图 6 – 25 可知，在不同氧化时间段，未微弧氧化试样的增重都明显大于微弧氧化后试样的增重。尤其是对于微弧氧化后的试样，仅在前 20h 内发生明显质量变化，之后增重保持平稳。经 700℃氧化 80h 后，未微弧氧化试样的增重为 24.8mg/cm^2，而微弧氧化试样的增重仅为 4.2mg/cm^2，这表明利用微弧氧化技术可以提高多孔 Ti 的抗高温氧化性能。这主要是因为梯度多孔 Ti 表面的微弧氧化膜有效地阻滞了 O 与金属基体内 Ti 的相互扩散，从而阻止了钛基体的氧化，进而提高了钛合金的抗高温氧化性能。

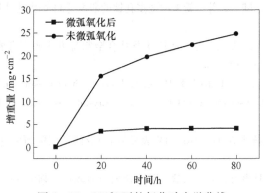

图 6 - 25　700℃下的氧化动力学曲线

6.8.7　微弧氧化后梯度多孔 Ti 在模拟人工体液中耐腐蚀性

图 6 - 26 所示为微弧氧化处理前后的样品在 3.5% NaCl 水溶液的动电位极化曲线。从图中可以看出，基体的自腐蚀电位为 - 0.53V，维钝电流密度为 2.2 × 10^{-5} A/cm^{-2}，微弧氧化后表面膜层的自腐蚀电位为 - 0.36V，维钝电流密度为 1.9 × 10^{-6} A/cm^{-2}。自腐蚀电位增加了 0.17V，维钝电流密度降低了 10 倍，这说明微弧氧化后样品的耐腐蚀性明显增加。这主要归因于微弧氧化后试样表面生成较厚的氧化膜，在腐蚀介质中氧化膜的化学溶解需时更长，膜层中 TiO$_2$ 含量较高，膜层电阻很大，发挥了电绝缘作用，进而降低电化学腐蚀倾向。

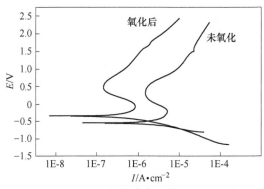

图 6 - 26　微弧氧化膜与基体的极化曲线

参 考 文 献

[1] 刘辉，杨冠军，于振涛，等. 生物医用多孔钛合金材料的制备 [J]. 钛工业进展，2010，27（1）：9～16.

[2] 冯颖芳. 钛及钛合金人工关节植入材料 [J]. 稀有金属快报，2002（6）：15～19.

[3] 李伯琼，王德庆，陆兴，等．粉末冶金多孔钛的研究 [J]．大连铁道学院学报，2004，5 (10)：12～15.

[4] 牛文娟，白晨光，邱贵宝，等．泡沫钛及其合金制备方法研究进展 [J]．粉末冶金技术，2009，8 (12)：17～20.

[5] Krysmann W, Kurze P, Dittrich K H, et al. Process Characteristics and parameters of Anodic Oxidation by spark discharge (ANOF) [J]. Crystal Research and Technology, 1984, 19 (7)：973～979.

[6] 杨龙．微弧氧化技术在 Ti－6Al－4V 表面制备钙/磷涂层的研究 [D]．长春：吉林大学，2006.

[7] 蒋百灵，徐胜，时惠英，等．电参数对钛合金微弧氧化生物活性陶瓷层钙磷成分的影响 [J]．中国有色金属学报，2005，15 (2)：264～269.

[8] Liu F, Song Y, Wang F P, et al. Surface characteristics and structure of oxide films containing Ca and P on Ti substrate [J]. Journal of Harbin Institute of Technology, 2005, 12 (2)：201～204.

7　生物医用梯度多孔 Mg 合金的制备及性能研究

7.1　引言

多孔镁基合金是一种很有前景的骨组织工程材料，有以下突出优点[1~3]：（1）安全性：镁是人体内仅次于钙、钠和钾的常量元素，参与体内一系列新陈代谢过程，可以促进新骨组织的生长；（2）生物学特性：镁是一种能激活多种酶的重要元素，镁离子可催化或激活体内 300 多种酶，完成体内多种代谢过程；（3）可降解性：镁具有很低的标准电极电位，在含有氯离子的溶液（如人体体液）中易生成镁离子被周围肌体组织吸收或通过体液排出体外，因此镁可以被人体体液完全降解；（4）力学相容性：镁的密度与人骨密质骨密度相当，具有较高的比强度和良好的力学相容；此外其独特的孔隙结构也有助于骨组织的长入和体液的传输。多孔 Mg 合金在人体骨骼置换以及硬组织修复等方面具有广泛的应用前景[4~8]。常见的多孔 Mg 合金制备方法有渗流法[9]、精密铸造法[10]、定向凝固法[11]和粉末冶金法[12,13]。其中粉末冶金法具有孔隙度可调、工艺简单易于实用化等优点，利用该方法所制备的多孔 Mg 合金的弹性模量接近人体骨，最大限度地减弱应力屏蔽效应。但是随着孔隙度的增加，多孔 Mg 合金的力学性能和耐腐蚀性能下降较快，可降解速度加快，存在与新骨组织生长周期不匹配等问题。为了解决这一问题，本研究制备了具有梯度孔隙结构的多孔 Mg 合金，其中试样的两端孔隙度较高有利于骨组织的长入和体液的传输，而心部孔隙度较低有利于提高多孔 Mg 合金的力学性能。同时在多孔 Mg 的基体中，添加适量的 Ca、Mn 和 Zn 元素。这些元素的添加有利于提高多孔 Mg 合金孔壁的致密度、细化孔壁晶粒，提高孔壁的强度，使多孔 Mg 合金在具有高孔隙度的同时还具有较好的力学性能，同时 Ca、Mn 和 Zn 元素的添加也有利于提高多孔 Mg 合金的耐腐蚀性，降低可降解速率，有助于解决与新骨组织生长周期不匹配的问题。

7.2　梯度多孔 Mg – Ca 合金的制备及性能研究

7.2.1　实验材料与方法

本实验的主要原料有 Mg 粉（200 目，纯度 ≥99.9%，河南省南阳福森镁粉有限公司），Ca 粉（纯度为 99.9%，粉末粒度为 200 目，石家庄灵寿县诚信矿业加工厂），碳酸氢铵粉末（NH_4HCO_3，纯度≥99.9%，天津市致远化学试剂有限公司）。

首先，将 Mg 粉、Ca 粉（Ca 粉含量为 Mg 粉含量的 2.5wt%）和不同含量的造孔剂（NH_4HCO_3）在研磨钵内均匀混合，造孔剂的含量见表 7 - 1。将混合均匀的粉末放入模具中，其中采用分次加料的方法，每次加料后先采用适当压力将粉末压实，最后在压力机上整体压制成型，压制压力为 60MPa。将压制好的试样生坯放入管式炉中于不同温度下烧结，在烧结过程中通入氩气保护。烧结温度分别为 585℃、605℃、620℃、640℃，保温时间为 2h。烧结产物用于显微组织观察和性能测试。

表 7 - 1　试样造孔剂配比

试　样	NH_4HCO_3 分布
1 号	30wt%（表层）- 0wt%（心部）- 30wt%（表层）
2 号	30wt%（表层）- 10wt%（心部）- 30wt%（表层）
3 号	30wt%（表层）- 20wt%（心部）- 30wt%（表层）
4 号	30wt%（表层）- 30wt%（心部）- 30wt%（表层）

采用阿基米德排水法测量生坯的孔隙度，采用 S - 3000N 扫描电镜（SEM）观察试样的显微组织，采用 D/MAX PC - 2500 X 射线衍射仪器观测烧结产物的物相组成，采用 CMT5105 型电子万能试验机对烧结试样进行压缩和弯曲性能测试。用于压缩试验的样品尺寸为 10mm×10mm×10mm，加载速率为 0.5mm/min；用于弯曲试验的样品尺寸为 30mm×6mm×4mm，跨距为 24mm，加载速率为 1mm/min。将梯度多孔 Mg 合金样品切割成 10mm×10mm×3mm 的试样，浸泡前所有试样均经 1200 号金相砂纸打磨处理，然后用丙酮、无水乙醇洗清去除表面油污，之后用精度为 $1×10^{-4}$g 电子天平称取试样的原始质量 W_1，随后将试样浸泡在配制好的模拟人工体液中（模拟体液配比见表 7 - 2），浸泡时间分别为 12h，24h，36h 和 48h（每隔 24h 换一次溶液），取出浸泡试样后清除试样表面，即将脱落的腐蚀产物用吹风机吹干，然后在电子天平上称重，记为浸泡后试样的质量 W_2，计算试样的腐蚀速率，公式如下所示：

$$V_{CORR} = \frac{8.76 × 10^4 (W_1 - W_2)}{ATD} \tag{7 - 1}$$

式中，V_{CORR} 为腐蚀速率，mm/a；W_1 为试样浸泡前质量，g；W_2 为试样浸泡后质量，g；A 为试样在浸泡前的原始表面积，cm^2；T 为浸泡时间，h；D 为镁合金密度，g/m^3。

表 7 – 2　模拟体液的组成

序　号	试　剂	纯　度	数量/g·L^{-1}
1	NaCl	分析纯	7.996
2	NaHCO$_3$	分析纯	0.350
3	KCl	分析纯	0.224
4	K$_2$HPO$_4$·3H$_2$O	分析纯	0.228
5	MgCl$_2$·6H$_2$O	分析纯	0.305
6	CaCl$_2$	分析纯	0.278
7	Na$_2$SO$_4$	分析纯	0.071

7.2.2　工艺参数对梯度多孔 Mg – Ca 合金孔隙度和烧结收缩率的影响

7.2.2.1　造孔剂分布对梯度多孔 Mg – Ca 合金孔隙度和烧结收缩率的影响

图 7 – 1 所示为粉末冶金法制备的多孔 Mg – Ca 合金的宏观照片。图 7 – 1a 为梯度多孔 Mg – Ca 合金，该样品两端的孔隙度较高，而心部的孔隙度较低；图 7 – 1b 为均匀多孔 Mg – Ca 合金，在整个样品中孔隙分布相同。在图 7 – 1 中宏观可见的孔隙主要是来源于造孔剂 NH$_4$HCO$_3$ 的分解，分解产物主要是 H$_2$O 和 CO$_2$，在烧结发生前完全分解并挥发出去，不会影响高温烧结过程。

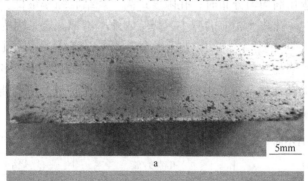

a

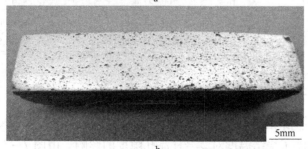

b

图 7 – 1　梯度多孔 Mg – Ca 合金的宏观照片

a—梯度多孔 Mg – Ca 合金；b—均匀多孔 Mg – Ca 合金

　　图 7 - 2 所示为烧结后 2 号样品的微观形貌照片的拼接图。在图 7 - 2 中，试样不同部位的孔隙度不同，两端的孔隙度较大，心部的孔隙度较低，其中孔隙的差异主要源于生坯中各层造孔剂含量的不同。因此可以通过控制造孔剂 NH_4HCO_3 的含量达到控制烧结产物各层的孔隙度，进而达到制备梯度多孔 Mg - Ca 合金的目的。经测量当造孔剂为 30wt% - 10wt% - 30wt% 梯度分布时，烧结后样品的平均孔径为 275.3μm。

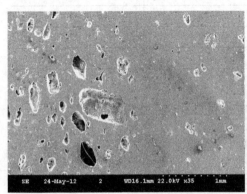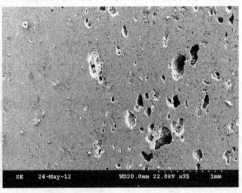

图 7 - 2　梯度多孔 Mg - Ca 合金孔隙的微观形貌照片（SEM）

　　表 7 - 3 为不同造孔剂分布的梯度多孔 Mg - Ca 合金的孔隙度和烧结收缩率。由表可知，当造孔剂均匀分布时，孔隙度最高，烧结收缩率最低。随着中间层造孔剂含量的减少，孔隙度相应的减小，烧结收缩率增加。这是因为孔隙主要来源于造孔剂 NH_4HCO_3 的分解，所以造孔剂含量越多，烧结产物的孔隙度越高。随着造孔剂含量的增加，NH_4HCO_3 分解后生坯中所形成的大孔增多，这些尺寸在 200μm 左右的大孔在烧结过程中抑制颗粒的扩散，使扩散反应不能充分进行，试样不易于烧结致密，因此烧结收缩率降低。

表 7 - 3　具有不同 NH_4HCO_3 分布的梯度多孔 Mg - Ca 合金的孔隙度和烧结收缩率

试　样	孔隙度/%	烧结收缩率/%
1 号	23.5	中间层内缩
2 号	27.9	5.5
3 号	32.1	4.3
4 号	35.9	3.5

7.2.2.2　烧结温度对梯度多孔 Mg - Ca 合金孔隙特性和烧结收缩率的影响

　　图 7 - 3 反映了烧结温度对 2 号样品孔隙度的影响。由图 7 - 3 可以看出，随着烧结温度的提高，孔隙度逐渐减小。这是因为随着温度的升高，Mg 和 Ca 颗粒的活性增大，颗粒之间扩散充分，颗粒越容易烧结致密，所以烧结产物的孔隙度

逐渐减小。但是，当烧结温度达到 640℃ 以上时，试样表面会出现熔化区域。因此，本实验最佳烧结温度选择在 620℃。

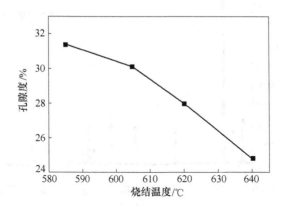

图 7 - 3 烧结温度对 2 号样品孔隙度的影响

表 7 - 4 为不同烧结温度下 2 号试样烧结收缩率。由表 7 - 4 可知，试样的烧结收缩率随着烧结温度的提高而增加。这是因为随着温度升高，Mg 和 Ca 粉的活性增大，Mg 和 Ca 粉颗粒之间的扩散能力增强，扩散反应进行充分，烧结致密，所以烧结后收缩率增加，当烧结温度过高时，试样产生明显变形。

表 7 - 4 不同烧结温度下 2 号样品的烧结收缩率

烧结温度/℃	烧结收缩率/%
585	2.7
605	4.3
620	5.5
640	明显变形

7.2.3 物相组成分析

图 7 - 4 是 620℃ 烧结后 2 号样品的 XRD 图谱。在图 7 - 4 中可以看到除了 Mg 相外，还有少量的 Mg_2Ca 相。在图中没有碳酸氢铵，这是因为造孔剂碳酸氢铵在烧结过程中已经完全分解，没有残余。

7.2.4 显微组织分析

图 7 - 5 所示为 620℃ 烧结后 2 号样品孔壁的显微组织照片。在图 7 - 5 中可以观察到 Mg 和 Mg_2Ca 两相，这与 XRD 的分析结果一致。

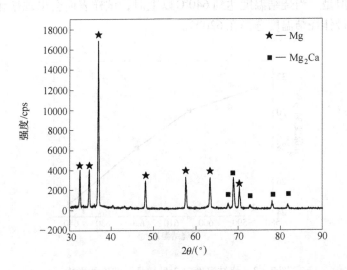

图 7 - 4　620℃烧结后 2 号样品的 XRD 图谱

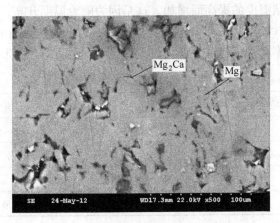

图 7 - 5　620℃烧结后 2 号样品孔壁的显微组织照片（SEM）

7.2.5　工艺参数对梯度多孔 Mg - Ca 合金弯曲性能的影响

7.2.5.1　造孔剂分布对梯度多孔 Mg - Ca 合金抗弯强度的影响

进行弯曲试验时梯度多孔 Mg - Ca 合金样品的放置方式为高孔隙度端面接触载荷，这主要是考虑其作为骨替代材料植入人体后的受力方式。表 7 - 5 是具有不同 NH_4HCO_3 分布的梯度多孔 Mg - Ca 合金的抗弯强度。由表 7 - 5 可以看出，当造孔剂呈现均匀分布时（4 号），抗弯强度最小，仅为 11.5MPa，随着中间层 NH_4HCO_3 含量的降低，孔隙梯度分布的增强，样品的抗弯强度增加到 19.2MPa。

这是因为随着梯度多孔 Mg – Ca 试样中间层 NH_4HCO_3 含量的减少，烧结之后产物的孔隙度降低，孔壁内缺陷减少和有效承担载荷的面积增加，因此抗弯性能增加。

表 7 – 5　具有不同 NH_4HCO_3 分布的梯度多孔 Mg – Ca 合金的抗弯强度

试样	1 号	2 号	3 号	4 号
抗弯强度/MPa	19.2	16.8	14.3	11.5

在梯度多孔 Mg – Ca 合金样品中由于同时具有高孔隙和低孔隙区域，所以断裂时裂纹的产生和扩展方式如下：首先裂纹在下表层高孔隙区域内产生，在这区间由于孔隙度高，孔壁薄，裂纹沿孔洞缓慢扩展，应变较大；裂纹扩展到界面结合处停止，此时心部完全承受应力，但心部区域孔隙度低，这时裂纹需在较大的应力下才能产生并持续扩展，表现为较高的形变抗力，但是随应力的增大，达到心部孔壁所能承受的应力极限时，裂纹重新产生并扩展。此时裂纹扩展速度很快，穿越上表层而直接断裂。在整个过程中，心部低孔隙度地区发生脆性断裂，而边缘高孔隙度区域发生韧性断裂，试样在弯曲断裂过程综合低孔隙试样和高孔隙试样对裂纹扩展的阻碍作用，有利于提高多孔 Mg – Ca 的力学性能。

7.2.5.2　烧结温度对梯度多孔 Mg – Ca 合金抗弯强度的影响

图 7 – 6 是烧结温度对 2 号试样抗弯强度的影响。由图可知，抗弯强度随着烧结温度的增加而增加。当烧结温度从 585℃ 增加到 640℃ 时，其抗弯强度从 8.3MPa 增加到 18.5MPa，这是因为烧结温度越高，Mg 和 Ca 颗粒的活性越高，扩散充分，孔隙度降低，致密增加，所以试样抗弯曲变形能力增强。因为在本实验中当烧结温度超过 620℃ 后虽然试样的弯曲性能有所提高，但是试样表面出现明显的熔化和变形现象，因此最佳的烧结温度为 620℃。

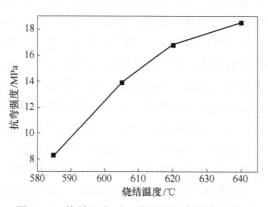

图 7 – 6　烧结温度对 2 号试样抗弯强度的影响

7.2.6　工艺参数对梯度多孔 Mg－Ca 合金压缩性能的影响

7.2.6.1　梯度多孔 Mg－Ca 合金的压缩曲线分析

将 2 号样品分别沿横向和纵向进行压缩（压缩方式如图 7－7 所示），所得到的压缩曲线如图 7－8 所示。由图 7－8 可分析梯度多孔样品横向和纵向压缩时的受力情况。

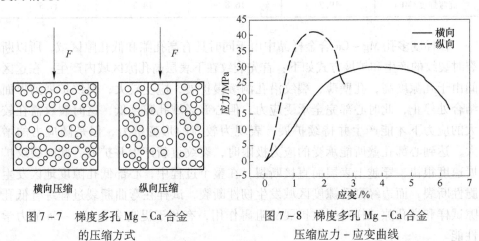

图 7－7　梯度多孔 Mg－Ca 合金　　　　图 7－8　梯度多孔 Mg－Ca 合金
　　　　　的压缩方式　　　　　　　　　　压缩应力－应变曲线

由图 7－7 可知，在横向压缩时，与压头和底面工作台接触的是高孔隙度的端面，在相同受力条件下，孔隙度高的截面有效承载面积降低，单位面积的压强增大，同时孔隙度高，孔壁比较薄、缺陷多，因此抵抗变形的能力差，杨氏模量低，但是对于梯度多孔材料，中间低孔隙度区域在试样整体协调变形中能多承担一部分载荷，使材料抵抗弹性变形能力较均匀多孔材料有所增加。然而随着外加载荷的增加，横向压缩时高孔隙度区域内比较薄弱的孔壁会弯曲产生塑性变形，对于每个孔洞来说，至少有一个孔壁受弯，尽管这是非弹性变形，但孔并不立即塌陷。孔壁的塑性失稳和弯曲使周围孔产生应变集中，进而引起孔的弹性弯扭和旋转。如果周围的孔有足够大的强度，则应力重新分布，产生局部变形，但这些变形并不能引起周围孔的塌陷，这是由于周围一些位于变形带之外的孔仍处于弹性阶段，对其起约束作用，因而变形带离散，而不贯穿整个试样截面。当外力达到一定值时，作用于底部高孔隙区内孔壁的力矩超过孔棱的纯塑性力矩时，试样内形成塑性铰，横截于加载方向孔洞被压扁，宏观表现在压缩后样品沿试样高度方向上有较大的变形（如图 7－9a 所示）。此时试样中间低孔隙区域能帮助试样承担一部分载荷，使高孔隙区域内的孔壁不至于立刻断裂坍塌，进而提高梯度多孔材料的抗压强度。但是随着外加载荷的持续提高，高孔隙区域孔壁所受应力超过其断裂强度时孔壁发生剪切断裂，裂纹沿着与加载方向呈 45°的方向迅速扩展

（如图 7 – 9a 所示），当扩展到中间低孔隙度区域内，由于低孔隙度区域孔壁较厚、承载能力较强使裂纹的扩展受到一定的抑制，进一步提高了试样的承载能力，但是随着外加载荷的增加，在高低孔壁边界处的应力集中不断增大，当达到低孔隙区域孔壁的断裂强度后，试样抗压强度达到最大值，裂纹迅速扩展贯穿整个试样。

在纵向压缩时，与压头和底面接触的横截面两边孔隙度度高、中间孔隙度低，这导致整个横截面总孔隙度的降低，因此承担载荷的有效面积增加，单位面积的压强降低，试样的承载能力较横向压缩时增强，杨氏模量增加。在持续受外力时，同一横截面内两边高孔隙区域内薄弱孔壁发生变形后，与高孔隙相邻近的中间低孔隙区域内较厚的孔壁承担大部分载荷，使应力重新分布，导致高孔隙区域内应力降低，孔洞不至于坍塌，进而提高梯度多孔试样的断裂强度。但是随着外加载荷持续增加，即使有低孔隙区域内孔壁分担应力，但作用在高孔隙区域孔壁上的应力超过其断裂强度，孔壁发生剪切断裂产生裂纹，此时裂纹沿着高低孔隙边界迅速扩展直至整个试样断裂，断裂前试样高度方向上的变形较横向压缩时少，断口的宏观照片如图 7 – 9b 所示。

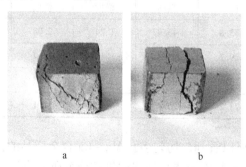

图 7 – 9　梯度多孔 Mg – Ca 合金横向和纵向压缩后的宏观照片
a—横向压缩；b—纵向压缩

由图 7 – 8 可知，纵向压缩时梯度多孔 Mg – Ca 合金的抗压强度为 41.1MPa，杨氏模量为 1.67GPa，断裂前应变为 1.8%，横向压缩时梯度多孔 Mg – Ca 合金的抗压强度为 27.9MPa，杨氏模量为 1.10GPa，断裂前应变为 5.1%，这表明纵向压缩时梯度多孔 Mg – Ca 合金的抗变形能力比横向压缩时高。

在本实验中，无论是横向压缩还是纵向压缩，梯度多孔 Mg – Ca 合金压缩曲线中没有出现泡沫 Mg 压缩曲线中的致密化阶段，这可能是因为本实验采用碳酸氢铵造孔剂所制备的梯度多孔 Mg – Ca 合金中的孔隙形状不规则，不类似于发泡法所制备的圆形孔洞。这种不规则孔隙在压缩过程中一些尖角部位存在较强的应力集中，导致裂纹易于形成和扩展，因此试样很快沿着裂纹拓展方向上整体断裂，而不是像泡沫材料那样一层层断裂而后又被压实致密化。

7.2.6.2　造孔剂分布对梯度多孔 Mg – Ca 合金压缩性能的影响

表 7 – 6 是具有不同梯度孔隙分布的多孔 Mg – Ca 合金的压缩性能。由表 7 – 6 可知，均匀多孔 Mg – Ca 合金的横向和纵向抗压强度和杨氏模量均比梯度多孔样品低。这主要归因于试样压缩过程中载荷在低孔隙度区域内的重新分布，使低孔隙区域内较厚孔壁承担了大部分载荷，进而抑制了高孔隙度区域的变形和断裂，使多孔样品抵抗变形能力提高。随着中间层造孔剂含量的降低，孔隙梯度分布程度增大，对抗压强度和杨氏模量的提高越明显。但是抗压强度的提高导致其塑性的下降，梯度多孔样品断裂前的应变较均匀多孔样品低。由表 7 – 6 可见，当造孔剂从 30wt% – 30wt% – 30wt% 分布（4 号）变为 30wt% – 0wt% – 30wt% 分布（1 号）时，其横向抗压强度和杨氏模量分别增加了 45.6% 和 30.5%，纵向抗压强度和杨氏模量分别增加了 80.4% 和 106%，横向和纵向断裂前应变分别降低了 40% 和 75%。

表 7 – 6　不同梯度分布的多孔 Mg – Ca 合金的压缩性能

序号	孔隙度/%	抗压强度/MPa		杨氏模量/GPa		断裂前应变/%	
		横向	纵向	横向	纵向	横向	纵向
1 号	23.5	33.8	46.9	1.24	2.08	4.6	1.6
2 号	27.6	29.7	41.1	1.10	1.67	5.1	1.8
3 号	32.0	26.5	34.7	1.03	1.35	6.2	2.3
4 号	35.9	23.2	25.4	0.95	1.01	7.5	6.8

在表 7 – 6 中还可以看到，均匀多孔 Mg – Ca 合金样品的横、纵向压缩时性能也有一定偏差，这主要归因于造孔剂碳酸氢铵分解所形成的孔洞并不是完全球形的，有些孔洞形状具有一定的取向行，因此在横向压缩和纵向压缩时受力有一定区别。但是从本实验数据看，单纯由孔洞形状取向所带来的压缩性能差异没有孔隙梯度分布所带来的性能差异明显。

7.2.6.3　烧结温度对梯度多孔 Mg – Ca 合金压缩性能的影响

图 7 – 10 是不同烧结温度下 2 号样品的抗压强度和杨氏模量。由图可知，随烧结温度的增加，无论是横向压缩还是纵向压缩 2 号试样的抗压强度和杨氏模量均增加。当烧结温度从 585℃ 增加到 640℃ 时，其横向、纵向抗压强度分别从 17.3MPa 增加到 33.4MPa，从 27.5MPa 增加到 44.7MPa；杨氏模量分别从 0.75GPa 增加到 1.23GPa，从 0.95GPa 增加到 1.86GPa。这是因为烧结温度越高，Mg 和 Ca 颗粒的活性越高，扩散充分，孔隙度降低，致密度增加，所以试样抗压缩变形能力增强，但是当烧结温度达到 640℃ 后，试样内出现微熔区域，宏观表面出现烧熔现象，试样发生明显变形。

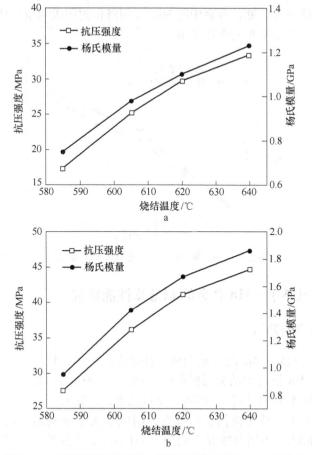

图 7－10　不同烧结温度下 2 号样品的抗压强度和杨氏模量

a—横向压缩；b—纵向压缩

7.2.7　梯度多孔 Mg－Ca 合金的耐腐蚀性测试

图 7－11 是梯度多孔 Mg 和 Mg－Ca 合金试样在模拟人工体液中浸泡不同时间的腐蚀速率。由图 7－11 可知，当在模拟体液中浸泡不同时间后，两种试样的腐蚀速率都有所增加，但是梯度多孔 Mg－Ca 合金的腐蚀速率增加比梯度多孔 Mg 的缓慢，腐蚀速率为 0.195mm/a（腐蚀 48h 后），比梯度多孔 Mg 合金降低 12.9%，这说明在梯度多孔 Mg 的基体中添加 Ca 元素后，合金的耐腐蚀性增加。这是因为 Mg 自身的自腐蚀电位很低（ －2.34V）、易腐蚀[14,15]，而 Ca 的自腐蚀电位相对 Mg 基体较高，当 Ca 固溶到 Mg 基体后，α－Mg 固溶体的自腐蚀电位升高，所以合金的耐腐蚀性增加，但是在本文中多孔 Mg 的耐腐蚀性提高并不是很大，这主要是因为在晶界上出现了 Mg_2Ca 相，Mg_2Ca 相的腐蚀电位为 －1.54V，而金属 Mg 的平衡电位为 －2.34V。因此，当 Mg_2Ca 相存在于镁基合金体中时，

在溶液与合金体的界面处，合金中的 Mg_2Ca 相将作为阴极与金属镁基相作为阳极构成原电池，导致镁基相的腐蚀发生。

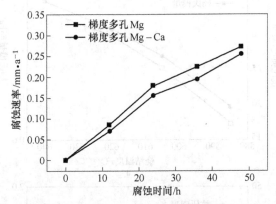

图 7 - 11　梯度多孔 Mg 和 Mg - Ca 合金在不同腐蚀时间的腐蚀速率

7.3　梯度多孔 Mg - Mn 合金的制备及性能研究

7.3.1　实验材料与方法

实验所需的材料：Mg 粉（唐山威豪镁业有限公司，粒度分别为 200 目、325 目和 400 目），Mn 粉（华纳金属材料厂，粒度为 200 目），造孔剂 NH_4HCO_3（天津市凯通化学试剂有限公司），硝酸，无水乙醇，苦味酸。

实验过程如下：首先根据实验方案，用电子天平量测出一定含量的 Mg 粉、Mn 粉和 NH_4HCO_3，再用研钵混合均匀，NH_4HCO_3 分布见表 7 - 7。将混合好的粉末放入模具中，在一定压力下（60MP、80MP、100MP）压制成型。生坯脱模后室温干燥 24h，然后放入管式炉中在氩气保护下于不同温度烧结成型。烧结温度为：585℃、605℃、620℃、640℃。烧结产物的性能测试见 7.2.1 节。

表 7 - 7　不同样品中 NH_4HCO_3 分布

样品	NH_4HCO_3 分布
1 号	15wt% - 0wt% - 15wt%
2 号	15wt% - 5wt% - 15wt%
3 号	15wt% - 10wt% - 15wt%
4 号	15wt% - 15wt% - 15wt%

7.3.2　工艺参数对梯度多孔 Mg - Mn 合金孔隙度和烧结收缩率的影响

7.3.2.1　造孔剂分布对梯度多孔 Mg - Mn 合金孔隙度和烧结收缩率的影响

表 7 - 8 是具有不同 NH_4HCO_3 分布的梯度多孔 Mg - Mn 合金的孔隙度和烧结

收缩率（烧结温度为640℃，压制压力为100MPa，Mn 含量为2wt%）。从表7－8中可以看出，随着试样中间层造孔剂含量的增加，试样的孔隙度逐渐增加，烧结收缩率降低。这是因为孔隙的主要来源是造孔剂的分解，所以造孔剂含量越高，烧结产物的孔隙度越高。但是随着造孔剂含量增加时，试样内 NH_4HCO_3 分解形成的大孔越来越多，在烧结过程中影响 Mg 和 Mn 颗粒的扩散，使扩散反应不充分，同时 NH_4HCO_3 分解所形成的大孔在烧结过程中也不易收缩消失，因此最终产物的烧结收缩率变小。

表7－8　具有不同 NH_4HCO_3 分布的梯度多孔 Mg－Mn 合金的孔隙度和烧结收缩率

样　品	孔隙度/%	烧结收缩率/%
1 号	14.5	中间层内缩
2 号	17.2	9.6
3 号	20.1	7.3
4 号	23.3	6.5

7.3.2.2　Mg 粉粒度对梯度多孔 Mg－Mn 合金孔隙度和烧结收缩率的影响

表7－9是不同粒度 Mg 粉所制备的梯度多孔 Mg－Mn 合金的孔隙度和烧结收缩率（造孔剂含量为15wt%－5wt%－15wt%，烧结温度为640℃，压制压力为100MPa，Mn 含量为2wt%）。在表7－9中，随着 Mg 粉目数的增加，梯度多孔 Mg－Mn 合金的孔隙度降低，烧结收缩率增加。这是因为 Mg 粉颗粒越小，粉末活性越大，烧结时容易发生扩散反应，烧结产物致密，使孔隙度降低，烧结收缩率增加。实验中所用的 Mg 和 Mn 颗粒形貌照片如图7－12和图7－13所示。

表7－9　不同粒度 Mg 粉所制备的梯度多孔 Mg－Mn 合金的孔隙度和烧结收缩率

Mg 粉粒度/目	孔隙度/%	烧结收缩率/%
200	17.9	9.1
325	17.2	9.6
400	16.3	10.3

7.3.2.3　压制压力对梯度多孔 Mg－Mn 合金孔隙度和烧结收缩率的影响

表7－10是不同压制压力下梯度多孔 Mg－Mn 合金的孔隙度和烧结收缩率（造孔剂含量为15wt%－5wt%－15wt%，烧结温度为640℃）。在表7－10中，随着压制压力的增加，梯度多孔 Mg－Mn 合金的孔隙度变小，烧结收缩率增加。当压制压力从60MPa增加到100MPa时，其孔隙度从19.7%降低到17.2%，烧结收缩率从7.7%增加到9.6%。这是因为当压制压力增加，Mg 和 Mn 颗粒之间被压缩紧密，颗粒间的接触面积增加，同时初始生坯中孔隙度降低，颗粒之间扩散路径缩短，Mg 和 Mn 颗粒之间的扩散反应更容易充分进行，因此烧结产物的孔隙度降低，烧结收缩率增加。

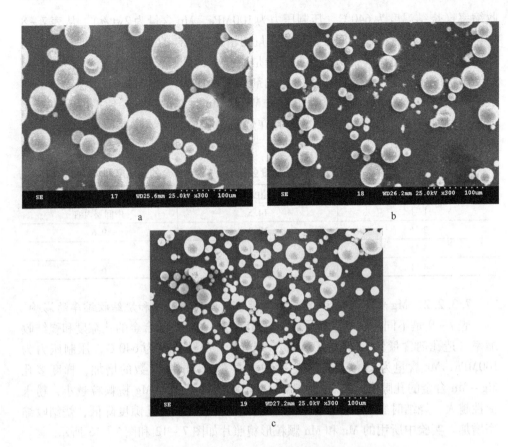

图 7 - 12　实验中所用 Mg 颗粒的形貌照片（SEM）

a—200 目；b—325 目；c—400 目

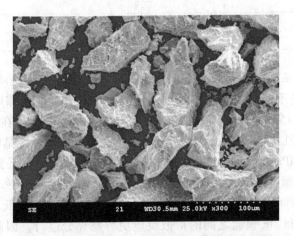

图 7 - 13　实验中所用 Mn 颗粒的形貌照片（SEM）

表 7 – 10 不同压制压力下梯度多孔 Mg – Mn 合金的孔隙度和烧结收缩率

压制压力/MPa	孔隙度/%	烧结收缩率/%
60	19.7	7.7
80	18.5	8.5
100	17.2	9.6

7.3.2.4 Mn 含量对梯度多孔 Mg – Mn 合金孔隙度和烧结收缩率的影响

表 7 – 11 是不同 Mn 含量的梯度多孔 Mg – Mn 合金的孔隙度和烧结收缩率（造孔剂含量为 15wt% – 5wt% – 15wt%，烧结温度为 640℃，压制压力为 100MPa）。在表 7 – 11 中，随着 Mn 含量的增加，梯度多孔 Mg – Mn 合金的孔隙度先降低而后略有增加。这是因为由图 7 – 12 可知，Mg 颗粒的形貌是规则的球形，如果纯 Mg 颗粒在压制成型过程中，球形颗粒密堆后，球和球颗粒之间形成很多空隙。由图 7 – 13 可知，Mn 颗粒尺寸较大而且形状不规则，当 Mg 和 Mn 颗粒均匀混合后，在外加压制压力的作用下，一些细小的 Mg 颗粒能填充到 Mn 颗粒骨架的间隙中，颗粒之间形成紧密的排列，使颗粒之间的空隙减少。生坯中颗粒排列越紧密，生坯密度越高，烧结后试样的烧结密度和孔隙度越低。但是当 Mn 含量过高时，大的 Mn 颗粒有机会聚集在一起，生坯颗粒之间留有较大孔隙，导致烧结产物不致密，孔隙度有所增高。因此 Mg 合金中 Mn 元素含量不能过高，本实验中 Mn 含量最佳值为 2wt%，以后分析中 Mn 含量均为 2wt%。

在表 7 – 11 中，随着 Mn 含量的增加，梯度多孔 Mg – Mn 合金的烧结收缩率先增加而后略有降低。这是因为 Mn 元素的添加可以使梯度多孔 Mg – Mn 合金生坯密度增加，孔隙度降低，因此在颗粒之间的扩散路径变短，颗粒间很容易烧结致密，因此烧结产物的收缩率增加。而后随着 Mn 含量的增加，生坯孔隙度上升，生坯不致密，在烧结过程中，颗粒之间进行扩散反应时运动的间距增大，当试样烧结致密时，颗粒所运动的行程增加，宏观上表示试样的烧结收缩率略有增加。

表 7 – 11 不同 Mn 含量的梯度多孔 Mg – Mn 合金的孔隙度和烧结收缩率

Mn 含量/wt%	孔隙度/%	烧结收缩率/%
0	20.5	7.2
1	18.7	8.3
2	17.2	9.6
3	17.8	9.2

7.3.2.5 烧结温度对梯度多孔 Mg – Mn 合金孔隙度和烧结收缩率的影响

图 7 – 14 所示为烧结温度对梯度多孔 Mg – Mn 合金孔隙度的影响曲线（造孔

剂含量为 15wt% – 5wt% – 15wt%，压制压力为 100MPa，Mn 含量为 2wt%）。从图 7 – 14 中可以看出，随着烧结温度的增加，孔隙度越来越小。当烧结温度从 585℃ 增加到 640℃ 时，试样的孔隙度从 25.7% 降低到 17.2%。这是因为随着温度的升高，Mg 颗粒之间扩散反应进行非常剧烈，从而使试样中原有的一部分孔隙减小或消失，Mg 和 Mn 颗粒之间的结合面增大，所以孔隙度下降。但是在烧结过程中，当温度超过 640℃，试样出现了明显变形。因为 Mg 粉的熔点为 650℃，因此本实验的最佳烧结温度为 640℃。

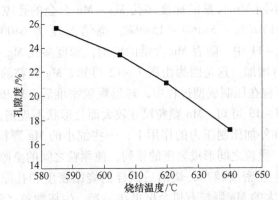

图 7 – 14　烧结温度对梯度多孔 Mg – Mn 合金孔隙度的影响曲线

　　表 7 – 12 是不同烧结温度下梯度多孔 Mg – Mn 合金的烧结收缩率（造孔剂含量为 15wt% – 5wt% – 15wt%，压制压力为 100MPa）。从表 7 – 12 中可以看出，随着温度的增加，烧结收缩率越来越大。当烧结温度从 585℃ 增加到 640℃ 时，试样的收缩率从 6.2% 增加到 9.6%。这是因为随着温度的升高，Mg 和 Mn 颗粒的活性增大，颗粒之间扩散充分，越容易烧结致密，所以孔隙度逐渐减小，烧结收缩率增加。

表 7 – 12　不同烧结温度下梯度多孔 Mg – Mn 合金的烧结收缩率

烧结温度/℃	烧结收缩率/%
585	6.2
605	7.6
620	8.5
640	9.6

7.3.3　物相组成分析

　　图 7 – 15 分别是 Mn 含量为 2wt% 和 3wt% 的梯度多孔 Mg – Mn 合金样品的 XRD 图谱。由图 7 – 15 可知，当 Mn 含量为 2wt% 时，烧结产物为 α – Mg（即 Mn

在 Mg 中的固溶体）；当 Mn 含量为 3wt% 时，烧结产物除了 α-Mg 外，还有少量的 α-Mn。综上所述，本实验中 Mn 含量最佳值为 2wt%。

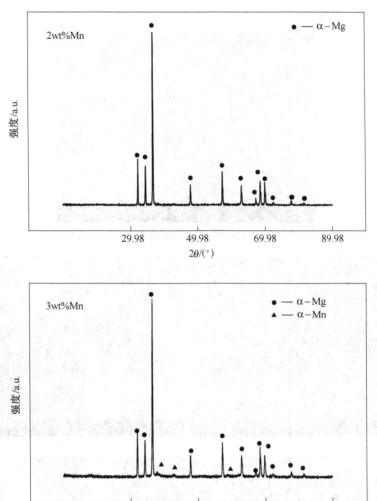

图 7-15　Mn 含量为 2wt% 和 3wt% 的梯度多孔 Mg-Mn 合金的 XRD 图谱

7.3.4　显微组织分析

图 7-16 是梯度多孔 Mg-Mn 合金的微观形貌照片（图片右侧造孔剂含量为 15wt%，图片左侧造孔剂含量为 5wt%）。在图 7-16 中可以看到造孔剂碳酸氢铵分解所形成的孔多数为大孔，孔径尺寸一般在 100μm 以上，还有少量小尺寸碳酸氢铵分解所形成的小孔，孔径尺寸一般在 20~50μm。研究 Mn 含量对多孔

Mg - Mn 合金孔壁烧结致密化影响时，在电镜下避开造孔剂所形成的孔隙区域（这样可以去除造孔剂产生的影响），选择致密区域（孔壁）进行放大观察，结果如图 7 - 17 所示。

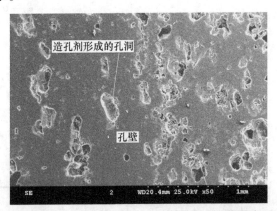

图 7 - 16　梯度多孔 Mg - Mn 合金微观形貌照片

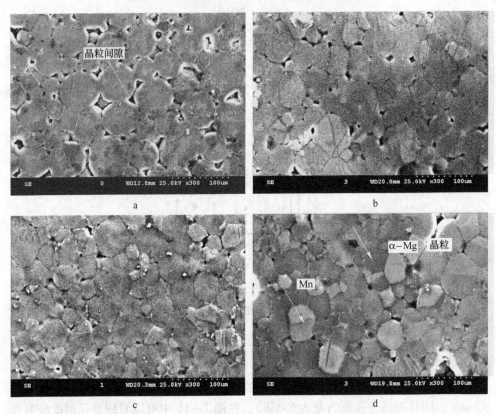

图 7 - 17　不同 Mn 含量的梯度多孔 Mg - Mn 合金孔壁处的显微组织照片（SEM）
a—0% Mn；b—1% Mn；c—2% Mn；d—3% Mn

图 7－17 是不同 Mn 含量的梯度多孔 Mg－Mn 合金孔壁（致密区域）处的显微组织照片。在图 7－17 中可以看到孔壁处晶粒之间的孔隙较小，通常位于几个相邻晶粒之间，孔隙多呈现三角形分布，孔径尺寸在 10μm 左右。这些孔隙主要来源于压制过程中颗粒堆积时所形成的孔洞而不是造孔剂的分解。从图 7－17 中可以看到，当加入少量 Mn 后，孔壁内晶粒之间的孔隙变小，晶粒烧结致密化程度增加，同时晶粒细化。当 Mn 含量为 2wt% 时，晶粒之间的烧结致密化程度最高，同时晶粒尺寸最小（如图 7－17c 所示）。通过对梯度多孔 Mg 和 Mg－2% Mn 合金孔壁处的多张 SEM 照片进行图像统计分析可知，两样品孔壁处的平均晶粒尺寸分别为 60.2μm 和 52.3μm，其中添加 2wt% Mn 后 Mg 晶粒尺寸减少了 13.1%。

孔壁处晶粒烧结致密程度增加的原因如下：图 7－12 和图 7－13 是实验中所用 Mg 粉和 Mn 粉的微观形貌照片。由图 7－12 可知，Mg 颗粒的形貌是规则球形，球形 Mg 颗粒堆积过程中，球和球颗粒之间会存在一定的孔隙，尤其当球形 Mg 颗粒之间的粒径接近，难以形成合适的颗粒极配时，颗粒之间的孔隙会越多。因此在相同的外加压力下，梯度多孔 Mg 生坯中孔隙较多。因为固相烧结过程 Mg 原子移动的距离有限，所以生坯中 Mg 颗粒之间的孔隙越多，烧结时越不易消失，烧结后孔壁处 Mg 晶粒间的致密化程度越低。在图 7－17a 中可以看到，Mg 晶粒之间虽然已经扩散烧结成烧结颈，但是晶粒之间的孔隙没有完全消失。在图 7－13 中可以看到，Mn 颗粒尺寸较大而且形状不规则，当 Mg 和 Mn 颗粒均匀混合后，在外加压制压力下，Mn 颗粒发生塑性变形变成一些较大的类球形颗粒，与小球形 Mg 颗粒间可形成相对较好的颗粒极配，在外加压力下颗粒间有利于形成紧密的排列（如图 7－18 所示）。不同 Mn 含量的梯度多孔 Mg－Mn 合金的生坯密度（相对密度）见表 7－13。由表 7－13 可知，当在 Mg 基体中加入适量的 Mn 元素后合金的生坯密度有所增加，这也从另一面说明 Mg 和 Mn 两种颗粒确实可以形成相对较好的颗粒堆积，使其在压缩过程中更容易被压缩致密，进而使 Mg 和 Mn 颗粒之间的孔隙减少。在烧结过程中，压缩致密的 Mg 和 Mn 原子的扩散路径变短，扩散反应进行的更充分，烧结颈易于长大，晶粒之间孔隙减小，晶粒烧结的致密程度增加。除了上述原因外，由于 Mn 原子在 Mg 基体中的扩散速率大，在相邻 Mg－Mn 颗粒烧结颈处，Mn 原子通过烧结颈向其边缘具有高空位浓度的孔隙处扩散速率快，因此 Mg－Mn 颗粒间烧结颈长大速率比 Mg－Mg 颗粒间烧结颈长大速率快，所以添加 Mn 元素后晶粒之间的孔隙减小，孔壁烧结致密化程度提高。图 7－17c 也证明这一点，加入 2wt% Mn 后，烧结后孔壁的致密度更高，残余孔洞数量较少，孔径也较小。但是当 Mn 含量过高后，由于 Mn 颗粒的不规则性较大，充填模具时流动性能较差，彼此搭接后在生坯中留下一定的孔隙，导致孔壁处晶粒烧结的致密程度略有降低（如图 7－17d 所示）。

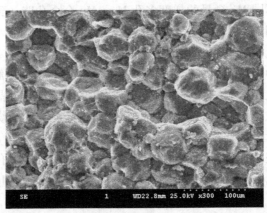

图 7 - 18　Mg - Mn 合金生坯断面的形貌照片（SEM）

表 7 - 13　不同 Mn 含量的梯度多孔 Mg - Mn 合金的生坯密度

Mn 含量/wt%	生坯密度/%
0	65. 1
1	66. 4
2	68. 6
3	67. 2

晶粒细小的原因如下：首先 Mn 颗粒加入后割裂了 Mg 颗粒间的聚集，减少了聚集 Mg 颗粒的长大；其次当 Mn 原子通过 Mg - Mn 颗粒之间的烧结颈向其边缘高浓度的空位区扩散时，由于 Mn 原子的扩散能力有限，以及 Mn 固溶所带来的 Mg 晶格畸变，扩散后 Mn 原子多数停留在烧结颈附近，当烧结颈转变为晶界后，Mn 原子位于 Mg 固溶体的晶界附近，这就抑制了固溶 Mn 的 Mg 晶粒之间的相互扩散，阻碍了 Mg 晶粒的生长，降低其晶粒尺寸。图 7 - 19 是 Mn 含量为 2wt% 的梯度多孔 Mg - Mn 合金孔壁处的面扫描分析。观察图 7 - 19a 和 b 发现 Mn 元素基本分布在各个 Mg 晶粒的边缘，这也证实了上述分析。

图 7 - 20 是 Mg - Mn 合金相图。由图可知，在 640℃ 时 Mn 在 Mg 基体中最大固溶量为 2wt%，在室温下 Mn 在 Mg 基体中的固溶度更小，由于粉末冶金烧结后冷却是一种非平衡过程，因此在高温时固溶在 Mg 基体中的 Mn 没有析出而是固溶在 Mg 的基体中，形成一种固溶体，图 7 - 17c 的显微组织照片和图 7 - 19 的面扫描结果也证明了这一点。在图 7 - 19 中可以看到当 Mn 含量为 2wt% 时，Mn 元素在 Mg 基体中均匀分布，没有聚集成大的 Mn 晶粒。但是当 Mn 含量为 3wt% 时，烧结产物显微组织照片（图 7 - 17d 所示）中出现了不同于 Mg 基体，而形状接近初始 Mn 颗粒的晶粒，这是因为在此时 Mn 的含量已经超过了 640℃ 时 Mg 基体的最大固溶度，出现一些无法固溶的 Mn 颗粒，这些 Mn 颗粒被保留到室温组织中。X 射线衍射分析也证明了这一结果。

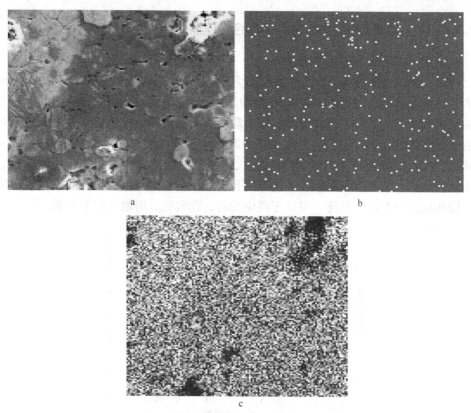

图 7 – 19　Mn 含量为 2wt% 的梯度多孔 Mg – Mn 合金孔壁处的面扫描

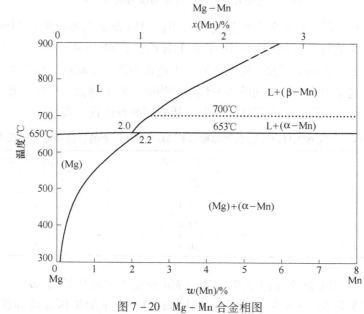

图 7 – 20　Mg – Mn 合金相图

7.3.5　工艺参数对梯度多孔 Mg – Mn 合金压缩性能的影响

图 7 – 21 所示为梯度多孔 Mg – Mn 合金（造孔剂含量为 15wt% – 10wt% –
15wt%，烧结温度为 640℃，压制压力为 100MPa，Mn 含量为 2wt%）的压缩应
力 – 应变曲线。由图可看出试样的压缩应力 – 应变曲线为一条光滑的曲线，整个
曲线可分为三个阶段：弹性阶段、平台阶段和断裂阶段。在压缩开始时，孔壁弯
曲，产生弹性变形，但当达到临界应力时，孔穴开始变形坍塌。对于多孔 Mg –
Mn 合金来说，坍塌是由于弯曲边的最大力矩截面处断裂而引起的，这种变形是
不可恢复的。随着多孔 Mg – Mn 内部的孔穴逐层坍塌，应力 – 应变曲线也就出现
一段相应的平台区。最终，当处于高应变时，孔穴充分坍塌形成了断裂。

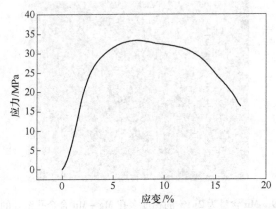

图 7 – 21　梯度多孔 Mg – Mn 合金的压缩应力 – 应变曲线

7.3.5.1　造孔剂的分布对梯度多孔 Mg – Mn 合金压缩性能的影响

表 7 – 14 是具有不同 NH_4HCO_3 分布的梯度多孔 Mg – Mn 合金的抗压强度和
杨氏模量。由表 7 – 14 可知，随着过渡层中造孔剂含量的降低，抗压强度和杨氏
模量增加。这是因为造孔剂的减少使烧结产物的孔隙度降低，导致试样内的缺陷
减少和有效承担载荷的面积增加，因此抗压强度和杨氏模量提高。

表 7 – 14　不同 NH_4HCO_3 分布的梯度多孔 Mg – Mn 合金的抗压强度和杨氏模量

试　样	抗压强度/MPa	杨氏模量/GPa
1 号	38.7	1.56
2 号	35.1	1.36
3 号	32.6	1.21
4 号	30.5	1.12

7.3.5.2　Mn 含量对梯度多孔 Mg – Mn 合金压缩性能的影响

表 7 – 15 是不同 Mn 含量的梯度多孔 Mg – Mn 合金的抗压强度和杨氏模量。

在表 7 - 15 中，随着 Mn 含量的增加，梯度多孔 Mg - Mn 合金的抗压强度和杨氏模量均是先增加而后降低。由实验部分可知，各个试样生坯中造孔剂含量和分布相同，因此烧结后由造孔剂所形成的孔隙度各个试样基本一致，因此试样的抗压强度和杨氏模量的变化主要归因于 Mn 含量对孔壁显微组织的影响。当少量 Mn 元素添加到 Mg 基体中可以细化孔壁的晶粒，同时提高孔壁内晶粒烧结的致密程度，降低孔壁内的缺陷，同时 Mn 原子固溶在 Mg 基体中可以起到固溶强化的作用，进而提高孔壁承担载荷的能力，导致样品抗压强度和杨氏模量增加。但是当 Mn 元素过量后，在室温组织中出现一些未固溶的 Mn 颗粒，由于 Mg 和 Mn 之间没有化学反应，属于弱界面结合，因此受力时裂纹容易沿着 Mg 和 Mn 晶粒之间的界面扩展，所以样品抗压强度和杨氏模量有所下降。

表 7 - 15 不同 Mn 含量的梯度多孔 Mg - Mn 合金的抗压强度和杨氏模量

Mn 含量/wt%	抗压强度/MPa	杨氏模量/GPa
0	29.3	1.08
1	32.0	1.19
2	35.1	1.36
3	33.7	1.28

7.3.5.3 烧结温度对梯度多孔 Mg - Mn 合金压缩性能的影响

图 7 - 22 所示为烧结温度对梯度多孔 Mg - Mn 合金试样（造孔剂 NH_4HCO_3 的含量为 15wt% - 5wt% - 15wt%）抗压强度和杨氏模量的影响。由图可知，随着烧结温度的增加，试样的抗压强度和杨氏模量均增加。这是因为烧结温度提高，Mg 和 Mn 颗粒扩散充分，颗粒之间的结合强度高，结构致密，因此烧结产物有更高的抗压强度和杨氏模量。

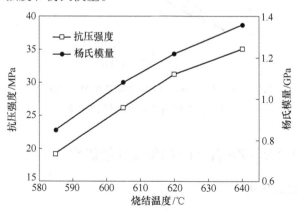

图 7 - 22 烧结温度对梯度多孔 Mg - Mn 合金
试样抗压强度和杨氏模量的影响

7.3.6　Mn 含量对多孔 Mg‑Mn 合金在模拟人工体液中耐腐蚀性的影响

图 7‑23 是不同 Mn 含量的梯度多孔 Mg‑Mn 合金试样在模拟人工体液中浸泡不同时间的腐蚀速率。由图 7‑23 可知，当在模拟体液中浸泡不同时间后，三种试样的腐蚀速率都有所增加，但是 Mn 含量为 2wt% 的梯度多孔 Mg‑Mn 合金的腐蚀速率增加最缓慢，腐蚀速率为 0.178mm/a（腐蚀 48h 后），比梯度多孔 Mg 合金降低 34.8%，这说明梯度多孔 Mg‑Mn 合金的耐腐蚀性增加。分析其原因如下：（1）由于 Mg 自身的自腐蚀电位很低（‑2.34V）易腐蚀[14,15]，而 Mn 的自腐蚀电位较高（‑1.18V），当 Mn 固溶到 Mg 基体后，α‑Mg 固溶体的自腐蚀电位升高，所以合金的耐腐蚀性增加；（2）从梯度多孔 Mg‑Mn 合金的显微组织照片可以看到（如图 7‑17c 所示），当加入 2wt% Mn 后，孔壁的晶粒细小，显微组织细化，同时孔壁内晶粒烧结的致密程度增加，有利于提高合金的耐腐蚀性；（3）Mn 的另外一个作用是使 Mg‑Mn 阳极在腐蚀溶解时，在 Mg 合金表面形成比 $Mg(OH)_2$ 膜更具保护作用的水化 MnO_2 膜，进一步提高合金的耐腐蚀性。但是当 Mn 含量为 3wt% 时，其腐蚀速率增加比 Mn 含量为 2wt% 快，这是因为当 α‑Mn 以第二相形式存在时，由于其自腐蚀电位较高，相对于 α‑Mg 基体为强阴极相，会增加 Mg 阳极的自腐蚀，因此试样的腐蚀速率增加，耐腐蚀性能降低。

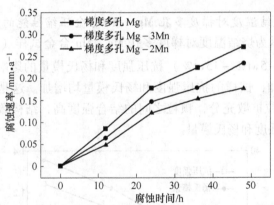

图 7‑23　不同 Mn 含量的梯度多孔 Mg‑Mn 合金
试样在不同腐蚀时间的腐蚀速率

7.4　梯度多孔 Mg‑Zn 合金的制备及性能研究

7.4.1　实验材料与方法

实验所需的药品有：镁粉，纯度为 99.9%，粉末粒度分别为 200 目、325 目、400 目（唐山威豪镁业有限公司）；锌粉，纯度为 99.9%，粉末粒度为 200

目（华纳金属材料厂）；造孔剂碳酸氢铵（天津市凯通化学试剂有限公司）。

实验过程如下：按照预定配比，用电子天平称量所需的 Mg 粉、Zn 粉和造孔剂 NH_4HCO_3，其中 Zn 粉的含量为 0wt%、1wt%、2wt%、3wt%、4wt%，NH_4HCO_3 的分布见表 7－16。将称量好的粉末分别放入研磨钵中均匀混料。将混合均匀的粉末放入模具中，其中采用分次加料的方法，每次加料后先采用适当压力将粉末压实，最后在压力机上整体压制成型，压制压力分别为 60MPa、80MPa、100MPa。将压制好的试样生坯放入管式炉中于不同温度下烧结，在烧结过程中通入氩气保护。烧结温度为 585℃、600℃、620℃、640℃，保温时间为 2h。烧结产物的性能测试见 7.2.1 节。

表 7－16 不同样品中 NH_4HCO_3 分布

样 品	NH_4HCO_3 分布
1 号	20wt% － 0wt% － 20wt%
2 号	20wt% － 5wt% － 20wt%
3 号	20wt% － 10wt% － 20wt%
4 号	20wt% － 20wt% － 20wt%

7.4.2 工艺参数对梯度多孔 Mg－Zn 合金孔隙度和烧结收缩率的影响

7.4.2.1 造孔剂对梯度多孔 Mg－Zn 合金的孔隙度和烧结收缩率的影响

表 7－17 为不同造孔剂分布的梯度多孔 Mg－Zn 合金的孔隙度及烧结收缩率。可以看出，当造孔剂均匀分布时，孔隙度最高、烧结收缩率最低。随着中间层造孔剂含量的增加，孔隙度也相应地增加，烧结收缩率降低，其原因见 7.3.2.1 节。

表 7－17 具有不同 NH_4HCO_3 分布的梯度多孔 Mg－Zn 合金的孔隙度和烧结收缩率

样 品	孔隙度/%	烧结收缩率/%
1 号	17.9	中间层内缩
2 号	20.2	7.2
3 号	23.6	6.7
4 号	26.8	5.9

7.4.2.2 Mg 粉粒度对梯度多孔 Mg－Zn 合金孔隙度和烧结收缩率的影响

表 7－18 为不同粒度 Mg 粉所制备的梯度多孔 Mg－Zn 合金的孔隙度和烧结收缩率。当 Mg 粉粒度从 200 目增加到 400 目，孔隙度从 25.2% 降低到 22.9%，烧结收缩率从 6.2% 增加到 7.1%。分析其原因见 7.3.2.2 节。

表 7 – 18　不同粒度 Mg 粉所制备的梯度多孔 Mg – Zn 合金的孔隙度和烧结收缩率

Mg 粉粒度/目	孔隙度/%	烧结收缩率/%
200	25.2	6.2
325	23.6	6.7
400	22.9	7.1

7.4.2.3　压制压力对梯度多孔 Mg – Zn 合金孔隙度和烧结收缩率的影响

表 7 – 19 是不同压制压力下梯度多孔 Mg – Zn 合金的孔隙度和烧结收缩率。在表 7 – 19 中，随着压制压力的增加，梯度多孔 Mg – Zn 合金的孔隙度变小，烧结收缩率增加。分析其原因见 7.3.2.3 节。

表 7 – 19　不同压制压力下梯度多孔 Mg – Zn 合金的孔隙度和烧结收缩率

压制压力/MPa	孔隙度/%	烧结收缩率/%
60	27.3	5.2
80	26.0	5.8
100	23.6	6.7

7.4.2.4　烧结温度对梯度多孔 Mg – Zn 合金孔隙度和烧结收缩率的影响

图 7 – 24 和表 7 – 20 是烧结温度对梯度多孔 Mg – Zn 合金试样的孔隙度和烧结收缩率的影响。由图 7 – 24 和表 7 – 20 可以看出，随着烧结温度的提高，孔隙度逐渐减小，烧结收缩率增加。这是因为随着温度的升高，颗粒的活性增大，颗粒之间扩散充分，越容易烧结致密，所以孔隙度逐渐减小，烧结收缩率增加。但是当烧结温度达到 620℃ 时，试样表面会出现熔化区域，因为 Zn 的熔点比较低。因此，本实验最佳烧结温度选择在 600℃。

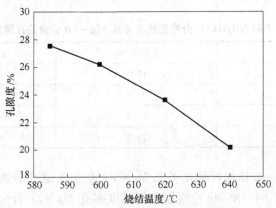

图 7 – 24　烧结温度对梯度多孔 Mg – Zn 合金
试样的孔隙度的影响曲线

表 7 - 20 不同烧结温度下梯度多孔 Mg - Zn 合金的烧结收缩率

烧结温度/℃	烧结收缩率/%
585	5. 2
600	6. 7
620	熔化变形
640	熔化变形

7.4.2.5 Zn 含量对梯度多孔 Mg - Zn 合金孔隙度和烧结收缩率的影响

表 7 - 21 是不同 Zn 含量的梯度多孔 Mg - Zn 合金的孔隙度和烧结收缩率。在表 7 - 21 中，随着 Zn 含量的增加，梯度多孔 Mg - Zn 合金的孔隙度降低，烧结收缩率先降低而后略有增加。这是因为 Mg 和 Zn 颗粒的形貌都是规则的球形，但是不同粒度的 Mg 颗粒尺寸都大于 Zn 颗粒。如果纯 Mg 颗粒在压制成型过程中，粒径相同的球形颗粒密堆后，球颗粒和球颗粒之间形成很多空隙。但是当不同粒径的球形颗粒混合后，小粒径的球形颗粒能填充到大球颗粒的间隙中，降低大球颗粒间的空隙，导致生坯密度提高，进而使烧结产物的孔隙度降低，Mg 和 Zn 颗粒堆积致密后，扩散反应时，颗粒扩散路径缩短，整体扩散的距离降低，宏观上表示为烧结收缩率降低。但是当 Zn 含量增加到一定值时，小粒径颗粒也增加，大小球形颗粒不能形成恰好的填充比例，可能出现小尺寸的 Zn 颗粒的聚集或者大尺寸 Mg 颗粒的聚集，形成孔隙，导致烧结产物中孔隙度和烧结收缩率增加。此外，由 Mg - Zn 合金相图（如图 7 - 25 所示）可知，在 600℃，当 Zn 含量超过 3wt% 时，可能会出现液相。在烧结过程中液相的出现会加速 Mg 和 Zn 颗粒的扩散速率，导致孔壁被烧结致密，因此烧结产物的孔隙度降低，烧结收缩率增加。

表 7 - 21 不同 Zn 含量的梯度多孔 Mg - Zn 合金的孔隙度和烧结收缩率

Zn 含量/wt%	孔隙度/%	烧结收缩率/%
0	27. 2	5. 3
1	26. 1	6. 0
2	24. 9	6. 5
3	23. 6	6. 9
4	23. 0	7. 2

7.4.3 物相组成分析

图 7 - 26 是粉末冶金法制备 Zn 含量为 3wt% 的梯度多孔 Mg - Zn 合金的 XRD

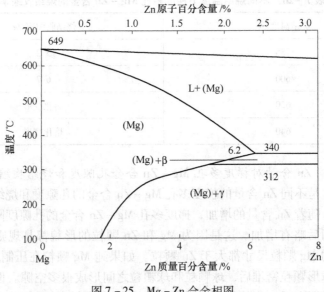

图 7 - 25　Mg - Zn 合金相图

图谱。图 7 - 27 是粉末冶金法制备 Zn 含量为 4wt% 的梯度多孔 Mg - Zn 合金的
XRD 图谱。在图 7 - 26 中，可以看到，当 Zn 含量为 3wt% 时，合金中由单相 α -
Mg 组成。在图 7 - 27 中，当 Zn 含量为 4wt% 时，合金中由 α - Mg 和 MgZn₂ 两相
组成。这说明当 Zn 含量较高时，由于粉末冶金混料的不均匀性导致局部区域 Zn
含量超出 Mg 基体的固溶度，多余 Zn 以第二相粒子 MgZn₂ 形式存在。

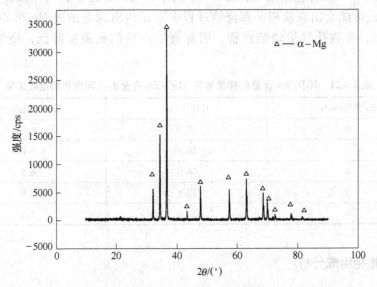

图 7 - 26　烧结后梯度多孔 Mg - Zn 样品 XRD 图谱（Zn 含量为 3wt%）

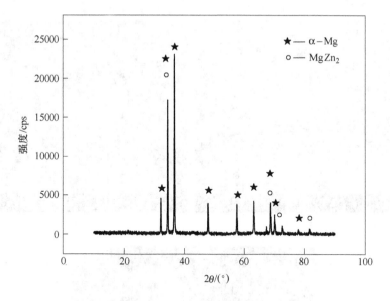

图 7 – 27　烧结后梯度多孔 Mg – Zn 样品 XRD 图谱（Zn 含量为 4wt%）

7.4.4　显微组织观察

　　图 7 – 28 是不同 Zn 含量的梯度多孔 Mg – Zn 合金孔壁处的显微组织照片。由图 7 – 28 可知，少量 Zn 元素的加入，可以使梯度多孔 Mg – Zn 合金孔壁的晶粒细小，同时孔壁的致密度增加。在图 7 – 28e 中，当 Zn 含量超过 3wt% 时，孔壁中显微组织晶粒长大致密度降低，在晶粒边界处出现白色析出物，其能谱分析如图 7 – 29 所示，结合之前的 XRD 分析可知这些白色析出物为 $MgZn_2$ 相。这些 $MgZn_2$ 相成网状聚集在晶界处可以导致力学性能的降低。

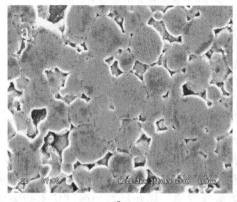

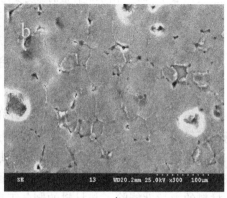

a　　　　　　　　　　　　　　　　　　　b

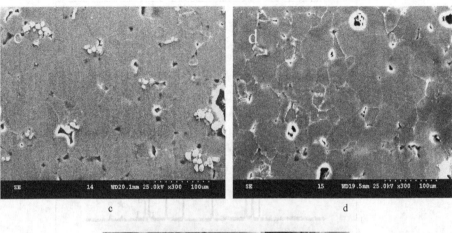

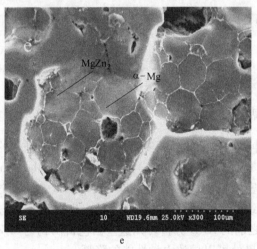

图 7 - 28 不同 Zn 含量的梯度多孔 Mg - Zn 合金孔壁处的显微组织照片

a—0wt%；b—1wt%；c—2wt%；d—3wt%；e—4wt%

7.4.5 工艺参数对梯度多孔 Mg - Zn 合金压缩性能的影响

7.4.5.1 造孔剂对梯度多孔 Mg - Zn 合金压缩性能的影响

表 7 - 22 是具有不同 NH_4HCO_3 分布的梯度多孔 Mg - Zn 合金的抗压强度和杨氏模量。由表 7 - 22 可知，随着过渡层中造孔剂含量的降低，试样的抗压强度和杨氏模量增加。这是因为造孔剂的增加使烧结产物的孔隙增多，导致试样内的缺陷和有效承担载荷的单位面积减少，因此抗压强度降低。分析其原因如下：多孔材料的力学性能除了与材料的制备工艺条件有关，还和材料的微结构参数密切相关，其微结构特征主要包括多孔体孔隙度、胞体尺寸、形状以及胞体的取向和

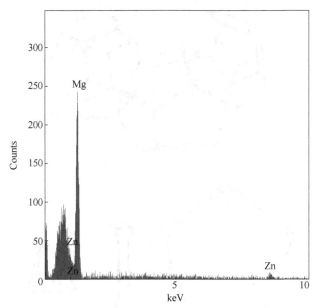

图 7 – 29 Zn 含量为 4wt% 时梯度多孔 Mg – Zn 合金
孔壁晶界处的能谱分析图

分布等。关于多孔材料孔隙结构的模型有很多，其中 Menges 和 Knipschild 基于五边十二面体结构模型，研究了硬泡沫的力学性质，他们把泡沫材料的结构当作由五边形构成的十二面体来处理的，所以结构中的筋就应该由 3 个泡壁相交，横截面近似呈三角形，称为三角筋；同样，结构中的节则为 4 筋交界的多面体，近似为四面体，称之为四面体形节，筋和节的参数如图 7 – 30 所示。在本文，粉末冶金法烧结的梯度多孔 Mg – Zn 合金的孔隙结构更接近于图 7 – 30 所示的模型。其压缩强度与孔隙度的关系符合式（7 – 2）。由式（7 – 2）可进一步确定随着孔隙度增加，试样的抗压强度降低。

$$\sigma_{fc} = \sigma_{fs}C(1 - P)^n \tag{7 – 2}$$

式中，σ_{fc} 为多孔材料的抗压强度；σ_{fs} 为固体骨架的抗压强度；C 为常数；P 为孔隙度；n 为指数，与模型结构有关。

表 7 – 22 具有不同 NH_4HCO_3 分布的梯度多孔 Mg – Zn 合金的抗压强度和杨氏模量

NH_4HCO_3 分布	抗压强度/MPa	杨氏模量/GPa
20wt% – 0wt% – 20wt%	35.2	1.3
20wt% – 5wt% – 20wt%	32.9	1.23
20wt% – 10wt% – 20wt%	30.8	1.14
20wt% – 20wt% – 20wt%	28.2	1.05

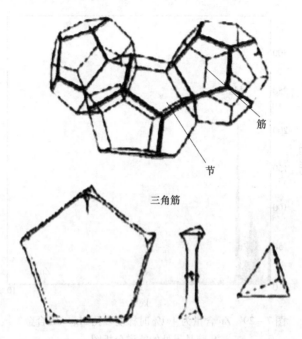

节

筋

三角筋

图 7 - 30　Menges 和 Knipschild 模型

7.4.5.2　Zn 含量对梯度多孔 Mg - Zn 合金压缩性能的影响

表 7 - 23 为不同 Zn 含量的梯度多孔 Mg - Zn 合金的抗压强度和杨氏模量（造孔剂含量为 20wt% - 10wt% - 20wt%，烧结温度为 600℃，压制压力为 100MPa）。在表 7 - 23 中，随着 Zn 含量的增加，梯度多孔 Mg - Zn 合金的抗压强度先增加而后降低。由之前的分析可知，Zn 元素的添加可以细化孔壁的晶粒，同时提高孔壁的烧结密度，降低孔壁内的缺陷，进而提高孔壁承担载荷的能力，当 Zn 含量从 0wt% 增加到 3wt% 时，其抗压强度和杨氏模量增加。但是当 Zn 元素过量后由于大量 MgZn$_2$ 相的存在导致压缩性能有所降低。

表 7 - 23　不同 Zn 含量的梯度多孔 Mg - Zn 合金的抗压强度和杨氏模量

Zn 含量/wt%	抗压强度/MPa	杨氏模量/GPa
0	27.5	1.03
1	28.6	1.07
2	30.1	1.14
3	32.9	1.23
4	33.6	1.25

7.4.5.3　烧结温度对梯度多孔 Mg - Zn 合金压缩性能的影响

图 7 - 31 为烧结温度对梯度多孔 Mg - Zn 合金试样抗压强度和杨氏模量的影

响曲线（造孔剂 NH₄HCO₃ 的含量为 20wt% – 10wt% – 20wt%，Zn 含量为 3wt%）。由图 7 – 31 可知，随着烧结温度的增加，试样的抗压强度和杨氏模量增加。这是因为烧结温度提高，Mg 和 Zn 颗粒扩散反应充分，结合强度高，结构致密，因此烧结产物有更高的抗压强度和杨氏模量。尤其当烧结温度超过 600℃ 时，试样有熔化现象产生，孔隙度降低，试样抗压强度和杨氏模量大幅度增加。

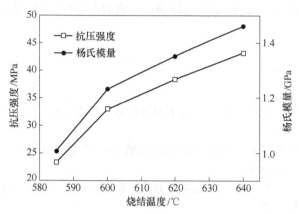

图 7 – 31　烧结温度对梯度多孔 Mg – Zn 合金
试样抗压强度和杨氏模量的影响曲线

7.4.6　Zn 含量对多孔 Mg – Zn 合金在模拟人工体液中耐腐蚀性能的影响

图 7 – 32 是梯度多孔 Mg 和 Mg – Zn 合金试样在模拟人工体液中浸泡不同时间的腐蚀速率（造孔剂含量为 20wt% – 10wt% – 20wt%，烧结温度为 600℃，压制压力为 80MPa，Mg 含量为 2wt%）。由图 7 – 32 可知，当在模拟体液中浸泡不

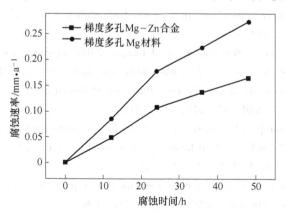

图 7 – 32　梯度多孔 Mg 和 Mg – Zn 合金
试样在不同腐蚀时间的腐蚀速率曲线

同时间后，两种试样的腐蚀速率都增加，当腐蚀时间从 0h 增加到 48h 时，梯度多孔 Mg 试样的腐蚀速率从 0 增加到 0.273mm/a，而梯度多孔 Mg - Zn 合金的腐蚀速率从 0 增加到 0.143mm/a，这说明当在多孔 Mg 的基体中加入 Zn 元素后梯度多孔 Mg - Zn 合金的腐蚀速率下降，梯度多孔 Mg - Zn 合金的耐腐蚀性增加。这是因为在烧结过程中 Zn 元素固溶到 Mg 基体中形成 Mg 的固溶体，提高了其自腐蚀电位，同时从梯度多孔 Mg - Zn 合金的显微组织照片可以看到（如图 7 - 28 所示），当加入少量 Zn 后，孔壁的晶粒细小，致密度增加，这些都有利于提高合金的耐腐蚀性。

参 考 文 献

[1] 罗洪杰，杨院生，林曦，等. 镁基多孔材料的研究现状与展望 [J]. 材料导报，2008，22 (1)：102 ~ 108.

[2] 刘源，李言祥，张华伟. 藕状多孔金属 Mg 的 Gasar 工艺制备 [J]. 金属学报，2004，400 (11)：1121 ~ 1126.

[3] 沈剑，凤仪，王松林，等. 多孔生物镁的制备及其表面改性 [J]. 中国机械工程，2007，18 (10)：1230 ~ 1234.

[4] 王福会，杜克勤，张伟. 镁合金的腐蚀与防护研究进展 [J]. 中国材料进展，2011，30 (2)：29 ~ 31.

[5] Frank Witte, Norbert Hort, Carla Vogt, et al. Degradable biomaterials based on magnesium corrosion [J]. Current Opinion in Solid State and Materials Science, 2008, 12 (5 ~ 6): 63 ~ 72.

[6] Wang X, Li Y X, Liu Y. Structural features in radial - type porous magnesium fabricated by radial solidification [J]. Materials Science and Engineering A, 2007, 444 (1 ~ 2): 306 ~ 313.

[7] Junko Umeda, Katsuyoshi Kondoh, Masashi Kawakami, et al. Powder metallurgy magnesium composite with magnesium silicide in using rice husk silica particles [J]. Powder Technology, 2009, 189 (3): 399 ~ 403.

[8] Wen C E, Yamada Y, Shimojima K, et al. Compressibility of porous magnesium foam: dependency on porosity and pore size [J]. Materials Letters, 2004, 58 (3): 357 ~ 360.

[9] Wen C E, Mabuchi M, Amada Y, et al. Processing of biocompatible porous Ti and Mg [J]. Scripta Materialia, 2001, 45 (10): 1147 ~ 1153.

[10] Yamada Y, Shimojima K, Sakaguchi Y, et al. Effects of heat treatment on compressive properties of AZ91 Mg and SG91A Al foams with open - cell structure [J]. Materials Science and Engineering A, 2000, 280 (1): 225 ~ 228.

[11] Hao G L, Han F S, Li W D. Processing and mechanical properties of magnesium foams [J]. Journal of Porous Materials, 2009, 16 (3): 251 ~ 256.

[12] Korner C, Hirschrnann M, Brautigam V, et al. Endogenous particles stabilization during magnesium integral foam production [J]. Advanced Engineering Materials, 2004, 6 (6): 385 ~

390.

［13］李强，张峰峰，于景嫒，等. 梯度多孔 Mg – Ca 合金的力学性能研究［J］. 功能材料，2013，44（14）：2032 ~ 3025.

［14］Wen C E，Mabuchi M，Asahina T. Processing of Biocompatible Porous Ti and Mg［J］. Scripta Materialia，2001，45（10）：1147 ~ 1153.

［15］宋光铃. 镁合金腐蚀与防护［M］. 北京：化学工业出版社，2006.

8 生物医用梯度多孔 Mg 合金的表面改性

8.1 引言

在日常生活中，人体经常由于各种原因造成骨骼、关节的损坏或损伤，往往需要一些植入体来替代受损组织。在临床应用中，异体骨来源较广，但很多异体骨材料植入人体后经常出现不相容或者难以降解的现象，从而对人体造成侵害[1]。多孔 Mg 作为一种可降解的生物医用材料可为成骨细胞提供三维生长空间，同时其独特的多孔结构也有利于养料和代谢物的交换运输；此外 Mg 自身具有生物活性，可诱导细胞分化生长和血管长入，在材料降解吸收的过程中，由新的骨组织逐渐替代原先的植入体，使人骨最终生长完整[2~5]。因此，多孔 Mg 满足作为骨组织工程材料的要求，具有良好的研究和应用前景。但是 Mg 的化学性质活泼，平衡电位很低，在人体体液中的耐腐蚀性比较差，可降解速度快，与新骨的生长速率不匹配，限制了其作为生物材料的应用[6,7]，因此如何提高 Mg 合金的耐腐蚀性能是一个全球关注的问题。比较常用的表面改性方法主要有[8~10]：等离子喷涂、稀土转化膜、仿生矿化法、阳极氧化及微弧氧化等方法。其中微弧氧化技术是近年发展起来的一种表面改性新技术，能在金属表面形成一层多孔、耐磨、耐蚀并与基体结合牢固的陶瓷层，适合应用到 Mg 合金的表面改性[11,12]。目前对 Mg 合金的微弧氧化研究只是集中在致密 Mg 合金改性的研究，而对多孔材料的研究报导较少。本文以 NH_4HCO_3 为造孔剂，采用粉末冶金工艺制备梯度多孔 Mg 合金，并通过微弧氧化对其表面进行改性处理，主要研究微弧氧化过程中的电压–时间曲线，氧化电流密度、氧化时间以及 Ca、Mn、Zn 含量对微弧氧化过程的电压–时间曲线、微弧氧化膜层的微观形貌、厚度和物相组成的影响，并测量不同梯度多孔 Mg 合金微弧氧化后的耐腐蚀性。

8.2 梯度多孔 Mg–Ca 合金的微弧氧化改性研究

8.2.1 实验材料与方法

将第 7 章制备好的梯度多孔 Mg–Ca 合金切割成 20mm×10mm×2mm 的试样，然后采用 150 号—240 号—360 号—500 号—600 号—800 号—1000 号水磨砂纸依次进行逐级打磨，打磨后进行抛光处理，然后放置于丙酮溶液中进行超声清洗，去除表面油渍，最后再用酒精清洗并吹干，干燥后置于密封环境中待用。采用自制电解槽（如图 8 – 1 所示）对经预处理后的试样进行微弧氧化实验，电解液成分组成见表 8 – 1，微弧氧化工艺参数见表 8 – 2。采用 S – 3000 扫描电镜观察不同微弧氧化工艺下梯度多孔 Mg – Ca 合金表面氧化膜层的显微组织；利用日本理学 D/Max – 2500/PC X 射线衍射仪对氧化膜层进行物相分析；采用 Mini – Test 1100 涡流测厚仪测定氧化膜层厚度；在模拟人工体液中进行耐腐蚀性测试，耐蚀性测试的方法是将在不同电解液中微弧氧化处理的试样和未经微弧氧化处理的试样置于配制好的 1000mL 模拟体液中 10 天，观察试样重量变化、溶液 pH 值变化及析氢量变化。模拟体液的配比见表 8 – 3。

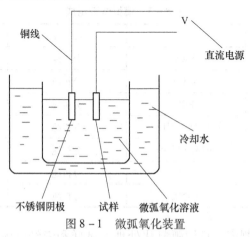

图 8 – 1 微弧氧化装置

表 8 – 1 电解液组成

序　号	电解液组成
A	NaOH(40g/L)
B	Na_2SiO_3(15g/L) + KF(8g/L) + KOH(8g/L)

表 8 – 2 微弧氧化工艺参数

序　号	电解液组成	电流密度/$A \cdot dm^{-2}$	氧化时间/min
1	A	5.7	3
2	A	7.8	3
3	A	9.5	3
4	A	11.4	3
5	A	9.5	2
6	A	9.5	4
7	A	9.5	5
8	B	5.7	3
9	B	7.8	3

序　号	电解液组成	电流密度/A·dm^{-2}	氧化时间/min
10	B	9.5	3
11	B	11.4	3
12	B	9.5	2
13	B	9.5	4
14	B	9.5	5

表 8 - 3　模拟体液组成

序　号	试　剂	纯　度	含量/g·L^{-1}
1	NaCl	分析纯	7.996
2	NaHCO$_3$	分析纯	0.350
3	KCl	分析纯	0.224
4	K$_2$HPO$_4$·3H$_2$O	分析纯	0.228
5	MgCl$_2$·6H$_2$O	分析纯	0.305
6	CaCl$_2$	分析纯	0.278
7	Na$_2$SO$_4$	分析纯	0.071

（1）重量变化测定。将微弧氧化处理的试样和未经微弧氧化处理的试样分别置于 1000ml 模拟体液中，并将烧杯在 37℃ 的恒温水浴锅中保温，记录试样被浸泡在模拟体液中的面积。每两天将试样取出，清洗试样表面，测量其重量，然后按照最初的条件重新置于模拟体液中，实验时间为 10 天。

（2）pH 值变化测定。将微弧氧化处理的试样和未经微弧氧化处理的试样分别置于 1000ml 的模拟体液中，并将烧杯放入恒温水浴锅中在 37℃ 下保温，记录试样浸泡在模拟体液中的面积。每隔 24h 用数字 pH 计测量溶液的 pH 值，连续测量 10 天。

（3）析氢量变化测定。析氢实验所用装置如图 8 - 2 所示。析氢测试是将微弧氧化处理的试样和未经微弧氧化处理的试样未进行处理的一端用牙托粉封住，测出裸露的镁合金表面积，然后放入一个装有 500ml 模拟体液的烧杯中，将烧杯放入 37℃ 的恒温水浴锅中。首先记下滴定管的数值，然后每隔 24h 记录下滴定管的数值，最后计算与初始值的差值，算出单位面积的析氢量。

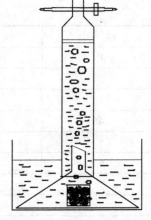

图 8 - 2　析氢装置示意图

8.2.2 微弧氧化电压 - 时间曲线分析

图 8 - 3 是微弧氧化过程中的电压 - 时间曲线。由图可知，曲线分为 A、B、C 三个阶段。其中 A 阶段是普通阳极氧化的初始阶段，电压呈线性迅速增长。在实验中可以观察到，试样表面在通电瞬间产生大量气泡，金属光泽消失，表面迅速形成一层很薄的氧化膜，电压表中瞬间呈现一个较大数值（此值设为初始电压 U_1）。此后随着膜层电阻的增加，电压持续增加，只是增加速度减缓，进入了 B 阶段，此时发生的仍然是阳极氧化，在试样表面未观察到电火花。当氧化一段时间后，作用在试样上的电压达到一定值，试样表面氧化膜中薄弱区域在高电压产生的强电场作用下被击穿（此值设为击穿电压 U_2），这时试样表面可以看到无数游动的白色小火花，试样开始进入微弧氧化阶段（图 8 - 3 中 C 阶段）。在电压表中瞬间出现一个高压 120V。在本实验中从通电开始一直到出现小火花这段时间定义为起弧时间 t。起弧后，随着氧化时间延长，火花颜色转变为橘黄色，同时会产生低频的爆鸣声，微弧氧化反应剧烈进行。不同梯度多孔 Mg - Ca 合金样品在 A 和 B 两种电解液中发生的微弧氧化时电压 - 时间曲线的形状相类似，只是在初始电压 U_1、击穿电压 U_2 和起弧时间 t 上有所差别。

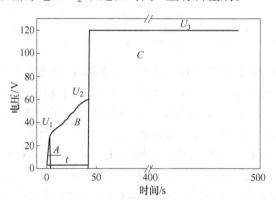

图 8 - 3　微弧氧化过程中的电压 - 时间曲线

8.2.3 孔隙特性对微弧氧化过程和氧化膜层厚度的影响

表 8 - 4 是具有不同梯度孔隙分布的多孔 Mg - Ca 合金样品在 B 电解液中发生微弧氧化时的初始电压 U_1、击穿电压 U_2、起弧时间 t 和经过 3min 氧化后膜层厚度 d。由表 8 - 4 可知，随着孔隙度的增加，多孔 Mg - Ca 样品 U_1 和 U_2 值持续增大。这是因为由式（8 - 1）可知，多孔材料的电阻率随孔隙度的增加而增大，当孔隙度从 23.5% 增加到 35.9% 时，其电阻率增加 1.37 倍。因此就相同体积的样品而言，孔隙度越高，试样的电阻越大，恒流下作用其上的电压值越高。此外，由于梯度多孔 Mg - Ca 样品的内部存在孔隙，其比表面积大，浸入电解液

后，电解液可以渗入孔隙内部，发生阳极氧化后，表面和心部孔壁同时生成陶瓷氧化膜，其陶瓷氧化膜生成量要远大于同体积致密 Mg 样品表面。由于陶瓷氧化膜的电阻率较基体大得多，因此孔隙度越高、氧化膜越多，作用在样品上的电压越大。

$$\rho = \frac{2K + \theta}{2K(1 - \theta)}\rho_0 \qquad\qquad (8-1)$$

式中，常数 K 取决于材料的组织因素，即与孔隙形状、大小、分布和取向有关。当孔隙扁平且垂直于传导流向时，$K < 1$；当孔隙为针状且平行于传导流向时，$K > 1$；当孔隙为球形时，$K \approx 0.3$；当孔隙分布各向同性时，$K = 1$。θ 为孔隙度；ρ_0 为致密材料的电阻率；ρ 为多孔材料的电阻率。

表 8-4　不同梯度多孔 Mg-Ca 样品微弧氧化过程的 U_1、U_2、t 和 d 值

试　样	平均孔隙度/%	U_1/V	U_2/V	t/s	d/μm
1 号	23.5	24	52	37	27.5
2 号	27.6	28	60	43	33.7
3 号	32.0	32	69	50	39.6
4 号	35.9	35	76	55	44.3

此外，由表 8-4 中可以看到，孔隙度低的样品的击穿电压较低、起弧时间较短，而孔隙度高的样品的击穿电压较高、起弧时间较长。这是因为微弧氧化过程中电源的负载主要包括：输电线路、电解溶液、金属基体和陶瓷膜层，其等效电路如图 8-4 所示。其中金属基体的电阻简化为 R_1，氧化物陶瓷膜所形成的电容简化为 C，输电线路、电解溶液的电阻简化为 R_2。在电解液中发生初始阳极氧化后，孔隙度高的梯度多孔 Mg-Ca 合金样品所形成的陶瓷氧化膜较同体积的低孔隙度样品多，这些分布在梯度多孔 Mg-Ca 合金表层和心部孔隙处的绝缘陶瓷膜层所形成的电容 C 值较高。微弧氧化发生的前提条件是作用在试样上的电压需要超过表面氧化膜能承受的临界电压，此时所形成的氧化膜会被击穿，在样品表面发生微区弧光放电现象。如果陶瓷氧化膜层所形成的电容值高，则击穿它所需要达到的击穿电压 U_2 就要高，而达到这样高的击穿电压所需要的孕育时间就长，故起弧时间 t 长。在实验中发现，当梯度多孔 Mg-Ca 合金样品尺寸过大或孔隙度过高时，样品表面初始氧化膜过多，导致所需要的临界击穿电压过大，结果微弧氧化反应难以进行。

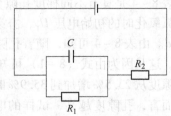

图 8-4　微弧氧化电源的负载等效电路

在表 8 - 4 中还可以看到随着梯度多孔 Mg - Ca 合金孔隙度的增加,其微弧氧化膜层厚度增加。这是因为孔隙度越高的多孔样品固体截面积越少,所以在相同电流条件下,电流密度升高。当微弧氧化发生后,高的电流密度使反应变得剧烈,释放出大量的能量。事实上微弧氧化膜层的厚度与微弧氧化反应时作用在膜层上的总能量有关。当膜层上的能量增大时,微弧区的电场强度和瞬时温度升高,生成的高能等离子体可以击穿原有的氧化膜和更深层的基体 Mg,促使更多的 Mg 基体熔融并从放电通道喷出形成氧化物,导致微弧氧化膜层厚度的增加。

此外,涡流侧厚度仪器测量结果表明梯度多孔 Mg - Ca 样品中间和边缘膜厚不一致。对于 2 号样品,进行上述微弧氧化后,两边的膜厚为 48.9 μm,中间的膜厚为 18.1 μm。这是因为 2 号样品两端的孔隙度较高,为 35.9%;而中间的孔隙度低,为 11.7%。由前面分析可知,在相同条件下,孔隙度高的样品微弧氧化后膜层较孔隙度低的样品厚。在实验中,分别测量样品两边和中间的膜层厚度后取平均值作为梯度多孔 Mg - Ca 表面的膜层厚度。梯度多孔 Mg - Ca 这种边缘区域较厚的陶瓷氧化膜具有良好的生物活性,当植入生物体后,可以诱导骨细胞向植入体内纵深方向生长,有助于骨组织与植入体的结合更牢固。

8.2.4　电流密度对微弧氧化膜层特性的影响

图 8 - 5 是在 A 电解液中不同电流密度下 2 号样品微弧氧化后表面膜层的显微组织照片(氧化时间为 3min)。由图 8 - 5 可以看出,在 A 电解液中,当微弧氧化电流密度比较低时,试样表面形成一层较薄的氧化膜,但是膜层表面没有出现明显的多孔结构,如图 8 - 5a 和 b 所示;当电流密度达到 $9.5A/dm^2$ 时,在试样表面出现了一些多孔结构,但是孔洞分布不均匀,有的区域孔洞比较明显,有的区域没有孔洞,如图 8 - 5c 所示;当电解电流继续增大到 $11.4A/dm^2$ 时,试样表面的氧化膜不再完整,出现了明显的坑洞,如图 8 - 5d 所示。这是因为在 A 电解液中,当电流密度比较小时,试样表面的电压较低,不能将试样表面最初所形成的氧化膜击穿,无法产生火花放电,所以膜层表面没有多孔结构;但是当电流密度一旦增大到可以出现火花放电的条件时,在 A 电解液中,梯度多孔 Mg - Ca 合金表面所产生的电火花比较大,电火花的弧光呈现狭长分布,这导致试样表面的氧化膜没有出现细小而均匀的多孔结构,而是出现了比较大的坑洞。所以,在 A 电解液(NaOH)中,梯度多孔 Mg - Ca 合金表面难以形成均匀多孔的氧化膜。

图 8 - 6 是在 A 电解液中 2 号样品微弧氧化膜层的能谱分析。由图可知,氧化膜表面主要是 C、O、Mg 三种元素。这说明微弧氧化后金属镁形成 Mg^{2+},并向氧化膜/电解液界面迁移,微弧氧化膜主要由 Mg 的氧化物组成。

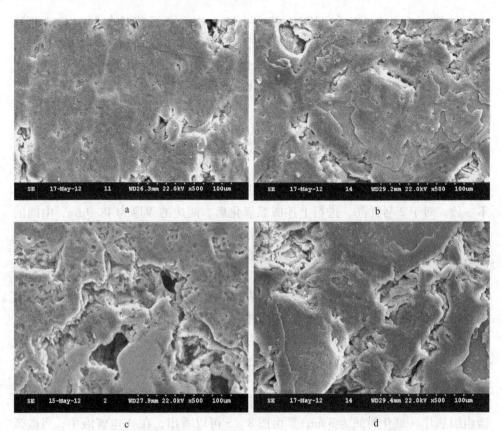

图 8 - 5 在 A 电解液中不同电流密度下 2 号样品微弧氧化膜层的显微组织照片

a—5. 7A/dm^2；b—7. 8A/dm^2；c—9. 5A/dm^2；d—11. 4A/dm^2

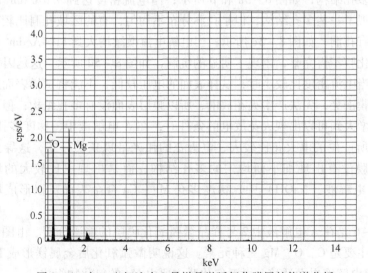

图 8 - 6 在 A 电解液中 2 号样品微弧氧化膜层的能谱分析

在 A 电解液中，在不同电流密度的作用下，在 2 号样品表面微弧氧化所得膜层厚度见表 8 - 5。由表可知，在相同氧化时间下，随着电流密度的增加，微弧氧化膜的厚度增加。当电流密度从 $5.7A/dm^2$ 增加到 $11.4A/dm^2$ 时，氧化膜层厚度从 $8.7\mu m$ 增加到 $19.2\mu m$。这是因为在高的电流密度下，试样基体水解产生的 Mg 离子和电解液电解产生溶液的 O 离子相互反应生成氧化膜更多，所以膜层厚度增加。

表 8 - 5　在 A 电解液中 2 号样品在不同电流密度下表面氧化膜厚度

电流密度/A · dm^{-2}	时间/min	膜厚/μm
5.7	3	8.7
7.8	3	12.5
9.5	3	15.1
11.4	3	19.2

图 8 - 7 是在 B 电解液中 2 号样品在不同电流密度下微弧氧化后表面膜层的显微组织照片（氧化时间为 3min）。由图 8 - 7 可以看出，微弧氧化膜层具有多孔结构，其中每一个孔口都是放电通道；经过比较可以发现，在较低的微弧氧化电流密度下，氧化膜中的孔洞比较细小，孔洞也比较浅，有些局部区域尚未形成多孔结构，如图 8 - 7a 所示；当电流密度较高时，表面膜层形成均匀的多孔结构，每一个孔口像一个火山喷口，平均孔径大概在 $10\mu m$ 左右，如图 8 - 7b 所示；当微弧氧化电流密度持续增大时，表面膜层的粗糙程度增加，表面变得凹凸不平，孔洞周围有许多大颗粒的堆积物，如图 8 - 7c 或 d 所示。这说明在 B 电解液中梯度多孔 Mg - Ca 合金表面氧化膜能形成均匀的多孔结构。

图 8 - 8 是在 B 电解液中 2 号样品微弧氧化膜层的能谱分析。由图可知，氧化膜表面主要是 C、O、Mg、Na、Si 五种元素。其中 O 和 Si，表明溶液中的阴离子参与了反应。经微弧氧化后，镁被氧化成 Mg^{2+}，通过最早形成的膜层，向膜层/溶液界面扩散。溶液中的阴离子如 OH^-、SiO_3^{2-} 等向阳极移动，当它们到达阳极/电解液界面后，均可能与 Mg^{2+} 形成化合物。

表 8 - 6 是在 B 电解液中 2 号样品在不同电流密度下微弧氧化膜层的厚度。由表 8 - 6 可知，在相同氧化时间下，随着电流密度的增加，微弧氧化膜的厚度增加。当电流密度从 $5.7A/dm^2$ 增加到 $11.4A/dm^2$ 时，氧化膜层厚度从 $20.8\mu m$ 增加到 $42.1\mu m$。这是因为在较高的电流密度下，微弧氧化反应变得更加剧烈，放电通道内的压力和温度更高，使更多的 Mg^{2+} 和 O^{2-} 离子相互反应生成氧化膜，所以膜层厚度增加。

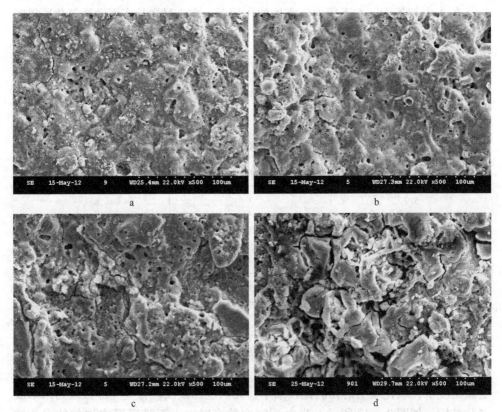

图 8-7　在 B 电解液中不同电流密度下 2 号样品微弧氧化膜层的显微组织照片

a—5.7A/dm²; b—7.8A/dm²; c—9.5A/dm²; d—11.4A/dm²

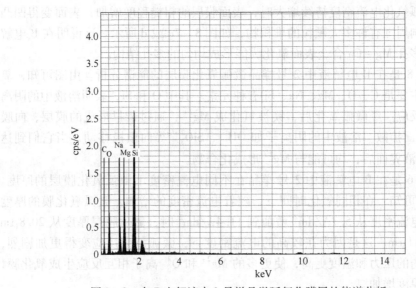

图 8-8　在 B 电解液中 2 号样品微弧氧化膜层的能谱分析

表 8 – 6 在 B 电解液中不同电流密度下 2 号样品表面氧化膜厚度

电流密度/A·dm^{-2}	时间/min	膜厚/μm
5.7	3	20.8
7.8	3	26.5
9.5	3	33.7
11.4	3	42.1

8.2.5 氧化时间对微弧氧化膜层特性的影响

图 8 – 9 是 2 号样品在 A 电解液中经过不同氧化时间后表面氧化膜的显微组织照片（电流密度为 9.5A/dm^2）。由图可知，当微弧氧化时间比较短时，试样表面形成比较薄的氧化膜，膜层表面没有多孔结构，如图 8 – 9a 所示；随着微弧氧化时间的延长，试样表面出现了一些孔洞，但是孔洞分布不均匀，有的地方甚至没有孔洞，如图 8 – 9b 所示；当微弧氧化时间过长时，试样表面膜层出现了比较严重的烧蚀现象，如图 8 – 9c 或 d 所示。

出现上述现象的原因是在 9.5A/dm^2 电流密度进行微弧氧化时，最初试样表面形成一层氧化膜，试样的电阻增加，试样表面的电压也增加，此时发生的是阳极氧化，但是试样表面的电压值不足够大，不能使这层绝缘膜层发生电介质击穿，所以表面没有出现孔洞，随着时间的延长，试样表面膜层增厚，这导致膜层两端电压升高，试样表面产生火花放电，形成了一些孔洞，但是对于 A 这种电解液由于 NaOH 是强电解质，其电导率特别高，导致梯度多孔 Mg – Ca 合金表面一旦产生大量火花放电时，火花区域都比较大，而且火花呈狭长分布，这导致表面膜层出现细长、像裂纹一样的孔隙。表面氧化膜层质量比较差，所以在 A 这种电解液中，梯度多孔 Mg – Ca 合金表面难以形成均匀多孔的微弧氧化膜。

表 8 – 7 是在 A 电解液中，2 号样品经不同氧化时间处理后表面微弧氧化膜层厚度。在表 8 – 7 中，当微弧氧化时间从 2min 增加到 5min 时，氧化膜层厚度从 13.2μm 增加到 23.9μm。这是因为随着氧化时间的延长，表面膜层集聚的热量增多，使越来越多的 Mg – O 离子参加成膜反应，所以膜层厚度增加；但是膜层厚度不是无限增加，因为在电解液中膜在增长的同时，膜层表面也不断被电解液溶解，随着时间的延长，膜层的增加速度和腐蚀溶解速度将达到相对平衡，当膜层达到一定厚度时，电弧逐渐消失，此时，膜层表面溶解仍在继续，因此膜层厚度不再增加；并且，随着氧化时间的增长，膜层厚度变得不均匀，基体表面腐蚀加重，膜层变得粗糙疏松，与基体结合也随着基体的腐蚀逐渐变差。

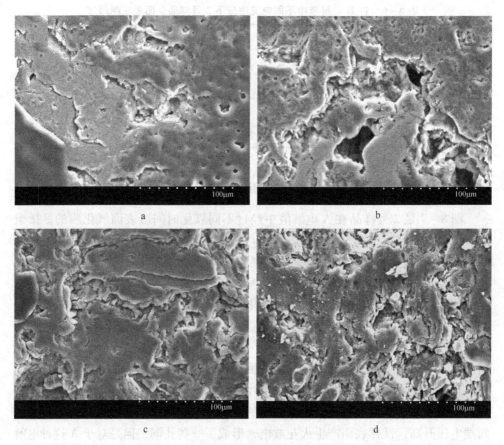

图 8 - 9　在 A 电解液中 2 号样品在不同微弧氧化时间下表面膜层的显微组织照片

a—2min；b—3min；c—4min；d—5min

表 8 - 7　在 A 电解液中 2 号样品经不同氧化时间后表面膜层厚度

电流密度/A·dm^{-2}	时间/min	膜厚/μm
9.5	2	13.2
9.5	3	15.4
9.5	4	19.8
9.5	5	23.9

　　图 8 - 10 为 2 号样品在 B 电解液中经过不同氧化时间后表面微弧氧化膜层的显微组织照片（电流密度为 9.5A/dm^2）。在图 8 - 10 中可以看出，当氧化 2min 后，膜层表面出现一些细小的孔洞，孔洞比较少，如图 8 - 10a 所示；随着氧化时间增加到 3min，膜层表面呈现均匀的多孔结构，孔洞类似于火山的喷口，如

图 8 - 10b 所示；当氧化时间增加到 4min 和 5min 时，微弧氧化膜变得非常粗糙，孔径尺寸明显增加，出现大孔，而且膜层出现明显的烧蚀情况，膜层有破碎和剥落现象，如图 8 - 10c 和 d 所示。由上述分析可知，当微弧氧化电流密度为 $9.5A/dm^2$ 时，微弧氧化最佳时间为 3min。

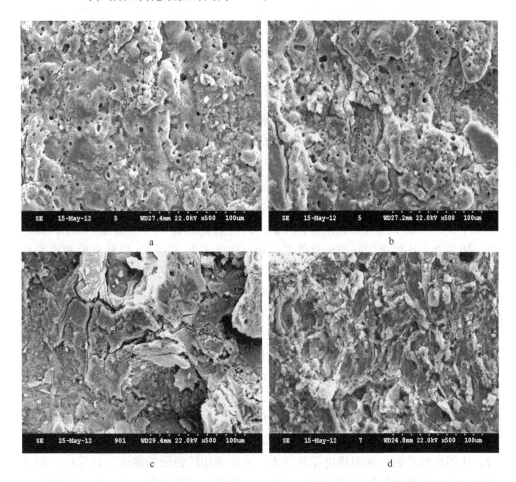

图 8 - 10 在 Na_2SiO_3 系电解液中 2 号样品在不同氧化时间下微弧氧化膜层的显微组织照片

a—2min；b—3min；c—4min；d—5min

表 8 - 8 是在 B 电解液中，2 号样品经不同氧化时间处理后梯度多孔 Mg - Ca 合金表面微弧氧化膜层厚度。在表 8 - 8 中，当微弧氧化时间从 2min 增加到 5min 时，氧化膜层厚度从 $29.3\mu m$ 增加到 $41.2\mu m$。这是因为随着氧化时间的延长，表面膜层集聚的热量增多，使越来越多的 Mg - O 离子参加成膜反应，所以膜层厚度增加。随着氧化时间的延长，膜层的增加和溶解将达到平衡，膜层不再增厚。

表 8-8   在 B 电解液中 2 号样品经不同氧化时间后表面膜层厚度

电流密度/A·dm^{-2}	时间/min	膜厚/μm
9.5	2	29.3
9.5	3	33.7
9.5	4	38.1
9.5	5	41.2

8.2.6   电解液组成对微弧氧化膜层特性的影响

实验中发现同等条件下 A 和 B 两种电解液中微弧氧化的电压－时间曲线形状不变，只是初始电压 U_1、击穿电压 U_2 和起弧时间 t 增加。以 2 号样品为例，在 9.5A/dm^2 下微弧氧化 3min，其初始电压 U_1 从 78V 增加到 88V，击穿电压 U_2 从 109V 增加到 123V，起弧时间 t 从 40s 增加到 52s。这是因为 NaOH 溶液的钝化效果比较好，因此样品浸入 NaOH 溶液后，瞬间完成了钝化，钝化速度比在 B 电解液中快，形成了致密的氧化膜，使试样的电阻瞬时增大，电压上升到比较高的值。因为 NaOH 溶液较好的钝化效果，所以梯度多孔 Mg－Ca 样品表面和心部孔隙中形成质量良好的陶瓷氧化膜，要击穿这些氧化膜需要更高的能量，因此在起弧之前需要较长的孕育时间，因此起弧时间 t 增加。

电解液组分对微弧氧化膜层的形貌有很大的影响。观察图 8-5 和图 8-7 发现在 A 电解液中，在低电流密度下膜层表面难以形成均匀的多孔结构，而在高电流密度下表面氧化膜中又出现较大且狭长分布的裂纹。这是因为在 A 电解液中，由于 NaOH 溶液强的钝化效果，试样表面最初形成的阳极氧化膜比较厚且致密，所以要击穿这层氧化膜所需要的能量大，因此在低电流密度下，膜层表面不能击穿，没有出现多孔结构。在图 8-5 中可以看到，当电流密度为 9.5A/dm^2 时，表面膜层才出现一些小孔，但是孔隙分布并不均匀。直到电流密度为 11.4A/dm^2 时，作用在样品表面的阳极电压足够大，才出现比较强烈的微弧氧化反应。但是此时过高的阳极电压导致弧光分布不均匀、弧光稀疏且较大，在氧化膜表面形成微孔数量减少，孔径增大，有的甚至狭长分布坑洞。

对于 B 电解液，因为 Na$_2$SiO$_3$ 系电解液的钝化效果较弱，所以试样表面最初所形成的阳极氧化膜较薄，因此随着电流密度的增加，试样表面氧化膜两端的电压达到击穿电压后，发生微弧氧化反应，形成多孔结构（观察图 8-5c 和图 8-7c 发现在相同电流密度下，在 B 电解液中微弧氧化膜层具有均匀多孔结构），但是随着电流密度的增加，梯度多孔 Mg－Ca 合金表面膜层的电压过高，形成剧烈的微弧氧化反应，表面膜层出现烧蚀现象，膜层出现裂纹，均匀的多孔结构受到破坏。

8.2.7　微弧氧化膜层的物相分析

图 8 – 11 和图 8 – 12 分别是在不同电解液中 2 号样品经微弧氧化后的膜层的 XRD 图谱。由图 8 – 11 和图 8 – 12 可知，在 A 电解液中经微弧氧化处理后表面膜层的主要组成物为 MgO，在 B 电解液中微弧氧化后表面膜层的主要组成物为 MgO 和 Mg_2SiO_4。两个 XRD 图谱中均没有 $Mg(OH)_2$。这可能是氧化时，火花放电使试样表面温度达到 1800℃以上，$Mg(OH)_2$ 脱水成为 MgO，即发生如下的反应：

$$Mg(OH)_2 \xrightarrow{1800℃} MgO + H_2O \tag{8-2}$$

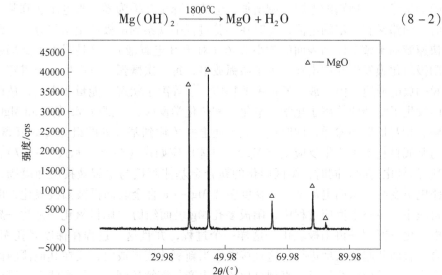

图 8 – 11　在 A 电解液中 2 号样品微弧氧化膜的 XRD 图谱

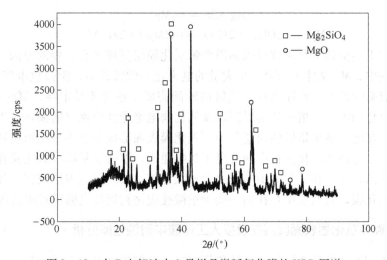

图 8 – 12　在 B 电解液中 2 号样品微弧氧化膜的 XRD 图谱

氧化膜中的 Si 以 Mg_2SiO_4 形式存在，可能是通过以下几个反应：

$$Mg \longrightarrow Mg^{2+} + 2e^- \qquad\qquad (8-3)$$

$$2Mg^{2+} + 2SiO_3^{2-} \longrightarrow Mg_2SiO_4 + SiO_2 \qquad (8-4)$$

$$2Mg^{2+} + SiO_3^{2-} + 2OH^- \longrightarrow Mg_2SiO_4 + H_2O \qquad (8-5)$$

8.2.8 微弧氧化机理分析

在微弧氧化初始，接通回路后，梯度多孔 Mg – Ca 合金表面开始阳极氧化，回路中有一定的电流，但在很短的时间（5～10s）内形成致密的氧化膜，因氧化膜的绝缘性，回路的电阻急剧增加，电流下降至几乎为零。当电压达到某一数值时，回路又有一定的电流，此时在实验过程中观察到阳极产生均匀分布、致密且快速游动于整个样品表面的微小弧光（对于 B 电解液）。这是因为于高场强作用阳极氧化膜发生介质击穿产生了微弧放电，每一次微弧放电产生一个贯穿于氧化膜的放电通道。由于放电通道中的物质处于等离子状态，能量非常高，放电通道内发生了复杂的等离子化学、电化学和热化学反应，一部分 Mg 基底和 MgO 膜熔融、相互扩散和渗透，同时进入放电通道并传输到基底处的组分（如氧离子等）与基底材料发生化学反应生成 MgO，具体反应如式（8-6）和式（8-7），生成 Mg 的氧化物膜。同时，微区熔化的镁合金基体直接与电解液接触而凝固，使回路电阻变小，从而电流增大。梯度多孔 Mg – Ca 合金表面再被阳极氧化，电流又再减小。在整个反应过程中，阳极多孔 Mg 表面经历"阳极氧化—钝化—辉光放电熔化—凝固—再阳极氧化"这样一个过程，并且这一过程在梯度多孔 Mg – Ca 合金表面此起彼伏地进行。这直接导致当新氧化膜形成时，又在其他薄弱区域发生击穿。反应持续进行，直到氧化膜的生产与溶解达到一个平衡状态，膜层的厚度不再增加。

$$Mg - 2e \Longrightarrow Mg^{2+} \qquad\qquad (8-6)$$

$$2Mg^{2+} + 2OH^- + 2H_2O \Longrightarrow 2MgO + 2H_3O^+ \qquad (8-7)$$

根据上述微弧氧化机理可以知道微弧氧化膜层呈现多孔形貌的原因：在微弧氧化过程中，Mg 基体表面会产生大量的电火花和微弧放电，微弧放电将导致 Mg 表面形成瞬间的高温高压微区，微区内瞬间完成了绝缘膜被击穿、氧化物烧结、电化学氧化和沉积、熔融体的凝固以及氧化物电绝缘性能恢复的循环，当微弧消失之后，在电解液中熔融体快速凝固，氧化膜表面形成凹凸不平的形貌特征；膜层表面微孔是微弧氧化过程中的等离子放电通道，熔融态基体和氧化膜都沿该通道向外喷出，从而在微孔周围形成火山丘状形貌。最终形成内层致密、外层疏松多孔的氧化膜，致密层中存在的一些少量微孔应是初期放电通道封闭后残留的。

8.2.9 微弧氧化后表面膜层在模拟人工体液中耐蚀性能分析

图 8 – 13 是未微弧氧化的样品和分别在 A 电解液和 B 电解液中微弧氧化后的

样品在模拟人工体液中浸泡不同时间后的质量变化曲线。由图 8 - 13 可知，未微弧氧化的梯度多孔 Mg - Ca 合金其质量随着浸泡时间的延长不断降低，这说明未微弧氧化样品表面发生明显被腐蚀现象。而在 NaOH 和 Na_2SiO_3 电解液中氧化后样品随着浸泡时间的增加其质量变化出现先增加而后降低的情况。这是因为微弧氧化后试样表面形成一层氧化膜，这层氧化膜能够诱导模拟体液中的 Ca^{2+} 和 PO_4^{3-} 离子在其表面沉积，形成钙磷化合物，所以膜层质量先出现增加，而后随着浸泡时间持续增加，腐蚀变得严重后，质量在逐渐降低。但是总体上看，在 Na_2SiO_3 电解液中氧化后样品表面膜层诱导 Ca^{2+} 和 PO_4^{3-} 离子沉积能力强，膜层质量增加较明显，膜层耐腐蚀性能较好。

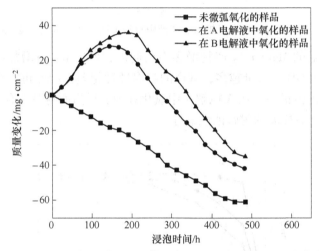

图 8 - 13　不同试样在模拟人工体液中浸泡不同时间后质量变化曲线

　　图 8 - 14 是不同样品在模拟人工体液中浸泡一段时间后试样单位面积上的析氢量的变化曲线。由图 8 - 14 可以看到，未经微弧氧化处理的样品析出的氢气的含量较多，而微弧氧化后样品析出的氢气量较少，尤其是在 B 电解液中氧化后样品析出的氢气量更少。根据已知的腐蚀机理，镁的腐蚀速率与析氢速率紧密相关，其腐蚀的总反应为 $Mg + 2H_2O = Mg^{2+} + 2OH^- + H_2$，表明了每溶解一个镁原子就会产生一个氢分子气体，所以通过测量腐蚀过程中析出的氢气体积，就可以知道镁被腐蚀的量，有氢气的析出速率就可得到镁的腐蚀速率。因此，可以确定微弧氧化后试样的耐腐性比未微弧氧化的样品提高了，而且在 B 电解液中氧化后样品的耐腐蚀性比在 A 电解液中处理的好。

　　图 8 - 15 是经过不同工艺处理的样品在人工模拟体液中浸泡一段时间之后模拟体液的 pH 值变化曲线。由图 8 - 15 可以看到，未经微弧氧化处理的样品 pH 值变化速率较快，而微弧氧化后样品 pH 值变化速率较慢，尤其是在 B 电解液中氧化后样品 pH 变化速率更慢。根据文献资料介绍溶液中的 pH 值变化主要是由

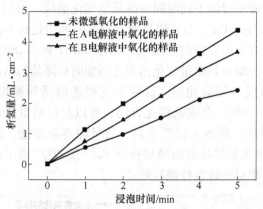

图 8 - 14　不同试样在模拟人工体液中浸泡不同时间后析氢量变化曲线

于试样被腐蚀后的 Mg(OH)$_2$ 产物增多而引起的，所以 pH 值增加越快说明溶液中腐蚀产物 Mg(OH)$_2$ 含量越多，试样的耐腐蚀性越差。因此可以推断未微弧氧化样品的耐腐蚀性最差，在 A 电解液中氧化处理后样品的耐腐性有所提高，而在 B 电解液中氧化后样品的耐腐蚀性最好。

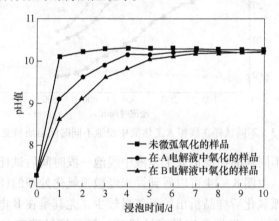

图 8 - 15　不同试样在模拟人工体液中浸泡不同时间后 pH 值变化曲线

8.3　梯度多孔 Mg - Mn 合金的微弧氧化改性研究

8.3.1　实验材料与方法

　　本实验的主要原料为自制的梯度多孔 Mg - Mn 合金，其中 Mn 含量分别为 0wt%、1wt%、2wt%、3wt%。首先将梯度多孔 Mg - Mn 合金切割成 30mm × 10mm × 2mm 的试样，打磨抛光后水洗、酸洗处理，超声清洗后干燥备用。实验采用自制的电源对梯度多孔 Mg - Mn 合金试样进行微弧氧化研究，氧化电流密度分别为 5.7A/dm²、7.8A/dm²、9.5A/dm²、11.4A/dm²，氧化时间为 1min、

2min、3min。电解液溶液的成分为：$Na_2SiO_3(15g/L) + KF(8g/L) + KOH(8g/L)$。微弧氧化后样品的性能测试见 8.2.1 节。

8.3.2 氧化电流对微弧氧化膜层特性的影响

梯度多孔 Mg－Mn 合金和梯度多孔 Mg－Ca 合金微弧氧化的电压－时间曲线的形状相类似，只是在初始电压 U_1、击穿电压 U_2 和稳定电压 U_3 上有所差别。

表 8－9 是不同氧化电流下梯度多孔 Mg－Mn 合金微弧氧化过程中的电压值。由表 8－9 可知，随着氧化电流强度的增加，初始电压 U_1、击穿电压 U_2、稳定电压 U_3 均增加，这是因为氧化电流的增加，使最初阳极氧化反应变得更加剧烈，试样表面所形成的阳极氧化膜厚度增加，由于氧化膜的电阻较 Mg 基体大，所以氧化膜越厚，试样的电阻越大，因此初始电压 U_1 提高。但是阳极氧化膜增厚，导致氧化膜层不容易击穿，因此所需要的击穿电压 U_2 升高。氧化电流提高的同时使微弧氧化反应剧烈，导致微弧氧化反应结束后氧化膜层厚度较大，因此稳定电压 U_3 增加。

表 8－9　在不同氧化电流密度下微弧氧化过程中的电压值

氧化电流密度/A·dm^{-2}	氧化电流/A	U_1/V	U_2/V	U_3/V
5.7	5.7	20	51	128
7.8	7.8	25	58	139
9.5	9.5	31	69	147
11.4	11.4	40	88	162

图 8－16 是梯度多孔 Mg－Mn 合金经不同微弧氧化电流处理后表面膜层的显微组织照片（造孔剂含量为 15wt%－5wt%－15wt%、Mn 含量为 2wt%、氧化时间为 2min）。由图 8－16 可知，当微弧氧化电流比较低时，试样表面形成一层较薄的氧化膜，膜层中没有出现明显的多孔结构，如图 8－16a 所示；当电流达到 7.8A/dm^2 时，在试样表面出现了一些多孔结构，但是孔洞分布不均匀，有的区域孔洞比较明显，有的区域没有孔洞，如图 8－16b 所示；当电流继续增大到 9.5A/dm^2 时，表面膜层形成均匀的多孔结构，每一个孔口像一个火山喷口，平均孔径大概在 10μm 左右，如图 8－16c 所示；当微弧氧化电流持续增大时，表面膜层的粗糙程度增加，表面变得凹凸不平，孔洞周围有许多大颗粒的堆积物，如图 8－16d 所示。

图 8－17 是 3A 电流微弧氧化后表面膜层的能谱分析。由图可知，氧化膜表面主要是 O、Mg、Mn、Si、K 五种元素。其中，Si、K 主要来自微弧氧化电解液。这表明微弧氧化膜主要由 Mg 的氧化物组成。

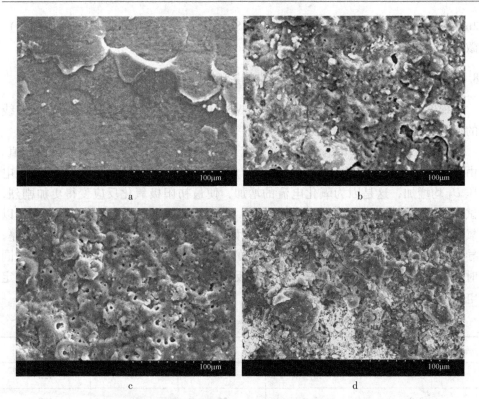

图 8 - 16　梯度多孔 Mg - Mn 合金在不同氧化电流处理后膜层形貌的显微组织照片

a—5.7A/dm^2；b—7.8A/dm^2；c—9.5A/dm^2；d—11.4A/dm^2

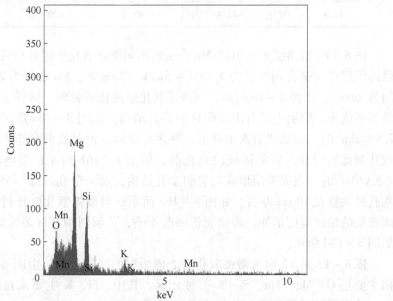

图 8 - 17　梯度多孔 Mg - Mn 合金在 3A 电流微弧氧化膜层的能谱分析

在不同微弧氧化电流作用下，样品表面氧化膜层的厚度见表 8 – 10。由表 8 – 10 可知，在相同氧化时间下，随着电流的增加，微弧氧化膜的厚度增加。当电流从 5.7A 增加到 11.4A 时，氧化膜层厚度从 24.1μm 增加到 48.7μm。这是因为在高电流下，微弧氧化反应变得更加剧烈，放电通道内的压力和温度更高，使更多的 Mg^{2+} 和 O^{2-} 离子相互反应生成氧化膜，所以膜层厚度增加。

表 8 – 10　在不同微弧氧化电流密度下梯度多孔 Mg – Mn 合金的膜厚

氧化电流密度/A · dm^{-2}	5.7	7.8	9.5	11.4
膜厚/μm	24.1	32.8	39.5	48.7

8.3.3　氧化时间对微弧氧化膜层特性的影响

表 8 – 11 是不同氧化时间下微弧氧化过程中的电压值。由表 8 – 11 可知，随着微弧氧化时间的增加，初始电压 U_1、击穿电压 U_2 相差不多，但是稳定电压 U_3 有所提高。这是因为在相同氧化电流下，微弧氧化反应的剧烈程度相差不多，梯度多孔 Mg – Mn 合金表面所形成的阳极氧化膜层厚度相差不大，所以初始电压 U_1、击穿电压 U_2 相接近，但是随着氧化时间的增加，表面膜层集聚的热量增多，使越来越多的 Mg – O 离子参加成膜反应，所以膜层厚度增加，膜层厚度增加导致氧化膜的电阻增大，因此稳定电压 U_3 有所增加。

表 8 – 11　在不同氧化时间下微弧氧化过程中的电压值

氧化时间/min	U_1/V	U_2/V	U_3/V
1	27	62	138
2	31	69	147
3	33	73	151

图 8 – 18 为梯度多孔 Mg – Mn 合金经不同微弧氧化时间处理后表面膜层的显微组织照片（造孔剂含量为 15wt% – 5wt% – 15wt%、Mn 含量为 2wt%，氧化电流为 9.5A/dm^2）。当氧化 1min 时，膜层表面出现一些细小的孔洞，孔洞比较少，如图 8 – 18a 所示；随着氧化时间增加到 2min，膜层表面呈现均匀的多孔结构，孔洞类似于火山的喷口，如图 8 – 18b 所示；当氧化时间增加到 3min 时，微弧氧化膜变得非常粗糙，孔径尺寸明显增加，出现大孔，而且膜层出现一些烧蚀情况，膜层有破碎和剥落现象，如图 8 – 18c 所示。由上述分析可知，当微弧氧化电流为 3A 时，微弧氧化最佳时间为 2min。

表 8 – 12 是经不同氧化时间处理后梯度多孔 Mg – Mn 合金表面氧化膜层厚度。当微弧氧化时间从 1min 增加到 3min 时，氧化膜层厚度从 28.7μm 增加到

43.7μm。这是因为随着氧化时间的延长，表面膜层集聚的热量增多，使越来越多的 Mg - O 离子参加成膜反应，所以膜层厚度增加。随着时间的延长，膜层的增加和溶解将达到平衡，膜层不再增厚。

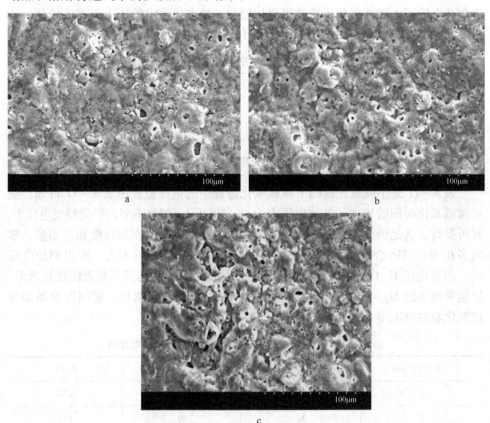

图 8 - 18　梯度多孔 Mg - Mn 合金经不同微弧氧化时间处理后膜层形貌的显微组织照片
a—1min；b—2min；c—3min

表 8 - 12　在不同微弧氧化时间下梯度多孔 Mg - Mn 合金的膜厚

氧化时间/min	1	2	3
膜厚/μm	28.7	39.5	43.7

8.3.4　造孔剂分布对微弧氧化膜层特性的影响

表 8 - 13 是具有不同梯度孔隙分布的多孔 Mg - Mn 样品微弧氧化过程的电压值。由表 8 - 13 可知，随着中间层造孔剂含量的增多，作用在梯度多孔 Mg - Mn 样品上电压 U_1、U_2、U_3 均增加。这是因为多孔 Mg - Mn 样品的内部存在孔隙，其比表面积大，浸入电解液后，电解液可以渗入孔隙内部。发生阳极氧化后，表

面和心部孔壁同时生成陶瓷氧化膜，其陶瓷氧化膜生成量要远大于同体积致密 Mg 样品表面。由于陶瓷氧化膜的电阻率较基体大得多，因此孔隙度越高、氧化膜越多，作用在样品上的电压越大。

表 8 – 13　具有不同梯度孔隙分布的多孔 Mg – Mn 样品微弧氧化过程的电压值

造孔剂分布	U_1/V	U_2/V	U_3/V
15wt% – 0wt% – 15wt%	26	55	140
15wt% – 5wt% – 15wt%	31	69	147
15wt% – 10wt% – 15wt%	35	76	155
15wt% – 15wt% – 15wt%	38	82	160

表 8 – 14 是具有不同梯度孔隙分布的多孔 Mg – Mn 样品的膜厚。在表 8 – 14 中可以看到，随着多孔 Mg – Mn 合金孔隙度的增加，其微弧氧化膜层厚度增加。这是因为孔隙度越高的多孔样品固体截面积越少，所以在相同电流条件下，电流密度升高。当微弧氧化发生后，高的电流密度使反应变得剧烈，释放出大量的能量。事实上，微弧氧化膜层的厚度与微弧氧化反应时作用在膜层上的总能量有关。当膜层上的能量增大时，微弧区的电场强度和瞬时温度升高，生成的高能等离子体可以击穿原有的氧化膜和更深层的基体 Mg，促使更多的 Mg 基体熔融并从放电通道喷出形成氧化物，导致微弧氧化膜层厚度的增加。

表 8 – 14　具有不同梯度孔隙分布的多孔 Mg – Mn 样品的膜厚

造 孔 剂 分 布	平均膜厚/μm
15wt% – 0wt% – 15wt%	33.7
15wt% – 5wt% – 15wt%	39.5
15wt% – 10wt% – 15wt%	46.3
15wt% – 15wt% – 15wt%	51.2

8.3.5　Mn 含量对微弧氧化膜层特性的影响

表 8 – 15 是具有不同 Mn 含量的梯度多孔 Mg – Mn 合金样品微弧氧化过程的电压值。由表可知，最初随着 Mn 含量的增加，U_1、U_2、U_3 均下降，但是当 Mn 含量超过 2wt%，随着 Mn 含量的增加，U_1、U_2、U_3 均上升。这是因为当在 Mg 基体中加入合金元素 Mn 之后，Mn 可以固溶在 Mg 基体中形成 α – Mg 固溶体，由于 Mg 自身的自腐蚀电位很低（– 2.37V），而 Mn 的自腐蚀电位为 – 1.17V，当 Mn 固溶到 Mg 基体后，α – Mg 固溶体的自腐蚀电位升高，所以合金的耐腐蚀性增加。而且从梯度多孔 Mg – Mn 合金的显微组织照片可以看到（如图 7 – 17 所

示），当加入少量 Mn 后，孔壁的晶粒细小，显微组织细化，同时孔壁的致密度增加，这些都有利于提高合金的耐腐蚀性。所以当梯度多孔 Mg - Mn 合金浸入到电解液中，由于自身耐腐蚀性的提高，其阳极氧化反应不剧烈，因此初始电压 U_1 下降、试样表面所生成的初始阳极氧化膜厚度不高，所以击穿电压 U_2 降低，导致微弧氧化反应不剧烈，试样表面生成的氧化膜厚度略有下降，因此稳定电压 U_3 降低。由图 7 - 17 可见，当 Mn 含量为 3wt%，梯度多孔 Mg - Mn 合金孔壁处的晶粒尺寸增大，同时气孔增多，而且当 Mn 含量过高时，Mn 可以同电解液中的 Si、O、C 原子发生反应生成阴极相加速 Mg 基体的腐蚀，因为耐腐蚀性有所降低，在电解液中易于发生阳极氧化和微弧氧化，所以电压值 U_1、U_2、U_3 又略有增加。

表 8 - 15　不同 Mn 含量的梯度多孔 Mg - Mn 合金样品微弧氧化过程的电压值

Mn 含量/wt%	U_1/V	U_2/V	U_3/V
0	38	85	157
1	34	76	152
2	31	69	147
3	35	78	154

图 8 - 19 是不同 Mn 含量的梯度多孔 Mg - Mn 合金微弧氧化后表面膜层的显微组织照片。由图 8 - 19 可知，在氧化电流为 9.5A/dm^2 时，当 Mn 含量为 0wt% 时，微弧氧化膜层表面多孔结构不均匀，仅为一些孔径比较大的稀松的孔（如图 8 - 19a 所示），这是因为此时在试样表面所起的弧不均匀，仅是一些稀松的大弧，氧化后膜层质量不佳。随着 Mn 含量的增加，氧化膜表面的微孔结构变得均匀，孔径不再大小不一，这说明氧化时试样表面所起弧细小而均匀，氧化膜层的质量提高，当 Mn 含量为 2wt% 时，表面的氧化膜层质量达到最好（如图 8 - 19c 所示），此后当 Mn 含量为 3wt% 时，膜层表面的孔隙再次变得大小不一。

分析其原因如下：纯 Mg 自腐蚀电位低，而且其孔壁中的缺陷较多，在高氧化电流下易发生比较剧烈的微弧氧化反应，当微弧氧化反应剧烈时细小的电火花容易聚集成大的电弧，导致表面膜层形成疏松的大孔。但是当 Mn 固溶到 Mg 基体后形成 α - Mg 固溶体，Mg 基体的自腐蚀电位升高，同时孔壁中晶粒细小致密，Mg 合金在电解液中的耐腐蚀性增加，所以在高氧化电流下微弧氧化反应剧烈程度降低，在表面氧化膜中除了大电弧所形成的大孔外，还有细小电弧所形成的小孔，当 Mn 含量为 2wt% 时，微弧氧化相对平和，微弧氧化后表面膜层中孔洞细小而均匀，当 Mn 含量过高时，Mg 合金基体中的缺陷增多，所以易于微弧氧化，导致反应剧烈，在氧化膜表面形成较大的孔洞。

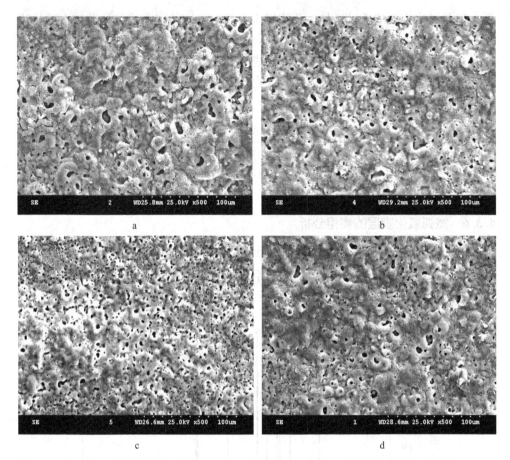

图 8 - 19 不同 Mn 含量的梯度多孔 Mg - Mn 合金微弧氧化后表面膜层的显微组织照片（SEM）
a—0wt%；b—1wt%；c—2wt%；d—3wt%

表 8 - 16 是具有不同 Mn 含量的梯度多孔 Mg - Mn 合金微弧氧化膜层厚度。由表 8 - 16 可知，随着 Mn 含量的增加氧化膜层厚度先降低而后略有增加，在 2wt% Mn 含量的时候达到了最小值，这个规律与表 8 - 15 中稳定电压 U_3 的变化规律相一致。事实上，微弧氧化膜层的厚度与微弧氧化反应时作用在膜层上的总能量（即稳定电压 U_3 的大小）有关。当膜层上的能量增大时，微弧区的电场强度和瞬时温度升高，生成的高能等离子体可以击穿原有的氧化膜和更深层的 Mg 基体，促使更多的 Mg 基体熔融并从放电通道喷出形成氧化物，导致微弧氧化膜层厚度的增加。对于未含 Mn 元素的 Mg 基体，由于作用在其表面的稳定电压 U_3 高，所以微弧氧化反应剧烈，再加上自身耐腐蚀性差以及孔壁本身存在的缺陷，使更深层的 Mg^{2+} 和 O^{2-} 离子相互反应生成氧化膜，所以膜层厚度较高，但膜层质量不佳。随着 Mn 元素的添加 Mg 基体的致密程度增加，晶粒细化，自腐蚀电位上升，在电解液中微弧氧化的剧烈程度下降，因此最终氧化膜层的厚度略有降

低，但是氧化膜层的质量增加，孔隙细小而均匀。这种多孔膜层具有较大的比表面积和良好的生物活性，其中细小而均匀的多孔结构在模拟人工体液中有利于诱导 HA 晶核的沉积，当植入人体后，这些 HA 晶核可作为生物活性锚点，引导骨细胞与氧化膜结合，骨细胞在氧化表面直接参与胶原纤维的生成和矿化，形成具有微血管和生命活性的界面。

表 8 – 16　具有不同 Mn 含量的梯度多孔 Mg – Mn 合金微弧氧化膜层厚度

Mn 含量/wt%	0	1	2	3
平均膜厚/μm	47.8	44.5	39.6	42.1

8.3.6　微弧氧化膜层的物相分析

图 8 – 20 是经微弧氧化后梯度多孔 Mg – Mn 合金表面氧化膜层的 XRD 图谱。由图 8 – 20 可知，微弧氧化膜层的主要组成物为 MgO 和 Mg_2SiO_4。XRD 图谱中没有 $Mg(OH)_2$ 存在。

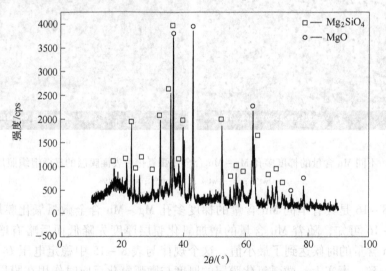

图 8 – 20　梯度多孔 Mg – Mn 合金微弧氧化膜的 XRD 图谱

8.3.7　微弧氧化后表面膜层在模拟人工体液中耐蚀性能分析

图 8 – 21 是不同 Mn 含量的梯度多孔镁合金经微弧氧化后在人体模拟体液中的塔费尔极化曲线，表 8 – 17 是对极化曲线拟合后得到的各种化学参数。由图 8 – 21 和表 8 – 17 可以看出，与未微弧氧化的合金相比，微弧氧化后合金在自腐蚀电位 E_{corr} 有所提高，腐蚀电流密度上 I_{corr} 有所下降，这说明微弧氧化后合金的耐蚀性均得到了提高。从表 8 – 17 中还可以看出，随着 Mn 含量的增加，自腐蚀

电位是先增加后降低，腐蚀电流密度是先降低后增加，当 Mn 含量为 2wt% 的时候达到最佳，此时的耐蚀性最好。

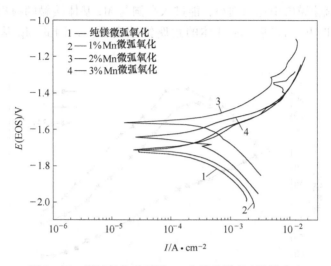

图 8 – 21 微弧氧化后不同 Mn 含量的梯度多孔镁合金
在模拟体液中浸泡时的塔费尔极化曲线

表 8 – 17 微弧氧化后不同 Mn 含量的塔费尔极化曲线经拟合所得的各种参数

参 数	纯镁	1% Mn	2% Mn	3% Mn
E_{corr}/V	-1.7188	-1.7085	-1.5418	-1.6392
$I_{corr}/A \cdot cm^{-2}$	5.4763×10^{-4}	4.7631×10^{-4}	4.1036×10^{-4}	4.8061×10^{-4}

图 8 – 22 和图 8 – 23 是不同梯度多孔 Mg – Mn 合金样品在模拟人工体液中浸泡不同时间后的质量变化曲线和析氢量的变化曲线。由图 8 – 22 可知，未微弧氧化的梯度多孔 Mg – Mn 合金（1 号）随着浸泡时间的延长质量不断减少，这表明未经微弧氧化处理样品表面发生明显的腐蚀现象。而微弧氧化处理后的梯度多孔 Mg – Mn 合金的质量随着浸泡时间的延长先增加而后下降。其中含 Mn 2wt% 的样品（2 号）增重要比不含 Mn 的样品（3 号）多。这是因为 2 号样品表面的氧化膜质量要好于 3 号样品，氧化膜中细小而均匀的孔洞具有较大的比表面积和生物活性，能够更好的诱导模拟体液中的 Ca^{2+} 和 PO_4^{3-} 离子在其表面沉积，形成更多钙磷化合物，所以膜层质量增加较多，而后随着浸泡时间持续增加，氧化膜层开始腐蚀，质量在逐渐降低，但 2 号样品下降的速率要小于 1 号和 3 号样品。这一方面因为梯度多孔 Mg – Mn 合金表面氧化膜层的质量较好，同时由于 Mn 元素的添加，细化了晶体、提高了基体的自腐蚀电位和孔壁的致密度使 Mg 基体的耐腐蚀性也提高。由图 8 – 23 可知，未经微弧氧化处理的样品析出的氢气量较多，而

微弧氧化后的样品析氢气量较少，其中添加 Mn 元素的样品析氢量更少。根据腐蚀机理可知，2 号样品析氢量的减少代表腐蚀的 Mg 基体减少。这是因为 2 号样品表面微弧氧化膜层中孔洞细小，能进入孔洞与 Mg 基体接触的模拟人工体液就少，同时添加 Mn 元素后 Mg 基体的耐腐蚀性也提高，因此 Mg 基体不容易被腐蚀。

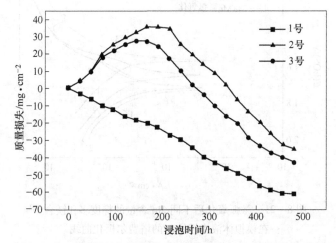

图 8 - 22　不同样品在模拟体液浸泡不同时间后质量变化曲线

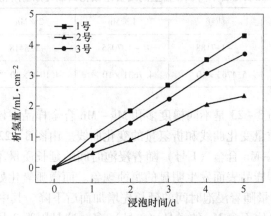

图 8 - 23　不同样品在模拟体液浸泡不同时间后析氢量变化曲线

图 8 - 24 是 1 号、2 号和 3 号样品在人工模拟体液中浸泡 5d 之后表面膜层的形貌照片。由图 8 - 24 可知，腐蚀 5d 后，未微弧氧化样品（1 号）表面膜层出现破裂和腐蚀脱落等现象；而经微弧氧化处理后纯 Mg 样品表面膜层（3 号）质量尚好，仅有少量的腐蚀脱落；微弧氧化处理后梯度多孔 Mg - Mn 合金表面膜层（2 号）的质量最佳，膜层中没有明显的破裂和腐蚀脱落。这说明微弧氧化后梯度多孔 Mg - Mn 合金的耐腐蚀性能得到提高。

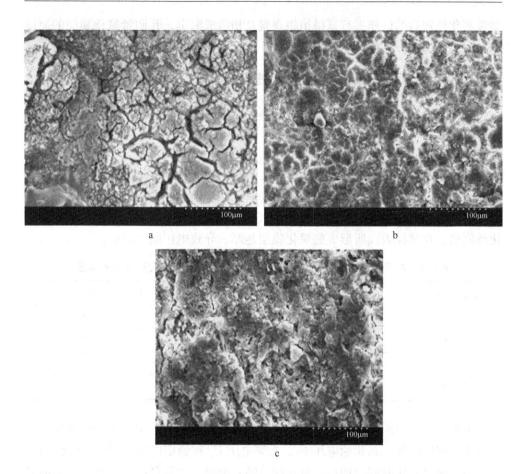

图 8 – 24　不同试样在模拟人工体液中浸泡 5d 后表面膜层的微观形貌照片（SEM）

a—1 号；b—2 号；c—3 号

8.4　梯度多孔 Mg – Zn 合金的微弧氧化改性研究

8.4.1　实验材料与方法

　　将烧结好的梯度多孔 Mg – Zn 合金切割成 20mm × 10mm × 2mm 的试样，然后采用 150 号—240 号—360 号—500 号—600 号—800 号—1000 号水磨砂纸依次进行逐级打磨，打磨后进行抛光处理，然后放置于丙酮溶液中进行超声清洗，去除表面油渍，最后再用酒精清洗并吹干，干燥后备用。在室温条件下分别对 Zn 含量为 0wt%、1wt%、2wt%、3wt%、4wt% 的试样进行微弧氧化处理，氧化电流密度为 5.7A/dm^2、7.8A/dm^2、9.5A/dm^2、11.4A/dm^2；氧化时间为 1min、2min、3min；电解液溶液的成分为：Na$_2$SiO$_3$（15g/L）+ KF（8g/L）+ KOH（8g/L）。对经微弧氧化处理后的试样进行显微组织观察及相组成测定，并测量氧化膜层的厚度以及耐腐蚀性能。具体测试方法同 8.2.1 节。

8.4.2　工艺参数对微弧氧化电压 – 时间曲线的影响

不同 Zn 含量下梯度多孔 Mg – Zn 合金进行微弧氧化所得到的电压 – 时间曲线的形状与图 8 – 3 相类似，只是在初始电压 U_1、击穿电压 U_2、稳定电压 U_3 上有所差别。

表 8 – 18 为不同氧化电流下梯度多孔 Mg – Zn 合金微弧氧化过程中的电压值。由表 8 – 18 可知，在微弧氧化的过程中随着氧化电流的增加，其初始电压为 U_1、击穿电压 U_2 和稳定电压 U_3 都是随之增长的，这是因为随着电流的增加，微弧氧化越剧烈，在试样表面所形成的氧化膜层越厚，导致电压随之增加。

表 8 – 18　在不同氧化电流下梯度多孔 Mg – Zn 样品微弧氧化过程中的电压值

氧化电流密度/A · dm^{-2}	U_1/V	U_2/V	U_3/V
5.7	24	56	162
7.8	27	65	171
9.5	32	71	180
11.4	44	90	195

表 8 – 19 为不同氧化时间下微弧氧化过程中的电压值。由表 8 – 19 可知，随着氧化时间的增加，其初始电压 U_1、击穿电压 U_2 和稳定电压 U_3 都是随之增长。这是因为随着氧化时间的增加，氧化膜会随着增厚，也就是说在电流不变的前提下，电阻是增加的，所以其电压值也随之增加。

表 8 – 19　在不同氧化时间下梯度多孔 Mg – Zn 样品微弧氧化过程中的电压值

氧化时间/min	U_1/V	U_2/V	U_3/V
1	29	62	173
2	32	71	180
3	34	76	185

表 8 – 20 是具有不同梯度孔隙分布的多孔 Mg – Zn 合金微弧氧化过程的电压值。由表 8 – 20 可知，随着造孔剂含量的增加，其初始电压 U_1、击穿电压 U_2 和稳定电压 U_3 都随之增长。这是因为随着造孔剂含量的增加，孔隙度增大，试样表层和心部产生的氧化膜的表面积增加，这相当于增加了氧化膜的总电阻。在电流不变的情况下，电阻增加，电压自然也随之增加。

表 8－20 具有不同梯度孔隙分布的多孔 Mg－Zn 样品微弧氧化过程的电压值

造孔剂分布	U_1/V	U_2/V	U_3/V
20wt%－0wt%－20wt%	28	57	175
20wt%－5wt%－20wt%	32	71	180
20wt%－10wt%－20wt%	37	82	186
20wt%－20wt%－20wt%	41	86	190

表 8－21 是不同 Zn 含量的梯度多孔 Mg－Zn 合金微弧氧化过程中的电压值。由表 8－21 可知，最初随着 Zn 含量的增加，U_1、U_2、U_3 均增加，但是当 Zn 含量超过 3wt%，随着 Zn 含量的增加，U_1、U_2、U_3 均下降。这是因为当在 Mg 基体中加入合金元素 Zn 之后，Zn 可以固溶在 Mg 基体中形成 α－Mg 固溶体，提高 Mg 基体的自腐蚀电位，同时少量 Zn 元素的加入，可以使梯度多孔 Mg 合金孔壁的晶粒细小，同时孔壁的致密度增加，当 Zn 含量为 3wt% 时，孔壁中显微组织致密、晶粒细小，这些都有利于提高 Mg 合金的耐腐蚀性。所以当梯度多孔 Mg－Zn 合金浸入到电解液中，由于自身耐腐蚀性的提高，其阳极氧化反应不剧烈，因此初始电压 U_1 下降、试样表面所生成的初始阳极氧化膜较薄，所以击穿电压 U_2 降低，进而导致微弧氧化反应不剧烈，试样表面生成的氧化膜厚度下降，因此稳定电压 U_3 降低。当 Zn 含量为 4wt% 时，Zn 除了固溶在 Mg 基体形成 α－Mg 的固溶体外，Zn 和 Mg 发生反应生成大量 $MgZn_2$ 相，呈网状分布在晶界上，导致梯度多孔 Mg－Zn 合金耐腐蚀性降低，在电解液中易于发生阳极氧化和微弧氧化，所以电压值 U_1、U_2、U_3 又略有增加。

表 8－21 具有不同 Zn 含量的梯度多孔 Mg－Zn 合金样品微弧氧化电压值

Zn 含量/wt%	U_1/V	U_2/V	U_3/V
0	43	89	197
1	37	81	190
2	34	75	184
3	32	71	180
4	33	73	183

8.4.3 电流密度对微弧氧化膜层特性的影响

图 8－25 为不同电流密度下氧化时间为 3min 后梯度多孔 Mg－Zn 合金表面膜层的显微组织照片。由图 8－25 可以看出，在电解液中，当微弧氧化电流密度比

较低时，试样表面形成一层较薄的氧化膜，膜层表面没有出现明显的多孔结构（如图 8-25a 所示）；当电流密度达到 7.8A/dm² 时，在试样表面出现了一些多孔结构，但是孔洞分布不均匀，有的区域孔洞比较明显，有的区域没有孔洞（如图 8-25b 所示）；当电解电流继续增大到 9.5A/dm² 时，试样表面的氧化膜孔洞均匀（如图 8-25c 所示）；当电流密度增加到 11.4A/dm² 时，可以观察到试样表面的膜粗糙，甚至粉化（如图 8-25d 所示）。这是因为当电流密度比较小时，试样表面的电压较低，不能将试样表面最初所形成的氧化膜击穿，无法产生火花放电，所以膜层表面没有多孔结构；但是当电流密度一旦增大到一定值后发生剧烈的微弧氧化反应，产生的电火花比较大，这导致试样表面的氧化膜没有出现细小而均匀的多孔结构，而是出现了比较大的坑洞。同时微弧氧化反应所放出大量的热，导致溶液的温度急剧升高，因为 Na₂SiO₃ 系电解液是腐蚀性电解液，随着温度升高溶液的腐蚀性增强，所以表面氧化膜层腐蚀情况严重，出现了粉化现象。

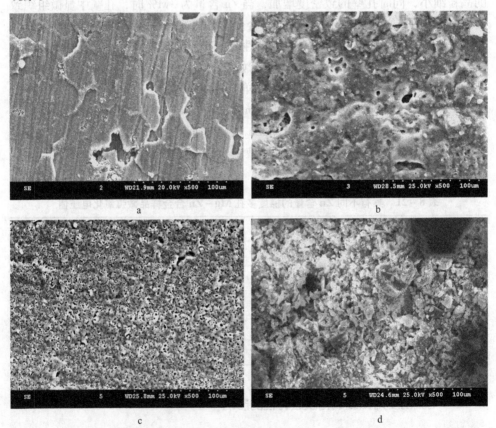

图 8-25　在不同电流密度下样品微弧氧化膜层的显微组织照片（SEM）

a—5.7A/dm²；b—7.8A/dm²；c—9.5A/dm²；d—11.4A/dm²

图 8 - 26 是梯度多孔 Mg - Zn 合金样品微弧氧化膜层的能谱分析。由图可知，氧化膜表面主要是 Si、O、Mg 三种元素。

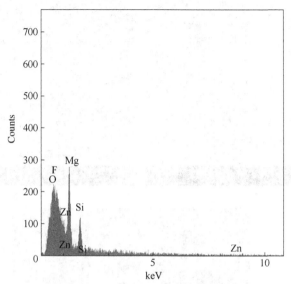

图 8 - 26 梯度多孔 Mg - Zn 合金样品微弧氧化膜层的能谱分析

在不同氧化电流作用下，梯度多孔 Mg - Zn 合金样品微弧氧化膜层厚度见表 8 - 22。由表 8 - 22 可知，在相同氧化时间下，随着电流密度的增加，微弧氧化膜的厚度增加。当电流密度从 5.7A/dm² 增加到 11.4A/dm² 时，氧化膜层厚度从 27.1μm 增加到 68.7μm。这是因为在高的电流密度下，试样基体水解产生的 Mg^{2+} 离子和电解液电解产生溶液的 O^{2-} 离子相互反应生成氧化膜更多，所以膜层厚度增加。

表 8 - 22　不同氧化电流作用下梯度多孔 Mg - Zn 合金样品微弧氧化膜层厚度

氧化电流密度/A·dm⁻²	5.7	7.8	9.5	11.4
膜厚/μm	27.1	36.8	47.5	68.7

8.4.4　氧化时间对微弧氧化膜层特性的影响

图 8 - 27 是不同氧化时间后梯度多孔 Mg - Zn 合金表面氧化膜的显微组织照片。由图 8 - 27 可知，当微弧氧化时间比较短时，试样表面出现了一些孔洞，但是孔洞分布不均匀，有的地方甚至没有孔洞（如图 8 - 27a 所示）；随着微弧氧化时间的延长，试样表面出现了一些孔洞，孔洞分布比较均匀（如图 8 - 27b 所示）；当微弧氧化时间过长时，试样表面膜层再次出现了孔洞不均匀现象（如图 8 - 27c 所示）。

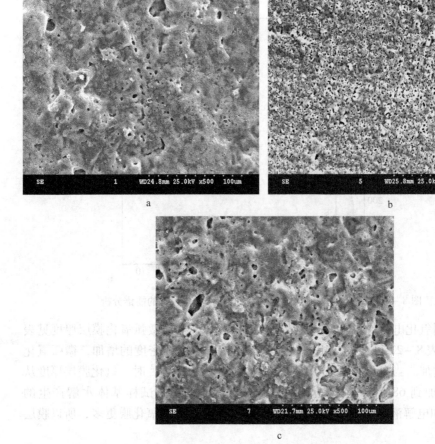

图 8 - 27　在不同微弧氧化时间下表面膜层的显微组织照片（SEM）

a—1min；b—2min；c—3min

出现上述现象的原因是在 $9.5A/dm^2$ 电流密度下进行微弧氧化时，最初试样表面形成一层氧化膜，试样的电阻增加，试样表面的电压也增加，此时发生的是阳极氧化，但是试样表面的电压值不足够大，不能使这层绝缘膜层发生电介质击穿，所以表面没有出现孔洞，随着时间的延长，试样表面膜层增厚，这导致膜层两端电压升高，试样表面产生火花放电，形成了一些孔洞，但是随着氧化时间的增加，膜层持续增厚后导致电火花从细小均匀分布变为狭长分布，试样表面膜层孔洞不均匀、有大孔分布。

表 8 - 23 是梯度多孔 Mg - Zn 合金经不同氧化时间处理后表面氧化膜层厚度。在表 8 - 23 中，当微弧氧化时间从 1min 增加到 3min 时，氧化膜层厚度从

$39.7\mu m$ 增加到 $53.7\mu m$。这是因为随着氧化时间的延长，表面膜层集聚的热量增多，使越来越多的 Mg－O 离子参加成膜反应，所以膜层厚度增加；但是膜层厚度不是无限增加，因为在电解液中膜在增长的同时，膜层表面也不断被电解液溶解，随着时间的延长，膜层的增加速度和腐蚀溶解速度将达到相对平衡。

表 8－23　梯度多孔 Mg－Zn 合金经不同氧化时间处理后表面氧化膜层厚度

氧化时间/min	1	2	3
膜厚/μm	39.7	47.5	53.7

8.4.5　Zn 含量对微弧氧化膜层特性的影响

图 8－28 是不同 Zn 含量的梯度多孔 Mg－Zn 合金微弧氧化后表面膜层的显微组织照片。由图 8－28 可知，在氧化电流为 3A 时，当 Zn 含量为 0wt% 时，微弧氧化膜层表面多孔结构不均匀，仅为一些孔径比较大的稀松的孔（如图 8－28a 所示）。这是因为此时在试样表面所起的弧不均匀，仅是一些稀松的大弧，氧化后膜层质量不佳。随着 Zn 含量的增加，氧化膜表面的微孔结构变得均匀，孔径不再大小不一，这说明氧化时试样表面所起弧细小而均匀，氧化膜层的质量提高，当 Zn 含量达到了 3wt% 时，表面的氧化膜层质量达到最好（如图 8－28c 所示），此后当 Zn 含量为 4wt% 时，膜层表面的孔隙再次变得大小不一。这是纯 Mg 自腐蚀电位低，而且其孔壁疏松，在高氧化电流下易发生剧烈的微弧氧化反应，使细小的电火花容易聚集成大的电弧，导致表面膜层形成疏松的大孔。但是当 Zn 固溶到 Mg 基体后，Mg 基体的自腐蚀电位升高，同时孔壁中晶粒细小致密，梯度多孔 Mg 合金的在电解液中的耐腐蚀性增加，所以在高氧化电流下微弧氧化反应剧烈程度降低，在表面氧化膜中除了大电弧所形成的大孔外，还有细小电弧所形成的小孔。当 Zn 含量为 3wt% 时，微弧氧化反应相对稳定，微弧氧化后表面膜层中孔洞细小而均匀，当 Zn 含量过高时，孔壁的晶界处出现 $MgZn_2$ 相，耐腐蚀性降低，所以易于微弧氧化，导致反应剧烈，在氧化膜表面再次形成较大的孔洞。

表 8－24 是具有不同 Zn 含量的梯度多孔 Mg－Zn 合金微弧氧化膜层厚度。由表 8－24 可知随着 Zn 含量的增加氧化膜层厚度先降低而后增加，在 Zn 含量为 3wt% 时达到最小值。这是因为添加 Zn 元素使 Mg 基体的致密程度增加，晶粒细化，自腐蚀电位上升，在电解液中微弧氧化的剧烈程度下降，因此最终氧化膜层的厚度略有降低，但是氧化膜层的质量提高。

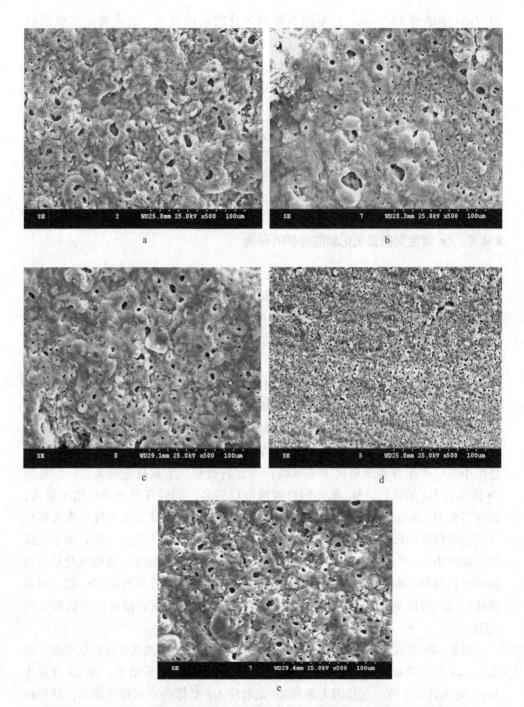

图 8 - 28　不同 Zn 含量的梯度多孔 Mg - Zn 合金微弧氧化后表面膜层显微组织照片
a—0wt%；b—1wt%；c—2wt%；d—3wt%；e—4wt%

表 8 - 24　具有不同 Zn 含量的梯度多孔 Mg - Zn 合金微弧氧化膜层厚度

Zn 含量/wt%	0	1	2	3	4
平均膜厚/μm	57.3	55.1	52.3	47.5	51.2

8.4.6　微弧氧化膜层的物相分析

图 8 - 29 是梯度多孔 Mg - Zn 合金微弧氧化膜的 XRD 图谱。由图 8 - 29 可知，经微弧氧化处理后表面膜层的主要组成物为 MgO 和 Mg_2SiO_4。

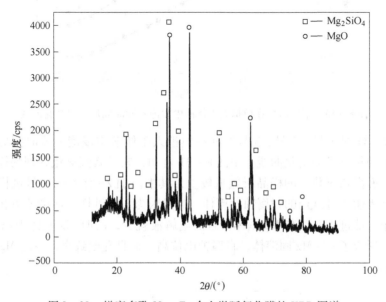

图 8 - 29　梯度多孔 Mg - Zn 合金微弧氧化膜的 XRD 图谱

8.4.7　微弧氧化后表面膜层在模拟人工体液中耐蚀性能分析

图 8 - 30 是未微弧氧化的梯度多孔 Mg（1 号）、微弧氧化的梯度多孔 Mg（2 号）、微弧氧化的梯度多孔 Mg - Zn 合金（3 号）样品在模拟人工体液中浸泡不同时间后的质量变化曲线。由图 8 - 30 可知，1 号试样随着浸泡时间的延长质量不断减少，这表明未经微弧氧化处理的梯度多孔 Mg 表面发生明显的腐蚀现象；而微弧氧化处理后的梯度多孔 Mg 样品的质量随着浸泡时间的延长先增加而后下降。其中，含 Zn 量为 3wt% 的 3 号样品的增重要比不含 Zn 的 2 号试样多。这是因为 3 号试样表面的氧化膜质量要好于 2 号样品。3 号试样氧化膜中细小而均匀的孔洞能够更好的诱导模拟体液中的 Ca^{2+} 和 PO_4^{3-} 离子在其表面沉积，形成更多钙磷化合物，所以膜层质量增加较多，而后随着浸泡时间持续增加，氧化膜层开始腐蚀，质量在逐渐降低，但 3 号试样下降的速率要小于 1 号和 2 号试样。这表

明梯度多孔 Mg‒Zn 合金微弧氧化后的耐腐蚀性更佳。

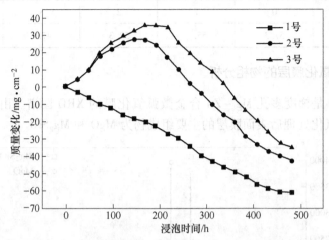

图 8‒30　不同试样在模拟人工体液中浸泡不同时间后质量变化曲线

　　图 8‒31 是 1 号、2 号、3 号试样在模拟人工体液中浸泡一段时间后试样单位面积上的析氢量的变化曲线。由图 8‒31 可知，未经微弧氧化处理的样品析氢量较多，而微弧氧化后的样品析氢量较少，其中添加 Zn 元素的 3 号试样析氢量更少。这表明 3 号试样的耐腐蚀性更佳。这是因为 3 号试样表面微弧氧化膜层中孔洞细小，能进入孔洞与 Mg 基体接触的电解液就少，同时 Mg 基体中添加了 Zn 元素后，形成了 α‒Mg 固溶体，自腐蚀电位高，而且孔壁致密，因此 Mg 基体不容易腐蚀。

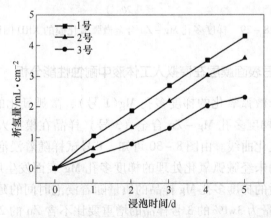

图 8‒31　不同试样在模拟人工体液中浸泡不同时间后析氢量变化曲线

　　图 8‒32 是 1 号、2 号、3 号试样在人工模拟体液中浸泡一段时间之后溶液 pH 值变化曲线。由图可知，1 号试样 pH 值变化速率最快，3 号试样 pH 值变化速率最慢。这是因为溶液中的 pH 值变化主要是和试样被腐蚀后的 $Mg(OH)_2$ 产

物有关，pH 值增加越快说明溶液中腐蚀产物 Mg(OH)$_2$ 含量越多，试样的耐腐蚀性越差。因此，可以确定微弧氧化后梯度多孔 Mg－Zn 合金的耐腐蚀性最佳。

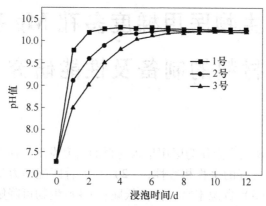

图 8－32　不同试样在模拟人工体液中浸泡不同时间后 pH 值变化曲线

参 考 文 献

[1] 宋光铃. 镁合金腐蚀与防护 [M]. 北京: 化学工业出版社，2006.

[2] Ma A B, Jiang J H, Saitob N, et al. Improving both strength and ductility of a Mg alloy through a large number of ECAP passes [J]. Materials Science and Engineering A, 2009, 513～514: 122～127.

[3] Fang W B, Fang W, Sun H F. Preparation of high－strength Mg－3Al－Zn alloy with ultrafine－grained microstructure by powder metallurgy [J]. Powder Technology, 2011, 212: 161～165.

[4] Zhang Z Y, Yu H S, Chen G, et al. Correlation between microstructure and tensile properties in powder metallurgy AZ91 alloys [J]. Materials Letters, 2011, 65: 2686～2689.

[5] Zheng A B, Ertorera O, Li Y, et al. High strength, nano－structured Mg－Al－Zn alloy [J]. Materials Science and Engineering A, 2011, 528: 2180～2191.

[6] 马颖，冯君艳，马跃洲，等. 镁合金微弧氧化膜耐蚀性表征方法的对比研究 [J]. 中国腐蚀与防护学报，2010，30 (6): 442～447.

[7] 何芳，万怡灶，周晓凇，等. 新型医用镁钙合金锌离子注入改性及其腐蚀行为研究[J]. 金属热处理，2009，34 (4): 32～37.

[8] 贺永莲. 纯镁金属材料用于骨组织工程的生物相容性初步研究 [D]. 沈阳: 沈阳药科大学，2007.

[9] 陈振华. 镁合金 [M]. 北京: 化学工业出版社，2006.

[10] 耿浩然，腾新营，王艳，等. 铸造铝镁合金 [M]. 北京: 化学工业出版社，2006.

[11] 朱艳英. 镁基生物医用材料研究进展 [J]. 中国生物医学工程学报，2010，29 (6): 33～41.

[12] 杨伟东，樊建锋，张金玲，等. 烧结温度对粉末冶金 AZ91 镁合金组织及硬度的影响 [J]. 材料热处理学报，2013，34 (1): 38～42.

9 生物医用梯度多孔 Mg 基复合材料的制备及性能研究

9.1 引言

近年来，对镁及其合金作为医用植入材料的研究发现，镁合金具有以下突出的优点[1~4]：（1）良好的生物相容性；（2）与人骨匹配的力学性能，能有效降低应力屏蔽效应；（3）资源丰富，价格低廉；（4）生物可降解性，镁是人体必需的常量元素之一，其腐蚀产物无毒，并可随尿液排出体外。但金属镁的活性高，在生物体内受体液腐蚀更为严重。与新骨生长速度（12~18周）不匹配，所以改善和调控其腐蚀速度，使其在新骨生长完好之前仍能够保持机械性能的完整性，是镁及镁合金作为骨修复材料，特别是承重骨替代材料能否应用于临床的关键。羟基磷灰石（HA）是一种生物相容性优良的骨修复和替换材料，具有良好的骨引导力，能和人体内部组织在交界面上形成局部化学键结合；羟基磷灰石通过与周围的骨质进行钙、磷离子的交换而达到完全的整合，新骨和羟基磷灰石在界面上无纤维结缔组织存在，结合强度很高[5~7]。磷酸三钙（TCP）是人体硬组织中无机相的主要组成部分，具有优良的生物效应、引导骨组织生长的作用，即具有骨传导性。将其植入生物体后，能在短期内与机体组织结合在一起，结合强度较高[8~10]，虽然 HA 和 TCP 具有上述优点，但是它们的脆性也限制了其在骨组织替换中的应用[11,12]。本章将金属镁和 HA 或 TCP 结合在一起，发挥两者的优势制备新型生物医用材料。HA 和 TCP 在复合材料中呈现梯度分布，其顶部和底部的 HA 或 TCP 含量较多，有利于提高 HA 或 TCP 与植入骨组织的生物相容性、同时提高 Mg 基体的耐腐蚀性；而心部的 HA 或 TCP 较少，有利于提高复合材料的力学性能。本章研究了 HA 或 TCP 含量、梯度分布以及烧结温度对梯度 Mg/HA 复合材料孔隙度、烧结收缩率以及抗弯强度的影响，观察烧结产物的显微组织，比较纯 Mg 和梯度 Mg/HA 复合材料耐腐蚀性能。

9.2 双梯度多孔 Mg/TCP 复合材料的制备及性能研究

9.2.1 实验材料与方法

材料：选用纯 Mg 粉（纯度为 99.9%，粉末粒度为 400 目，河南省南阳福森镁粉有限公司）、造孔剂碳酸氢铵（<250μm，天津市致远化学试剂有限公司）、

磷酸三钙（TCP）粉末（分析纯，上海市四赫维化工有限公司）等。

实验过程如下：按照预定的配比，用电子天平称量所需 Mg 粉、磷酸三钙（TCP）粉末和造孔剂碳酸氢铵的量。实验样品为三层梯度分布，分为两组样品（见表 9－1 和表 9－2），第一组样品为 TCP 含量固定，TCP 含量为 10wt% － 0wt% － 10wt%，造孔剂碳酸氢铵含量变化，造孔剂碳酸氢铵含量分别为 15wt% － 0wt% － 15wt%、15wt% － 5wt% － 15wt%、15wt% － 10wt% － 15wt% 和 15wt% － 15wt% － 15wt%；第二组样品为造孔剂碳酸氢铵含量固定，造孔剂碳酸氢铵含量为 15wt% － 5wt% － 15wt%，TCP 含量变化，TCP 含量分别为 10wt% － 0wt% － 10wt%、20wt% － 0wt% － 20wt% 和 30wt% － 0wt% － 30wt%。将配好的粉末研磨均匀之后，分层倒入模具中，用压力机将其压制成型，压力设置为 90MPa，然后再用脱模机将试样从模具中脱出。将压制脱模完成的试样生坯放入管式电阻炉中，将其在不同温度下烧结成型，并在烧结过程中通入氩气保护。烧结温度设定分别为 580℃、600℃、620℃、640℃，保温时间均为 120min。

表 9－1　第一组样品组成

试　样	碳酸氢铵分布
1 号	15wt%（表层）－0wt%（心部）－15wt%（表层）
2 号	15wt%（表层）－5wt%（心部）－15wt%（表层）
3 号	15wt%（表层）－10wt%（心部）－15wt%（表层）
4 号	15wt%（表层）－15wt%（心部）－15wt%（表层）

表 9－2　第二组样品组成

试　样	TCP 分布
5 号	10wt%（表层）－0wt%（心部）－10wt%（表层）
6 号	20wt%（表层）－0wt%（心部）－20wt%（表层）
7 号	30wt%（表层）－0wt%（心部）－30wt%（表层）

采用阿基米德排水法测量烧结产物的孔隙度，用数码相机拍摄烧结后的双梯度多孔 Mg/TCP 复合材料的宏观形貌照片。采用 S－3000N 扫描电镜（SEM）观察双梯度多孔 Mg/TCP 复合材料的显微组织照片。采用 HV－1000S 显微硬度计对烧结成型后的双梯度多孔 Mg/TCP 复合材料进行显微硬度测量。将烧结后的双梯度多孔 Mg/TCP 复合材料的试样切成 6mm × 6mm × 6mm 的小样品，用 CMT5105 型电子万能试验机进行压缩实验，测量该复合材料的压缩性能，实验的加载速度为 0.5mm/min。耐蚀性测试是将梯度多孔 Mg 试样和双梯度多孔 Mg/TCP 试样置于配制好的 1000mL 模拟体液中（其配比见表 7－2），并在 37℃ 的恒温水浴锅中浸泡 50h，观察试样腐蚀速率变化（计算式如式（7－1）所示）和溶液 pH 值变化。

9.2.2 双梯度多孔 Mg/TCP 复合材料的宏观和微观形貌分析

图 9 - 1 是 620℃烧结 2h 后的双梯度多孔 Mg/TCP 复合材料（2 号样品）的显微组织照片。图 9 - 1 显示的是 2 号样品上层和中间层边界，在图中可以观察到上层孔隙较多，中间层孔隙相对较少，梯度层过渡界面处没有裂纹等缺陷存在，其中孔隙基本呈现椭圆形。通过对 2 号样品多张 SEM 照片进行图像统计分析，上层平均孔洞尺寸在 186μm 左右。图 9 - 2 为烧结至 620℃保温 2h 后的双梯度多孔 Mg/TCP 复合材料（2 号样品）孔壁处的显微组织照片。其中灰色区域为 Mg 基体，白色颗粒状物质为 TCP，黑色区域为未烧结致密的孔洞。由图 9 - 2 可知，TCP 颗粒比较细小，TCP 相均匀分布于 Mg 基体中，在生物医用过程中这些 TCP 相可以通过与周围的骨质进行钙、磷离子的交换而达到完全的整合，新骨和 TCP 在界面上无纤维结缔组织存在，具有良好的结合强度[7]。

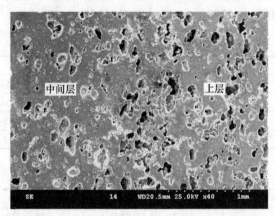

图 9 - 1   620℃保温 2h 后的双梯度多孔 Mg/TCP 复合材料的显微组织照片

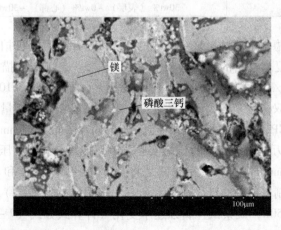

图 9 - 2   620℃烧结后的双梯度多孔 Mg/TCP 复合材料孔壁处显微组织照片

9.2.3　双梯度多孔 Mg/TCP 复合材料的孔隙特性分析

9.2.3.1　造孔剂分布对复合材料孔隙度的影响

表 9 - 3 是不同造孔剂分布的双梯度多孔 Mg/TCP 复合材料的孔隙度。由表 9 - 3 可以看出，当造孔剂分布比较均匀的时候，孔隙度是最高的。随着中间层造孔剂含量的增加，孔隙度也随着增加。因为孔隙主要来源于造孔剂碳酸氢铵的分解，所以造孔剂的含量越多，烧结产物的孔隙度也越高。

表 9 - 3　不同碳酸氢铵分布的双梯度多孔 Mg/TCP 复合材料的孔隙度

试　样	碳酸氢铵分布	孔隙度/%
1 号	15wt% - 0wt% - 15wt%	17.7
2 号	15wt% - 5wt% - 15wt%	20.9
3 号	15wt% - 10wt% - 15wt%	23.5
4 号	15wt% - 15wt% - 15wt%	25.9

9.2.3.2　磷酸三钙（TCP）分布对复合材料孔隙度的影响

表 9 - 4 是 TCP 含量分布不同的双梯度多孔 Mg/TCP 复合材料的孔隙度。由表 9 - 4 可以看出，随着试样上下两层的 TCP 含量的增加，试样的孔隙度增加。这是因为镁为密排六方结构，其塑性变形能力相对较差，随着 TCP 颗粒体积含量的增加，混合粉末的成型能力也会进一步降低，初始生坯中孔隙较多，而且烧结过程中 Mg 和 TCP 不发生反应，试样不容易烧结致密，所以烧结产物中含有 TCP 部分会有孔隙存在，而且随着 TCP 含量越多，产生的孔越多。

表 9 - 4　不同 TCP 分布的双梯度多孔 Mg/TCP 复合材料的孔隙度

试　样	TCP 分布	孔隙度/%
5 号	10wt% - 0wt% - 10wt%	20.9
6 号	20wt% - 0wt% - 20wt%	22.5
7 号	30wt% - 0wt% - 30wt%	24.3

9.2.3.3　烧结温度对复合材料孔隙度的影响

图 9 - 3 是烧结温度对双梯度多孔 Mg/TCP 复合材料的孔隙度的影响曲线（造孔剂含量为 15wt% - 5wt% - 15wt%，TCP 含量为 10wt% - 0wt% - 10wt%）。由图 9 - 3 可知，随着烧结温度的升高，孔隙度逐渐降低。这是因为随着烧结温度的升高，Mg 和 TCP 颗粒间的活性增大，颗粒之间扩散充分，烧结后产物致密，所以烧结产物的孔隙度逐渐减小，但是当烧结温度超过 620℃ 后试样出现了少量的变形。因此，本实验的最佳烧结温度为 620℃。

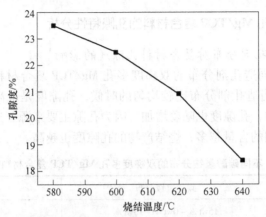

图 9 - 3   烧结温度对双梯度多孔 Mg/TCP 试样孔隙度的影响曲线

9.2.4 双梯度多孔 Mg/TCP 复合材料的烧结收缩特性分析

9.2.4.1 造孔剂分布对复合材料烧结收缩率的影响

造孔剂含量分布不同的双梯度多孔 Mg/TCP 复合材料的烧结收缩率见表 9 - 5。由表 9 - 5 可知，当双梯度多孔 Mg/TCP 复合材料的孔隙从梯度分布转为均匀分布时，试样的烧结收缩率逐渐减小。这是因为双梯度多孔 Mg/TCP 复合材料中的造孔剂含量较多时，随着造孔剂含量的增加，碳酸氢铵分解后造成样品中形成的大孔量增多，这些大尺寸的孔隙在烧结的过程中抑制了颗粒的扩散，使试样中发生的扩散反应不能充分进行，试样不易于烧结致密，所以烧结收缩率降低。

表 9 - 5   不同碳酸氢铵分布的双梯度多孔 Mg/TCP 复合材料的烧结收缩率

试 样	碳酸氢铵分布	烧结收缩率/%
1 号	15wt% － 0wt% － 15wt%	8.2
2 号	15wt% － 5wt% － 15wt%	7.1
3 号	15wt% － 10wt% － 15wt%	6.3
4 号	15wt% － 15wt% － 15wt%	5.4

9.2.4.2 磷酸三钙（TCP）分布对复合材料烧结收缩率的影响

表 9 - 6 是不同 TCP 分布的双梯度多孔 Mg/TCP 复合材料的烧结收缩率。由表 9 - 6 可知，当双梯度多孔 Mg/TCP 复合材料中的 TCP 含量增多时，试样的烧结收缩率逐渐减小。这是因为双梯度多孔 Mg/TCP 复合材料中的 TCP 含量较多时，阻碍了 Mg 颗粒之间的相互扩散，使试样中的扩散反应不能充分进行，试样不易于烧结致密，所以烧结收缩率降低。

表9-6 不同 TCP 分布的双梯度多孔 Mg/TCP 复合材料的烧结收缩率

试 样	TCP 分布	烧结收缩率/%
5 号	10wt% – 0wt% – 10wt%	7.1
6 号	20wt% – 0wt% – 20wt%	6.8
7 号	30wt% – 0wt% – 30wt%	5.8

9.2.4.3 烧结温度对复合材料烧结收缩率的影响

图9-4是烧结温度对双梯度多孔 Mg/TCP 复合材料试样的烧结收缩率的影响曲线（造孔剂含量为 15wt% – 5wt% – 15wt%，TCP 含量为 10wt% – 0wt% – 10wt%）。由图9-4可知，试样的烧结收缩率随着烧结温度的提高而增加。这是因为随着烧结温度的升高，镁粉的活性增大，镁粉与 TCP 粉末颗粒之间的互相扩散的能力增强，扩散反应能够充分进行，烧结时样品烧结致密，所以烧结后其烧结收缩率增加。

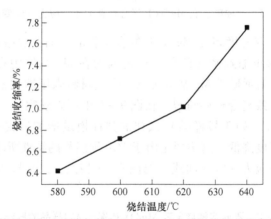

图9-4 烧结温度对双梯度多孔 Mg/TCP 复合材料烧结收缩率的影响曲线

9.2.5 双梯度多孔 Mg/TCP 复合材料的压缩性能分析

图9-5所示的是双梯度多孔 Mg/TCP 复合材料的应力－应变曲线。由图9-5可知，变形大致分为三个阶段：Ⅰ为弹性阶段，在外力作用下首先双梯度多孔 Mg/TCP 复合材料中孔壁发生弹性压缩或弯曲变形，应变随应力呈线性增大；Ⅱ为屈服阶段，应力随着应变的增加而增大，偏离线性关系，这是因为双梯度多孔 Mg/TCP 复合材料中孔壁边缘发生塑性变形，在孔壁边缘处形成应力集中，由于 Mg 和 TCP 颗粒之间没有化学反应，属于弱界面结合，当外力较高时 Mg 颗粒很容易脱离界面而自由变形，而且 TCP 颗粒硬脆，在外加压应力作用下容易破碎，形成空洞缺陷或微裂纹，并随着外加应力的增加，裂纹逐步扩展，在屈服阶段孔壁边缘的应力集中十分剧烈，裂纹迅速扩展，使得双梯度多孔 Mg/TCP 复合材料应力很快达到最大值；Ⅲ为压溃阶段，在双梯度多孔 Mg/TCP 复合材料孔隙边缘

的裂纹随着外加应力的增加而继续扩展，并扩展通过整个孔壁，双梯度多孔 Mg/TCP 复合材料内孔隙开始坍塌，应力降低。

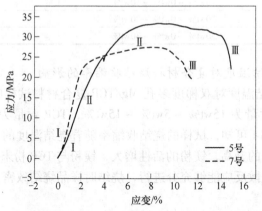

图 9 - 5　双梯度多孔 Mg/TCP 复合材料的压缩应力 - 应变曲线

在本研究中，双梯度多孔 Mg/TCP 复合材料的压缩曲线中并未出现多孔 Mg 合金压缩时常见的压缩致密化阶段，这是因为在 Mg 基体中存在 TCP 硬脆相，TCP 的塑性变形能力远低于 Mg 基体所以当多孔材料未压缩致密之前就已经破碎形成裂纹，进而导致复合材料断裂。在图 9 - 5 中可以观察到，当试样上下表层的 TCP 含量较多时（如 7 号样品）试样的弹性模量增加，试样不易发生变形，但是试样的抗压强度降低，这主要是由于 TCP 硬脆相的特性所决定的。在本实验中所有样品的压缩应力 - 应变曲线均与图 9 - 5 相似，只是抗压强度不同，其结果见表 9 - 7。

表 9 - 7　不同双梯度多孔 Mg/TCP 复合材料样品的抗压强度

试　样	1 号	2 号	3 号	4 号	5 号	6 号	7 号
抗压强度/MPa	33.6	31.5	28.9	26.1	31.5	19.6	27.2

表 9 - 7 表示的是不同双梯度多孔 Mg/TCP 复合材料样品的抗压强度。在表 9 - 7 中，1 ~ 4 号样品中 TCP 含量相同，造孔剂含量不同。由表 9 - 7 可知，随着中间层造孔剂含量的减少，试样的抗压强度逐渐增加。这是因为随着造孔剂碳酸氢铵含量的减少，烧结试样中部的孔隙度降低，进而增加了材料承担载荷的有效面积，同时减小了应力集中和材料内部的缺陷，导致试样的抗压强度增加。由表 9 - 7 可知，梯度多孔复合材料在保证表层高孔隙度的情况下，其抗压强度要明显优于均匀多孔材料。在表 9 - 7 中，5 ~ 7 号样品中的造孔剂含量相同，TCP 含量不同。由表 9 - 7 可知，随着表层 TCP 含量的增加，试样的抗压强度有所降低，这是因为 TCP 含量的增加会使 Mg 基体中的硬脆相增加，同时孔隙增多，导致复合材料的压缩性能有所降低。

9.2.6 双梯度多孔 Mg/TCP 复合材料的显微硬度的分析

9.2.6.1 造孔剂分布对复合材料显微硬度的影响

表 9 - 8 表示的是不同造孔剂分布的双梯度多孔 Mg/TCP 复合材料显微硬度的大小。由表 9 - 8 可知，随着造孔剂碳酸氢铵含量的升高，试样的显微硬度略有降低，这是因为随着造孔剂含量的增加，生坯中孔隙增多，孔在烧结过程中抑制颗粒的扩散，使扩散反应不能充分进行，试样不易于烧结致密，因此显微硬度相应减少。

表 9 - 8   不同碳酸氢铵分布的双梯度多孔 Mg/TCP 复合材料的显微硬度

试 样	1 号	2 号	3 号	4 号
显微硬度（HV）	54.6	52.5	50.2	48.1

9.2.6.2 磷酸三钙（TCP）分布对复合材料显微硬度的影响

表 9 - 9 表示的是不同 TCP 分布的双梯度多孔 Mg/TCP 复合材料显微硬度的大小。由表可知，随着 TCP 含量的升高，试样的显微硬度也随之不断的提高。TCP 是硬质陶瓷颗粒，随着 TCP 含量的增加，显微硬度也增加。同时由于 TCP 的承载与 Mg 基体线膨胀系数不匹配造成位错密度增加而引起的强化。在双梯度多孔 Mg/TCP 复合材料成型和烧结过程中形成的微裂纹也是造成强度下降，硬度上升的原因。

表 9 - 9   不同 TCP 分布的双梯度多孔 Mg/TCP 复合材料的显微硬度

试 样	5 号	6 号	7 号
显微硬度（HV）	52.5	56.3	61.9

9.2.7 双梯度多孔 Mg/TCP 复合材料的耐腐蚀性能分析

图 9 - 6 所示的是双梯度多孔 Mg/TCP 复合材料试样在模拟体液中浸泡不同时间的腐蚀速率。由图 9 - 6 可知，当在模拟体液中浸泡不同时间后，两组试样的腐蚀速率都增加。这是因为纯镁在模拟体液中发生腐蚀，其反应可以概括如下：

$$Mg(s) + 2H_2O \longrightarrow Mg(OH)_2(s) + H_2(g) \qquad (9-1)$$

$$Mg(s) + 2Cl^-(aq) \longrightarrow MgCl_2 \qquad (9-2)$$

$$Mg(OH)_2(s) + 2Cl^-(aq) \longrightarrow MgCl_2 + H_2O \qquad (9-3)$$

$$MgCl_2 + 2H_2O \longrightarrow MgCl_2 \cdot 2H_2O \qquad (9-4)$$

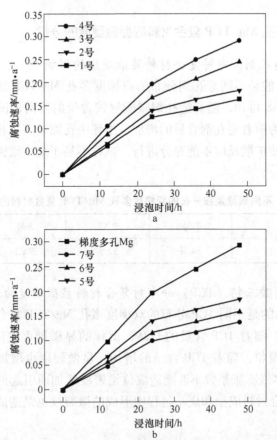

图 9-6　双梯度多孔 Mg/TCP 复合材料在模拟体液中浸泡不同时间的腐蚀速率

a—第一组试样；b—第二组试样

由于模拟体液中 Cl⁻ 的浓度达到了 150mol/L，在纯镁表面首先产生的腐蚀产物 $Mg(OH)_2$ 将会与 Cl⁻ 发生如式（9-2）和式（9-3）的反应，造成纯镁表面无法形成 $Mg(OH)_2$ 腐蚀产物的覆盖层，使纯镁在模拟体液中腐蚀速度加快。由图 9-6a 可知，在第一组试样中，磷酸三钙含量为 10wt% -0wt% -10wt%，造孔剂碳酸氢铵含量变化，造孔剂碳酸氢铵含量分别为 1 号（15wt% -0wt% -15wt%）、2 号（15wt% -5wt% -15wt%）、3 号（15wt% -10wt% -15wt%）和 4 号（15wt% -15wt% -15wt%），试样的孔隙度越高，试样的腐蚀速率越大，这是因为高孔隙度复合材料试样和模拟体液接触充分，而且孔隙越多，试样中的缺陷越大，Mg 和体液接触时越容易被腐蚀生成 Mg^{2+} 离子。所以，随着孔隙度的增加，即造孔剂含量升高，试样的腐蚀速率也就越快。由图 9-6b 可知，第二组试样中，造孔剂碳酸氢铵含量为 15wt% -5wt% -15wt%，磷酸三钙含量变化，磷酸三钙含量分别为 5 号（10wt% -0wt% -10wt%）、6 号（20wt% -0wt% -

20wt%）和 7 号（30wt% – 0wt% – 30wt%），与相同孔隙度的梯度多孔 Mg 试样相比，随着 TCP 含量的增加，试样的腐蚀速率降低。这是因为当双梯度多孔 Mg/TCP 复合材料中的 TCP 暴露于体液时，由于 TCP 的表面能很低并具有很强的亲水性，同时在水溶液中，Ca^{2+} 和 OH^- 离子位置的瞬间空缺，构成了较强的吸附位置，使 TCP 对体液中的 Ca^{2+} 离子的吸附能力很强，而且在双梯度多孔 Mg/TCP 复合材料中 TCP 的部位将会有 Ca^{2+} 的沉积，形成富 Ca^{2+} 涂层，所以复合材料的耐腐蚀性提高。

图 9 – 7 所示的是双梯度多孔 Mg/TCP 复合材料试样在模拟体液中浸泡不同时间的 pH 值的变化。由图 9 – 7a 可知，当在模拟体液中浸泡不同时间后，两组试样的 pH 都升高，第一组中试样的孔隙度越大，溶液的 pH 值增加越多，这说明孔隙度增加导致复合材料的耐腐蚀性能降低。在第二组中，在相同浸泡时间内梯度多孔 Mg 试样的 pH 值增加最大。在复合材料中随着表层 TCP 含量的增加，

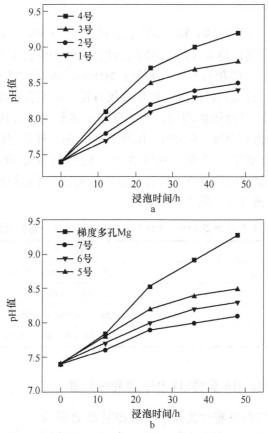

图 9 – 7　双梯度多孔 Mg/TCP 复合材料在模拟体液中浸泡不同时间的 pH 值变化

a—第一组试样；b—第二组试样

复合材料的 pH 值增加缓慢。这是因为 Mg 在模拟体液中发生腐蚀后生成的 Mg^{2+} 和溶液中的 OH^- 发生化学反应，生成 $Mg(OH)_2$ 沉淀。$Mg(OH)_2$ 的生成导致溶液的 pH 值升高，$Mg(OH)_2$ 含量越多溶液 pH 值增加越大。当加入 TCP 后，TCP 的耐腐蚀性和生物相容性较 Mg 基体好，TCP 与 Ca^{2+} 和 OH^- 离子间之间发生协同作用，即当 Ca^{2+} 和 OH^- 离子被 TCP 吸附后会发生离子交换和中和反应，使质子化的表面磷酸根与 Ca^{2+} 反应时也消耗 OH^-，从而抑制溶液环境的 pH 值增加。这样一种特性也有利于提高细胞的生存能力。

由图 9-6 和图 9-7 可知，在 Mg 基体中添加适量的 TCP 颗粒有利于提高复合材料的耐腐蚀性。在实际应用中可以通过选择恰当的造孔剂和 TCP 的梯度分布，保证复合材料具有较高抗压强度的同时，提高其耐腐蚀性能。

9.3 梯度多孔 Mg/HA 复合材料的制备及性能研究

9.3.1 实验材料与方法

本实验的主要原料为：Mg 粉（200 目，纯度 ≥99.9%，河南省南阳福森镁粉有限公司），碳酸氢铵粉末（NH_4HCO_3，纯度 ≥99.9%，天津市致远化学试剂有限公司），纳米羟基磷灰石粉末（粒度：500nm，纯度 ≥99.9%，北京德科岛金科技有限公司）。首先，将镁粉、羟基磷灰石粉、不同含量碳酸氢铵（碳酸氢铵分布见表 9-10）混合研磨均匀，然后分层放入模具中，再用压样机压制成型，压制压力分别为 60MPa、80MPa、100MPa，压制后样品室温干燥 24h 后放入真空管式炉中烧结成型，并通入氩气保护，烧结温度分别为 580℃、600℃、620℃、640℃。烧结完成后再进行打磨、抛光，观察其显微组织，测试其力学性能和耐腐蚀性能。测试方法见 9.2.1 节。

表 9-10 HA 分布为 20wt%-5wt%-20wt% 的试样中造孔剂的分布情况

试 样	NH_4HCO_3 分布
1 号	20wt%-0wt%-20wt%
2 号	20wt%-5wt%-20wt%
3 号	20wt%-10wt%-20wt%
4 号	20wt%-20wt%-20wt%

9.3.2 梯度多孔 Mg/HA 复合材料的孔隙特性分析

9.3.2.1 造孔剂分布对复合材料孔隙特性的影响

表 9-11 为不同造孔剂分布的梯度多孔 Mg/HA 复合材料的平均孔隙度（烧结温度为 620℃，压制压力为 80MPa）。由表 9-11 可以看出，随着中间层造孔剂

含量的增加，平均孔隙度也相应的增加。这是因为孔隙主要来源于造孔剂碳酸氢铵的分解，所以造孔剂含量越多，烧结产物的平均孔隙度越高。

表 9 – 11 不同造孔剂分布的梯度多孔 Mg/HA 复合材料的孔隙度

试 样	1 号	2 号	3 号	4 号
平均孔隙度/%	18.5	21.9	24.0	27.7

9.3.2.2 压制压力下的复合材料的孔隙度的影响

表 9 – 12 是不同压制压力下制备的梯度多孔 Mg/HA 复合材料烧结后的孔隙度（造孔剂分布为 20wt% – 10wt% – 20wt%，烧结温度为 620℃）。由表 9 – 12 可以看出，随着压制压力的增大，孔隙度逐渐减小。这是因为 Mg 粉、HA 粉和造孔剂碳酸氢铵在初始松装时，颗粒间形成许多空隙，施加一定压力后，粉末在外力的作用下向自己有利的方向发生移动，颗粒之间彼此填充孔隙和重新排列，当压制压力较小时，颗粒之间结合力较差、接触区域较少，生坯孔隙较大；随着压制压力的提高，粉末颗粒的棱角和凸峰处开始变形，颗粒结合紧密、接触面积增加，生坯孔隙降低。生坯的孔隙特性对烧结产物的孔隙特性有很大的影响。在较大压制压力下所得的低孔隙度的生坯，烧结后不发生强烈的收缩，烧结产物的孔隙度较低。

表 9 – 12 不同压制压力下的梯度多孔 Mg/HA 复合材料的孔隙度

压制压力/MPa	60	80	100
平均孔隙度/%	26.9	24.0	22.5

9.3.2.3 烧结温度对复合材料的孔隙度的影响

图 9 – 8 是烧结温度对梯度多孔 Mg/HA 复合材料烧结后的孔隙度的影响（造孔剂分布为 20wt% – 10wt% – 20wt%，压制压力为 80MPa）。由图 9 – 8 可以看出，随着烧结温度的提高，孔隙度逐渐减小。这是因为随着温度的升高，颗粒的活性增大，颗粒之间扩散充分，越容易烧结致密，所以孔隙度逐渐减小。但是，当烧结温度达到 640℃以上时，试样表面会出现熔化区域。因此，本实验烧结温度选择在 620℃。

9.3.3 梯度多孔 Mg/HA 复合材料的烧结收缩率分析

9.3.3.1 造孔剂分布对复合材料烧结收缩率的影响

表 9 – 13 反映了造孔剂分布不同的梯度多孔 Mg/HA 复合材料的烧结收缩率（压制压力为 80MPa，烧结温度为 620℃）。由表 9 – 13 可知，当梯度多孔 Mg/HA 复合材料样品的中间层造孔剂分布增加时，试样的烧结收缩率逐渐减小。这是因为随着造孔剂含量的增加，NH_4HCO_3 分解后生坯中所形成的大孔增多，这些尺

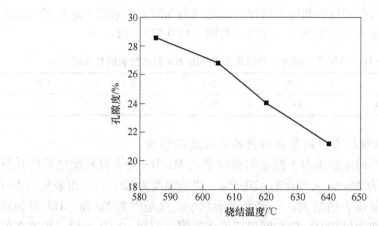

图 9 - 8　烧结温度对梯度多孔 Mg/HA 复合材料孔隙度的影响

寸在 200μm 左右的大孔在烧结过程中抑制颗粒的扩散，使扩散反应不能充分进行，试样不易于烧结致密，孔隙度较高，因此烧结收缩率降低。

表 9 - 13　不同造孔剂分布的梯度多孔 Mg/HA 复合材料的烧结收缩率

试　　样	1 号	2 号	3 号	4 号
烧结收缩率/%	中间层内缩	6.9	6.2	5.6

9.3.3.2　压制压力对复合材料烧结收缩率的影响

表 9 - 14 是不同压制压力下梯度多孔 Mg/HA 复合材料的烧结收缩率（造孔剂分布为 20wt% - 10wt% - 20wt%，烧结温度为 620℃）。由表 9 - 14 可以看出，随着压制压力的增大，烧结收缩率增加。这是因为随着压制压力的增大，生坯被压制的越致密，在烧结过程中颗粒之间的扩散路径越短，颗粒容易扩散充分，所以烧结试样的收缩变形略有增加。

表 9 - 14　不同压制压力下梯度多孔 Mg/HA 复合材料的烧结收缩率

压制压力/MPa	60	80	100
烧结收缩率/%	5.8	6.2	6.7

9.3.3.3　烧结温度对复合材料烧结收缩率的影响

图 9 - 9 反映了不同烧结温度对 3 号试样烧结收缩率的影响（压制压力为 80MPa，造孔剂分布为 20wt% - 10wt% - 20wt%）。由图 9 - 9 可知，试样的烧结收缩率随着烧结温度的提高而增加，从 4.7% 增加到 8.8%。这是因为随着温度的升高，Mg 粉的活性增大，Mg 颗粒之间的互扩散能力增强，扩散反应进行充分，烧结致密，所以烧结后收缩率增加，当烧结温度过高时，试样产生一定变形。

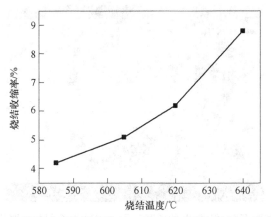

图9-9 烧结温度对梯度多孔 Mg/HA 复合材料的烧结收缩率的影响

9.3.4 梯度多孔 Mg/HA 复合材料的显微组织观察

图9-10 为烧结至620℃保温2h后的梯度多孔 Mg/HA 复合材料的显微组织照片（SEM），在显微照片中可以观察到造孔剂分解所形成的孔。

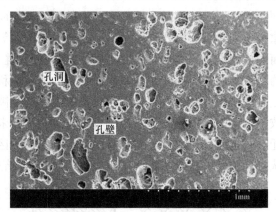

图9-10 烧结至620℃保温2h的梯度多孔 Mg/HA 复合材料的显微组织照片

图9-11 为烧结至620℃保温2h后的梯度多孔 Mg/HA 复合材料孔壁的显微组织照片，在显微照片中可以观察到 Mg 和 HA 两相。

9.3.5 梯度多孔 Mg/HA 复合材料的烧结机理分析

将实验中所采用的 Mg 和 HA 原料颗粒假设成球形。图9-12 为球形粉末颗粒规则排列的多孔材料的烧结模型。图中，a 表示球形粉末颗粒的规则堆集体；b 为四个彼此接近的球形粉末颗粒横截面放大图，粉末颗粒由于加压或本身重量的压力而在许多地方具有接触面，然而这种接触只是一种机械接触，当加热到约0.4倍金属熔点温度（T_m）时，接触处由于原子热振动振幅的增加使构成金属粉

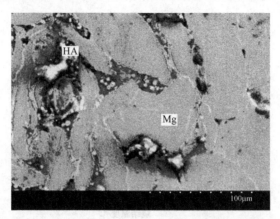

图 9 – 11　烧结至 620℃ 保温 2h 的梯度多孔 Mg/HA 复合材料孔壁的显微组织照片

末颗粒的许多原子离开自己点阵中的节点而发生扩散，首先形成了颗粒间的初始金属结合，烧结体便被联结成一个牢固地结合整体。这种结合表明金属粉末颗粒间的接触产生了本质的变化，使烧结体的强度和硬度都有很大的增加，但是它并不导致烧结体总体尺寸的变化。

当温度升高到 $0.5T_m$ 时，金属粉末颗粒表面上的原子开始向邻近粉末颗粒处迁移，而且从孔隙中粉末颗粒凸出处自由表面上流出的原子数等于流入临近接触区的原子数，从而形成烧结颈，如图 9 – 12c 所示，使粉末颗粒间接触部分的结合强化。烧结颈的生长表明在烧结体中需要产生较大的物质迁移，但并不意味孔隙度的任何减少，也就是说烧结体没有收缩；它也并不影响孔隙的贯通性，烧结颈的生长只是导致了孔道的光滑化。随着烧结时间的延长，粉末颗粒接触区附近的内部原子逐渐迁移，烧结颈长大，进一步强化粉末颗粒接触区的结合，最后孔道趋于稳定，形状接近为圆柱状，如图 9 – 12d 所示，整个烧结过程便完成。

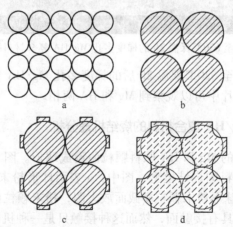

图 9 – 12　球形粉末颗粒规则排列的多孔材料的烧结模型

9.3.6 梯度多孔 Mg/HA 复合材料的力学性能分析

9.3.6.1 造孔剂分布对复合材料力学性能的影响

表 9 − 15 是具有不同造孔剂分布的梯度多孔 Mg/HA 复合材料的力学性能（压制压力为 80MPa，烧结温度为 620℃）。从表 9 − 15 中可以看出，随着造孔剂碳酸氢铵的增加，梯度多孔 Mg/HA 复合材料的抗弯强度和抗压强度逐渐减小。这主要是因为造孔剂含量增多，烧结后试样产生较多的孔隙，所以在受力变形时，裂纹容易在孔隙处形成和扩展，加之 HA 与 Mg 基体之间没有化学反应，属于弱界面结合，在外加应力作用下，Mg 很容易突破界面而自由变形，使塞积位错无法形成，最后导致整个复合材料的力学性能降低。

表 9 − 15　不同造孔剂分布的梯度多孔 Mg/HA 复合材料的抗弯、抗压强度

试 样	1 号	2 号	3 号	4 号
抗弯强度/MPa	31.8	25.3	20.4	15.1
抗压强度/MPa	34.4	30.8	27.5	23.6

9.3.6.2 压制压力对复合材料力学性能的影响

表 9 − 16 是不同压制压力下梯度多孔 Mg/HA 复合材料的抗弯、抗压强度（造孔剂分布为 20wt% − 10wt% − 20wt%，烧结温度为 620℃）。由表 9 − 16 可知，随着初始压力的增加，复合材料的抗弯强度和抗压强度有所增加，这是因为初始压制压力高时，生坯的孔隙度降低，烧结后试样的孔隙度也相应降低。一般情况下，随着孔隙度的降低，材料受力时承担载荷的有效面积增加，单位面积承担的载荷减小；另外，孔隙的减小还降低了材料内部的缺陷，这些缺陷包括孔隙分布的不均匀，孔隙壁的弯曲、扭折以及裂纹等，因此材料的力学性能有所提高。

表 9 − 16　不同压制压力下的梯度多孔 Mg/HA 复合材料的抗弯、抗压强度

压制压力/MPa	60	80	100
抗弯强度/MPa	18.6	20.4	22.5
抗压强度/MPa	25.6	27.5	30.1

9.3.6.3 烧结温度对复合材料力学性能的影响

图 9 − 13 是烧结温度对梯度 Mg/HA 试样抗弯和抗压强度的影响（压制压力为 80MPa，造孔剂分布为 20wt% − 10wt% − 20wt%）。

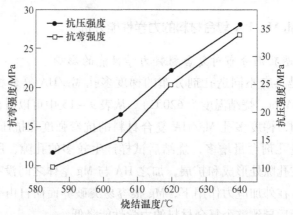

图 9 – 13　烧结温度对梯度 Mg/HA 复合材料抗弯和抗压强度的影响

由图 9 – 13 可知，随着烧结温度的升高，试样的抗弯强度和抗压强度也随之升高。当烧结温度从 585℃ 增加到 640℃ 时，其抗弯强度从 9.8MPa 增加到 26.8MPa，抗压强度从 12.6MPa 增加到 35.8MPa。这是因为随着烧结温度的提高，Mg 颗粒之间烧结的比较致密，孔隙度较少，在承担载荷时，孔隙的减少相当于承担载荷的单位面积增加，同时初始缺陷减少，所以抗弯和抗压强度提高。

9.3.7　梯度多孔 Mg/HA 复合材料的显微硬度分析

表 9 – 17 为不同造孔剂分布的梯度多孔 Mg/HA 复合材料的显微硬度。由表 9 – 17 可知，随着中间层造孔剂含量的增加，显微硬度也相应的减少。这是因随着造孔剂含量的增加，NH_4HCO_3 分解后生坯中所形成的孔增多，孔在烧结过程中抑制颗粒的扩散，使扩散反应不能充分进行，试样不易于烧结致密，因此显微硬度相应减少。

表 9 – 17　造孔剂分布对 Mg/HA 复合材料显微硬度的影响

试　样	1 号	2 号	3 号	4 号
平均显微硬度（HV）	62.7	57.9	54.8	49.6

表 9 – 18 是不同压制压力下梯度多孔 Mg/HA 复合材料的显微硬度（造孔剂分布为 20wt% – 10wt% – 20wt%，烧结温度为 620℃）。由表 9 – 18 可以看出，随着压制压力的增大，显微硬度逐渐增大。这是因为随着压制压力的增大，样品被压制得越致密，在烧结过程中促进颗粒之间扩散，扩散较为充分，烧结成型后的样品致密度较高，显微硬度增大。

表 9 – 18　不同压制压力对 Mg/HA 复合材料显微硬度的影响

压制压力/MPa	60	80	100
平均显微硬度（HV）	51.3	54.8	59.6

图 9 - 14 反映了烧结温度对梯度 Mg/HA 试样显微硬度的影响（压制压力为 80MPa，造孔剂分布为 20wt% - 10wt% - 20wt%）。由图 9 - 14 可知，试样的显微硬度随着烧结温度的提高而增加。这是因为随着温度的升高，Mg 粉的活性增大，颗粒之间的互扩散能力增强，扩散反应进行充分，烧结较致密，所以样品的显微硬度增加。

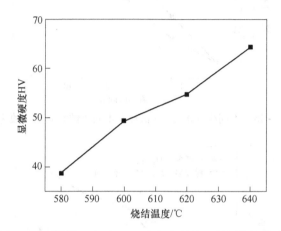

图 9 - 14　烧结温度对 Mg/HA 复合材料显微硬度的影响

9.3.8 梯度多孔 Mg/HA 复合材料在模拟体液中的耐腐蚀性能分析

孔隙度相同的梯度多孔 Mg/HA 和梯度多孔 Mg 试样在不同腐蚀时间的腐蚀速率如图 9 - 15 所示（压制压力为 80MPa，造孔剂分布为 20wt% - 10wt% - 20wt%，烧结温度为 620℃）。由图 9 - 15 可知，当在模拟体液中浸泡不同时间后，两种试样的腐蚀速率都增加，当腐蚀时间从 0h 增加到 48h 时，梯度多孔 Mg 试样的腐蚀速率从 0 增加到 0.273mm/a，而梯度多孔 Mg/HA 的腐蚀速率从 0 增加到 0.162mm/a。梯度多孔 Mg 试样的腐蚀速率的增加比梯度多孔 Mg/HA 试样高，这说明梯度多孔 Mg 试样的耐腐蚀性能比梯度多孔 Mg/HA 试样低，这主要归因于 Mg 基体中所添加的 HA 具有良好生物相容性和耐腐蚀性。

图 9 - 16 是不同梯度多孔 Mg 试样在不同腐蚀时间的 pH 值变化。由图 9 - 16 可知，当在模拟体液中浸泡不同时间后，两种试样的 pH 值都升高，但是梯度多孔 Mg 试样的 pH 值增加速度比梯度多孔 Mg/HA 试样快。这是因为 Mg 在模拟体液中发生腐蚀后生成的 Mg^{2+} 和溶液中的 OH^- 发生 $Mg^{2+} + 2OH^- \rightleftharpoons Mg(OH)_2\downarrow$ 的化学反应，生成 $Mg(OH)_2$ 沉淀，导致溶液 pH 值升高，$Mg(OH)_2$ 含量越多溶液 pH 值增加越大。当加入 HA 后，由于 HA 的耐腐蚀性和生物相容性较 Mg 基体好，所以 Mg 的腐蚀速率下降，导致生成的 Mg^{2+} 减少，溶液中生成的 $Mg(OH)_2$ 含量降低，所以 pH 值增长的相对较慢。

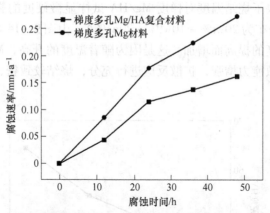

图 9 - 15　不同梯度多孔 Mg 试样在不同腐蚀时间的腐蚀速率

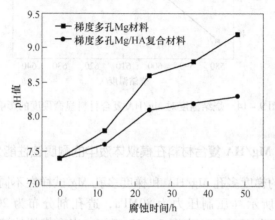

图 9 - 16　不同梯度多孔 Mg 试样在不同腐蚀时间的 pH 值变化

参 考 文 献

[1] KORNER C, HIRSCHRNANN M, BRAUTIGAM V, et al. Endogenous particles stabilization during magnesium integral foam production [J]. Advanced Engineering Materials, 2004, 6 (6): 385 ~ 390.

[2] XIE Z K, TANE M, HYUN S K, et al. Vibration – damping capacity of lotus – type porous magnesium [J]. Materials Science and Engineering A, 2006, 417 (1 ~ 2): 129 ~ 133.

[3] WEN C E, MABUCHI M, AMADA Y, et al. Processing of biocompatible porous Ti and Mg [J]. Scripta Material, 2001, 45 (10): 1147 ~ 1153.

[4] YAMADA Y, SHIMOJIMA K, SAKAGUCHI Y, et al. Effects of heat treatment on compressive properties of AZ91 Mg and SG91A Al foams with open – cell structure [J]. Materials Science and Engineering A, 2000, 280 (1): 225 ~ 228.

［5］ 赵冰，杜荣归，林昌健. 羟基磷灰石生物陶瓷材料的制备及其新进展［J］. 功能材料，2003，34（2）：126～132.

［6］ 宋江凤，刘咏，张莹. 水热法合成不同形貌羟基磷灰石［J］. 粉末冶金材料科学与工程，2010，15（5）：505～510.

［7］ DELFINO CARINA S, BRESSIANI José C, BRESSIANIANA H A, et al. Cell proliferation of human fibroblasts on alumina and hydroxyapatite – based ceramics with different surface treatments［J］. International Journal of Applied Ceramic Technology，2010，7（2）：139～147.

［8］ 刘振东，范清字. 应力遮挡效应——寻找丢失的钥匙［J］. 中华创伤骨科杂志，2002，4（1）：62～64.

［9］ 李世普. 生物医用材料导论［M］. 武汉：武汉工业大学出版社，2002.

［10］ 张启焕，齐志涛，戴红莲，等. β－磷酸三钙陶瓷的制备及应用［J］. 佛山陶瓷，2004，14（11）：4～7.

［11］ Usta, METIN, KUTBAY ISIL. Improvement in sinterability and phase stability of hydroxyapatite and partially stabilized zirconia composites［J］. Journal of the European Ceramic Society，2009，29（4）：621～628.

［12］ 洪岩松，杨柯，张广道，等. 可降解镁合金的动物体内骨诱导作用［J］. 金属学报，2008，44（9）：1035～1041.